BUCHVERLAG
ANDREA SCHMITZ

Bibliografische Information der Deutschen Nationalbibliothek
Die Deutsche Nationalbibliothek verzeichnet diese Publikation in der Deutschen Nationalbibliografie; detaillierte bibliografische Daten sind im Internet über http://dnb.d-nb.de abrufbar.

Bruckner, Leonard:
Der Weg da raus; Manie, Depression — Endstation?
1. Auflage — Egestorf: Schmitz, 2009
ISBN 978-3-935202-59-6

1. Auflage: 2009

Titelgestaltung: Erik Kinting

ISBN 978-3-935202-59-6

Leonard Bruckner

Der Weg da raus

Manie, Depression — Endstation?

Die Namen und Orte wurden zum Schutz der Persönlichkeitsrechte der Beteiligten geändert.

Für meine liebenden Eltern
und meinen lieben Bruder
für alle meine guten Freunde
und wichtigen Helfer

Ach, was sind das nur für Stunden,
die mich so zerrissen und geschunden.
wollte doch nur Liebe geben.
wollte doch nur fröhlich leben.
Ach, was schmerzen nun die Wunden,
die sich so tief ins Fleisch geschunden.
wollte doch nur Liebe geben.
wollte doch nur friedlich leben.
Ach, auch du mein Schmerz,
der mich so tief gefunden,
verzeih mir all mein Elend
und mein sehnsuchtsvolles Herz.
Auch das Bitt' re lasst munden.
wollte ich auch hell' re Stunden.
Bitte, lasst am Dunklen mich gesunden!

Vorwort

Dieses Buch ist aus Not entstanden. Ich habe mich ganz bewusst an der schwierigen Aufgabe versucht, die aus eigentlich stummen, und für die Außenwelt kaum zu verstehendem seelischem Leid, etwas Fassbares zu formen vorgibt. Dabei habe ich erfahren, dass die Reflexion, das Suchen und Schreiben von Worten, nicht nur ein produktiver, sondern auch ein den Reflektierenden selbst transformierender Prozess sein kann. Ich hatte das Glück, an meinem Schicksal nicht zerbrechen zu müssen. Ich weiß sehr wohl, dass viele mit Ähnlichem konfrontiert sind, und nicht die Kräfte in sich finden, die ich mobilisieren konnte. Im Nachhinein erscheint mir die Bewältigung meiner 'Nachtzeiten' als ein immenser Kraftakt, den ich heute in dieser Form nicht mehr vollführen könnte. Daher bin ich sehr froh, dass ich meine Geschichte auf diese Art dokumentieren durfte.

Aus meiner Erfahrung hat sich herauskristallisiert, dass ein manisch-depressiver Mensch sicherlich sehr bemitleidenswert ist, aber gleichzeitig auch die Chance in sich trägt, durch die Bewältigung seines Schicksals, lebensklug zu werden. Mit einem Mal verändern sich alle Relationen und man findet, am Abgrund stehend, plötzlich neue Werte, spürt in sich neuen Wert wachsen. Doch der Weg 'da raus', ist anfangs nur ein Wunsch. Wenn man aber daran glaubt, es sich sehnlich wünscht und mit allen seinen Mitteln versucht, sein kleines Schiffchen durch die stark aufgewühlte See zu führen, dann kann der Kampf ums Überleben beginnen. — Zunächst ein hoffnungsloses, schier unmögliches Unterfangen.

Der erste Schritt ist die Ehrlichkeit zu sich selbst. Das bedeutet die Einsicht, dass man wohl chronisch an einer sehr schweren Krankheit leidet. Diese Krankheit ist für außenstehende und auch unmittelbar verwandte Personen nicht in vollem Maße nachvollziehbar.

Wenn man Glück hat, sind die einem nahe stehenden Personen in der Lage damit umzugehen. Wenn nicht, wird es noch schwerer. Ich glaube, dass der größte Anteil einer Gesundung von dem Kranken selbst bewältigt werden muss. Nach der Einsicht krank zu sein, braucht es den festen Glauben, dass es besser werden kann. Man muss an sich arbeiten, versuchen trotz alledem ein normales Leben zu führen. Immer wieder Aufstehen, ist die Devise. Es braucht viel Selbstdisziplin, viel Reflexionstalent, Geduld und Mut, wenn man der Gedankenflut, der Trauer und dem Chaos in sich Herr werden will.

Dabei ist wichtig:
Regelmäßig und konsequent muss die Medikation eingenommen werden, strebsam soll man seine Arbeit und Pflichten erfüllen, ganz egal wie dreckig es einem geht. Der Weg führt immer weiter geradeaus, der Blick ins Leere, die Versuchung seinem Leben selbst ein Ende zu setzen, muss als nicht realisierbar erkannt werden. Es bleibt sicher immer ein Wunsch und Gedanke des Depressiven, aber für den, der den Weg der Bewältigung gewählt hat, muss der Selbstmord ein Tabu sein!

Regelmäßig und ausreichend versuchen nachts zu schlafen, früh zu Bett und früh wieder auf. Kein Alkohol und keine Drogen zu sich zu nehmen. Regelmäßig, gesund-ausgewogen, maßvoll und bewusst seine Nahrung zu sich nehmen. Körperliche Ertüchtigung, Sport treiben, im Garten schaffen, viel schwitzen, sein Steckenpferd erschaffen, ein Hobby, eine Aufgabe, eine Erfüllung suchen. Eine gute, liebevolle Partnerschaft anstreben, einen sensiblen und verständnisvollen Lebenspartner herbeiwünschen und versuchen zu finden. — Vielleicht hat man ja das Glück ...

Es war für mich stets ein Trost, dass an dieser Krankheit, vor allem Menschen leiden, die für diese raue und oft feindliche Welt zu empfindsam, zu sensibel und daher auch sehr verwundbar sind. Viele unserer Großen, eine ganze Reihe von den Menschen, die in der Kultur- und Kunstgeschichte Spuren hinterlassen haben, waren manisch-depressiv. Sie hatten neben dem Fluch der Krankheit auch noch das Geschenk eines Genius erhalten. Dennoch haben sie stark gelitten, ihr ganzes Leben nach Auswegen gesucht und sich um Ausdruck ihrer Not bemüht. Dabei sind einmalige, unschätzbar wertvolle Werke entstanden, auf die die ganze Menschheit stolz sein kann.

Wenn auch die Mehrzahl der manisch-depressiv Erkrankten wohl kaum Spuren in der Menschheitsgeschichte zu hinterlassen vermag, so kann jeder doch für sich selbst und seine Liebsten kühn den Versuch wagen, seinen eigenen Weg aus der Nacht zu finden.

Wollen wir all jenen gedenken, die in ihrer eigenen Gedankenflut ertrunken sind. Jene, die trotz aller Mühen ihren Weg nicht finden konnten, weil sie am Ende des Tunnels kein Licht gesehen haben, verzweifelt und an sich selbst gescheitert sind ...

Leonard Bruckner

Prolog

Liebe heißt jede Überlegenheit, jedes Verstehenkönnen, jedes Lächelnkönnen im Schmerz. Liebe zu uns selbst und unserem Schicksal, herzliches Einverstandensein mit dem, was das Unerforschliche mit uns will und plant, auch wo wir es noch nicht übersehen und verstehen können, das ist unser Ziel.

Herman Hesse

Manchmal erlebe ich die Realität und mein ganzes Dasein als etwas unglaublich brutal Schweres und Grausames. Alles, was ich von Trost gewusst, ist mit einem Male ausgelöscht, einfach verschwunden und weg. Dabei erlebe ich aber auch gerade das Schwere und auch das, was mir so leidvoll wehtut, als etwas, was neben dem Traurigen und Schrecken verbreitenden, eine ungeheure, endlose Tiefe besitzt, in die ich zu fallen drohe. Ohne Halt und Boden stehe ich immer wieder an einem Scheideweg. Auf der einen Seite das Licht, meine freundlich warme Vision von einem Leben in Frieden, umhüllt von tragfähiger Liebe, ohne die Bürde, die ich zu tragen habe. Auf der anderen Seite gähnt der Abgrund. Dem Schlund eines wilden Tieres gleichend, giert es nach mir als seinem Opfer. Dabei weiß ich, dass das Tier mich niemals fangen darf, und ich frage mich, ob die Vision von dem guten, bürdelosen Leben wohl immer eine Vision bleiben wird. Denn es gibt Augenblicke, da bin ich ein Teil dieser glücklichen Vorstellung, da strahlt ihr Lächeln, da funkelt ein Blick zu mir rüber, und ich darf teilhaben an einem friedlich-warmen Dasein.

Oft habe ich geglaubt, den rechten Weg nicht finden zu können, und doch bin ich bereits ein gutes Stück dieses Weges gegangen. Und wenn dieser Weg, den ich ging, auch ein mühseliger, ein steiniger und enger Weg gewesen ist, so ist es in jedem Fall der richtige. Nun fordert er gnadenlos von mir, dass ich ihn weitergehe, denn es ist mein Weg, der einzige, den ich gehen kann.

1

Von Anfang an gab es Schwierigkeiten. Ich war eine schwere Geburt — oder besser, wir waren eine schwere Geburt. Anna, meine Mutter, hatte mit meinem Vater, Gernot, schon einen gesunden Sohn: Bernhard. — Nun kündigten sich Zwillinge an. Für Anna war das alles zu viel gewesen, zumal mein Vater nur an seine Karriere dachte und fast ausschließlich in der Klinik lebte, so dass er seiner schwangeren Frau wohl keine große Hilfe gewesen ist.
Meine Mutter war eine mittelgroße, eher zierliche Frau mit einem schmalen Becken und schien mit den Zwillingen in ihrem Bauch etwas überladen und überfordert zu sein. Nach fünf Monaten Schwangerschaft musste sie Mutterschaftsurlaub beantragen, weil sie ihren Job als Lehrerin nicht mehr schaffte.
Als meine Eltern fünf Jahre zuvor heirateten, hatte Anna gleich klargestellt, dass sie keine Kinder wolle. Aber es war dann doch anders gekommen. Nicht zuletzt wohl auch, weil Gernot, obwohl er selten zu Hause war, sich immer ein ganzes Haus voller Kinder gewünscht hatte. So war Bernhard auf die Welt gekommen, weil die beiden sich liebten und aus Liebe geheiratet hatten. Sie waren ein ideales Paar, wie geschaffen füreinander. Auch wenn es manchmal Streit gab, den man heftig austrug, so waren doch die Tage der Liebe und Harmonie in der Überzahl.
Die Zwillinge in Annas Bauch machten ihr schwer zu schaffen. Ja, sie schienen ihr schon jetzt alle ihre Kräfte zu rauben. Ihr fielen die Haare aus, die Zähne lockerten sich und manchmal wurde ihr auch schwindelig. Wenn Gernot

von seiner Arbeit aus dem Krankenhaus nach Hause kam, legte er stets seine Handflächen auf ihren Bauch, um zu tasten, wie 'seine Zwillinge' sich bewegten und wie sie langsam größer und größer wurden. Er war sehr stolz, sie aber hatte die Qual mit den zwei Babys in ihrem Leib.
Eines Abends kam er sehr spät nach Hause. Sie hatte auf ihn gewartet, weil an diesem Tage doch ihr fünfter Hochzeitstag gewesen war. Er aber hatte Dienst gehabt wie so oft, und ihm war erst eingefallen, welch besonderen Tag sie hatten, als seine Mutter ihn anrief und fragte: "Na, wie ist es so nach fünf Jahren Ehe mit deiner Anna?" — Er antwortete ihr "Oh je, das habe ich vor lauter Patienten und Operationen glatt vergessen. Gut, dass du mich daran erinnerst!" So hatte er noch schnell ein paar Blumen besorgt, aber als er nach Hause kam, so gegen elf, war sie schon im Bett gewesen mit den Zwillingen in ihrem Bauch. Er fühlte sich schlecht und undankbar, aber er wollte sie nicht mehr wecken, denn sie brauchte jetzt viel Ruhe und einen erholsamen Schlaf.
Für meine Mutter war von Anfang an klar gewesen, dass sie, auch wenn Kinder auf die Welt kämen, ihren Beruf nicht an den Nagel hängen würde. Zum Kinderkriegen hatte sie schließlich nicht studiert und so lange gelernt. Sie wollte in ihrem Beruf Fuß fassen, um von ihrem Mann unabhängig zu sein, sie wollte ihr eigenes Geld verdienen, um bei einem Scheitern ihrer Ehe notfalls für sich selbst sorgen zu können.
Anfang März, fünf Jahre nach ihrer Hochzeit, war meine Mutter mit uns Zwillingen im siebten Monat schwanger. Ihr war während der letzten Tage oft schlecht und schwin-delig geworden, so dass sie jetzt fast den ganzen Tag im Bett lag, um mit ihren begrenzten Kräften Haus zu halten. — Für sie war diese ungewöhnlich schwere Schwangerschaft die Hölle, sie fragte sich täglich, wann diese Qualen endlich ein Ende hätten und ihr dieser Ballast, diese Last in ihrem Bauch genommen werden würde. — Wann gab es für sie eine Erleichterung, eine Erlösung? — Dem Kalender nach waren es noch nahezu acht Wochen, eine für sie endlos lange Zeit.

Es sollte anders kommen als geplant. Meine Eltern wollten ihre Zwillinge Leonard und Christoph nennen. So war schon Wochen vor dem errechneten Termin alles vorbereitet. Mein Vater hatte zwei Gitterbettchen gekauft, einen zweisitzigen Kinderwagen, zwei Fläschchen, mehrere Schnuller, so dass von allem genug vorhanden war. Zu Beginn des siebten Monats hatte Gernot ihr versprochen, früher als sonst vom Dienst zu kommen, um für sie und den kleinen Bernhard zu kochen. Aber daraus war, wie schon so oft, nichts geworden. Es hatte im Krankenhaus noch einen dringenden Notfall gegeben, der wie fast immer an Dr. Bruckner hängen geblieben war. Manchmal, wenn Anna abends lange auf meinen Vater wartete, glaubte sie, dass er sie mit einer der hübschen und netten Krankenschwestern betrüge, während sie zu Hause saß und mit den zwei Babys im Bauch die Hölle durchmachte.
Einige Tage später passierte es dann. Mein Vater war an diesem Nachmittag im März wie immer nicht zu Hause, sondern in der Klinik. Zwei Monate zu früh hatten die Wehen eingesetzt. Was sollte sie anderes machen, als ihren Mann in der Klinik anzurufen und zu sagen: "Beeil dich, es ist soweit." Gernot war zunächst ganz perplex und versuchte sie zu beruhigen. — Aber wie sollte sie, halb ohnmächtig vor Schmerzen und aus dem Unterleib blutend, noch Ruhe bewahren?
Sie war einfach nicht gemacht für eine solch schwierige Schwangerschaft. Würde sie selbst diese Geburt überleben und wenn ja, würden die Kinder gesund und ohne Behinderung auf die Welt kommen? Oder würde sie zu all den Qualen noch mit zwei behinderten Kindern bestraft werden, für die sie ein ganzes Leben lang würde sorgen müssen?
Solche Gedanken mögen ihr durch den Kopf gegangen sein, als sie auf meinen Vater wartete. Eine endlos lange Zeit, schien es ihr, mochte vergangen sein, bis sie endlich Gernots Schlüssel in der Tür und seine Schritte auf dem Flur hörte. Gernot wurde von zwei Sanitätern begleitet, die meine

Mutter sofort auf eine Trage hoben, während mein Vater ihr gut zuzureden versuchte. — Sie verlor die Besinnung. Alles musste jetzt schnell gehen, denn es ging um Leben und Tod dreier Menschen.
Unsere Mutter wurde aufgeschnitten, um uns das Leben zu schenken. Wir Zwillinge kamen mit Kaiserschnitt zur Welt. Wir waren klein und schrumpelig, 'wie Ratten', hatte meine Mutter später einmal zu mir gesagt. Aber wenn wir auch nicht schwer und stramm wie andere Babys aussahen, so waren wir doch beide gesund. Zehn Jahre früher hätten wir nicht die geringste Chance gehabt, als Frühchen zu überleben. Die Brutkästen, in die man uns steckte, waren inzwischen so weit technisch ausgereift, dass sie Leben retten konnten. Der medizintechnische Fortschritt trug letztlich dazu bei, dass ich und mein Zwillingsbruder eine Chance bekamen.
Unsere Mutter erholte sich nur langsam von den Strapazen dieser schweren Geburt. Am meisten litt sie darunter, dass sie ihre Babys nicht in den Arm nehmen konnte. Anstatt an der Mutterbrust zu nuckeln und die Wärme und Zuneigung einer liebenden Mutter zu genießen, wurden sie hinter Glasscheiben künstlich ernährt, waren sie dazu verdammt, die ersten Tage und Wochen ihres Lebens an Schläuche und diverse Apparaturen angeschlossen zu sein.
Beide Babys vollkommen gesund! Gernot war froh, dass alles so gut gegangen war. Es war sein Verdienst gewesen, dass alles so schnell und reibungslos über die Bühne gegangen war.
Der kleine Bernhard freute sich auf seine neuen kleinen Brüder und fragte seine Eltern immer wieder, wo sie denn nun seien, denn Mamas Bauch war ja wieder dünn und leer, so dass sie dort drin nicht mehr sein konnten. Aber wo waren sie sonst? Und warum waren sie noch nicht zu Hause? Er hätte doch gerne mit ihnen gespielt. So nahm Gernot ihn mit in die Klinik, wo er seine Brüderchen hinter Glas sehen konnte, und er beruhigte ihn: "Schon bald werden

die Kleinen nach Hause kommen und du wirst mit ihnen spielen können."
Als Gernot und Bernhard nach Hause kamen, meine Mutter war noch in der Klinik, da bemerkte mein Vater auf einmal, dass er seinen Haustürschlüssel verloren hatte. Als er überlegte, wie er ohne Schlüssel in das Haus kommen könnte, fiel sein Blick auf ein Dachfenster, das offen stand, und so sagte er zu meinem Bruder: "Ich klettere jetzt auf das Dach, steige durch das kleine Fenster ein und mache dann von innen die Tür auf. Bleibe du nur schön hier unten und warte auf mich!"
Gernot kletterte die Dachrinne hinauf und stieg auf das Dach. Als er schon mit dem ersten Bein im Fenster war, da schaute er noch einmal zurück. Sein Blick fiel auf die Dachrinne. Doch was war das? Er traute seinen Augen nicht. Hinter ihm kam der kleine vierjährige Bernhard gekrochen. Während er sich noch fragte, wie dieser Knirps es wohl geschafft haben könnte, ganz alleine an der Dachrinne hochzuklettern, rutschte mein Bruder plötzlich ab und glitt das schräge Dach hinab. Er wäre verloren gewesen, wenn unser Vater ihn nicht geistesgegenwärtig im letzten Augenblick mit einer Hand gepackt hätte, um einen Absturz zu verhindern. Aber kaum war dieser Schrecken vorüber, da sah Gernot schon das Blut an Bernhards Arm herunterlaufen. Er hatte sich beim Abrutschen am Handgelenk eine schwere Verletzung zugezogen. Mit seinem geschulten Arztblick erkannte mein Vater, dass das genäht werden musste. Nachdem er die Wunde mit einem notdürftigen Verband aus der Hausapotheke versorgt hatte, fuhr er in die Klinik, um die Verletzung dort genauer zu untersuchen und zu nähen. Es war noch einmal alles gut gegangen und die Tränen, die mein Bruder vergossen hatte, waren schon bald wieder getrocknet. Aber die Narbe an seinem Handgelenk ist noch lange sichtbar geblieben.
Sicherlich haben die Tage im Brutkasten auch in mir eine Narbe hinterlassen, wenn sie auch nicht sichtbar war, wie

die an dem Handgelenk meines Bruders, so muss durch das Liegen im Brutkasten mein Innerstes die ersten Kratzer und Schrammen davongetragen haben.
Als es dann endlich soweit war, dass wir zu unserer Familie nach Hause entlassen wurden, war bereits klar, dass mein Bruder Christoph durch die Schläuche an die er angeschlossen war und durch die er seine erste Nahrung aufgenommen hatte, mit einen Krankenhaus-Keim infiziert worden war! — Der Kleine schrie oft. Vor Schmerzen kam er nachts kaum zur Ruhe und er musste immer wieder ins Krankenhaus. Als meine Eltern ihren Kleinen dort abholten, sagte einer der Ärzte vielleicht etwas zu gefühllos, aber doch recht deutlich zu den beiden: "Entweder ihr Sohn wird ein Kretin mit Wasserkopf oder er wird sterben. Wir können hier nichts mehr für ihn tun." Daraufhin nahmen meine Eltern Christoph mit nach Hause, wo er ein halbes Jahr später starb.
Ich hatte Glück, denn ich hatte die Tage im Brutkasten gut überstanden, holte in der Entwicklung rasch auf, lernte schon früh laufen und konnte ein wenig später bereits auf einem Besenstil balancieren. Ich war gesund und kämpfte mich durch. Dann kam die Phase, wo ich meine Umwelt entdeckte und meinen größeren Bruder zur Weißglut trieb, indem ich dessen Lego-Bauten mit einem Lächeln auf den Lippen zerlegte.
Schon früh stellte sich heraus, dass ich einen fast unbeugsamen Willen hatte. Immer dann, wenn es nicht nach meinem Kopf ging, versuchte ich durch Luft anhalten, hochroten Kopf und ohrenbetäubendem Gebrüll meinen Willen durchzusetzen. Wenn ich im Kinderwagen in eine bestimmte Richtung oder Straße gefahren werden wollte und meine Kinderfrau dies nicht tat, wurde sie durch mein durchdringendes Babygeschrei daran erinnert, dass sie nicht irgendein Baby spazieren fuhr, sondern Leonard! Den, der von den Zwillingen überlebt hatte, der sich durchsetzen würde, weil dessen Geschichte nicht alltäglich, sondern bemerkenswert ist!

Als ich drei Jahre alt war, hatte sich unsere Familie mit dem unglücklichen Tod meines Zwillings-Bruders abgefunden. Die Trauer machte allmählich dem Gefühl der Dankbarkeit und Freude Platz, dass wenigstens der kleine Leonard gesund und munter war und sich gut entwickelte. Da mein Vater eine Oberarztstelle annehmen wollte und auch meine Mutter ganz in der Nähe von dem neuen Krankenhaus eine Stelle als Lehrerin an einem Gymnasium gefunden hatte, zogen wir schon bald in eine andere Stadt um.

Kurz vor dem Umzug kam Opa Heinz zu Besuch, der Vater meiner Mutter. Er war damals ein Mann von sechzig Jahren und hatte nach dem frühen Tod seiner ersten Frau nochmals geheiratet, so dass die Kinder aus dieser Ehe nicht viel älter waren als wir, seine Enkel. Als Opa Heinz mit seinem Opel Diplomat 5,4 an meinem dritten Geburtstag bei uns vorfuhr — er konnte sich als erfolgreicher Anwalt mit eigener Kanzlei einen solchen Wagen leisten — lief ich ihm voll Spannung entgegen. Ich konnte bereits damals alle Auto-Typen voneinander unterscheiden. Ich erkannte sie am Geräusch und wusste wie sie aussahen. Der Wagen meines Opas war goldfarben und hatte ein schwarzes Dach. Als mein Opa ausgestiegen war, nahm er mich in die Arme und sagte: "Heut' kaufen wir dem kleinen Leonard einen richtigen Traktor, mit dem er selbst fahren kann." — Meine blauen Augen fingen wohl an zu glänzen und über meine Lippen kam nur ein leises "Stimmt das wirklich, Opa?" Ich wollte es erst glauben, als ich im Supermarkt auf dem Plastiktraktor saß. Es war einer von Deutz. Und weil Opas Wagen so riesig viel Platz hatte, konnte ich mitsamt meinem neuen Spielzeug hinten im Fond Platz nehmen. Ich war glücklich mit meinem Traktor und stolz auf meinen reichen Opa Heinz, der mir einen solch schönen Traktor hatte kaufen können und selbst ein so gigantisches Auto fuhr, in dem ich mit meinem neuen Traktor mehr als genug Platz hatte.

Mein Vater war sehr ehrgeizig. Er kam aus dem Ostteil Deutschlands. Seine Eltern waren arme Leute gewesen und im Krieg hatten sie hungern müssen, denn man hatte ihnen alles genommen. Ihr Haus war abgebrannt, nachdem eine Bombe eingeschlagen war, und so war mit einem Mal alles zerstört, wofür seine Eltern so lange gearbeitet hatten. Schon früh hatte sich herausgestellt, dass Gernot einen hellen Kopf hatte, und so ließ man ihn im 'Arbeiter-und-Bauern-Staat' als Sohn des Arbeiters Walter Bruckner auf die Oberschule gehen, die er mit Auszeichnung abschloss. Mein Vater, der ursprünglich den Wunsch hatte, zur See zu fahren, fing in Rostock ein Medizinstudium an. Als 1961 die Mauer gebaut wurde und die Grenze zwischen den beiden deutschen Staaten geschlossen wurde, war er noch schnell in den Westen geflüchtet. Dort kam er ganz allein, nur mit einer Hose und einem Hemd auf dem Leib sowie einem Rucksack auf dem Rücken, der einige wenige persönliche Sachen enthielt, in jenem Sommer an. Mein Vater wollte hochkommen und er war ebenso ehrgeizig wie talentiert. Es war nicht leicht für ihn gewesen, als er die erste Zeit, ganz auf sich allein gestellt, neben dem Studium auch noch irgendwie das Geld für seinen Unterhalt verdienen musste. Aber er wollte auf jeden Fall Karriere machen, um seine Herkunft und Armut zu überwinden. Wie es schien hatte er alle Voraussetzungen dazu. Nach dem Abschluss seines Studiums, als er meine Mutter schon kannte, nahm er immer wieder Stellen in anderen Städten an, um bei bekannten Professoren oder einer großen Klinik zu lernen.
Jetzt war es endlich soweit, dass ihm eine Stelle als Oberarzt angeboten wurde. Das war enorm, weil er erst Anfang dreißig war. Und wenn sein beruflicher Weg so weiter ginge, dann könnte er schon bald Chefarzt und Professor sein. Seine Kinder würden es dann später leichter haben als er.
So zog die junge Familie in eine andere Stadt in ein schönes großes Haus in bester Wohnlage mit großem Garten. Da

Gernot nicht wusste, wie lange er an dieser Klinik bliebe, mietete er das Haus wohlweislich nur für zwei Jahre.
Ich war zu einem kleinen, fixen, frechen, strohblonden Jungen herangewachsen. Als mich einmal ein Spielkamerad fragte, wo ich denn wohne und wie man mein Haus erkennen könne, da antwortete ich: "In dem großen Haus mit dem grünen Deutz-Trecker auf der Terrasse. Man kann es gar nicht verfehlen".
Ich war ein Sonnyboy und das machte meinen Eltern sowohl Freude als auch Schwierigkeiten. Meinem Vater machte es Spaß, wenn er ausnahmsweise mal zu Hause war, mit mir die Welt nochmals auf s Neue zu entdecken. Für mich war alles neu und interessant.
Eines Abends wollte mein Vater mich zu Bett bringen. — Dies war für meine Eltern stets ein schwieriges Unterfangen, und es forderte von meinem Vater auch an diesem Abend wieder viel Geduld und List, bis ich endlich soweit war, dass ich mich nicht mehr sträubte, in mein Kinderbett zu steigen und auch dort zu verbleiben. Das Kinderzimmer war in der zweiten Etage direkt neben der Treppe gelegen und ein Zimmer weiter befand sich das Arbeitszimmer meiner Mutter. Nachdem mein Vater mir eine Gutenachtgeschichte vorgelesen hatte, streichelte er über meine Stirn und ließ die Zimmertür einen Spalt weit auf, damit ich nicht im vollen Dunkel lag. Nachdem er sich vergewissert hatte, dass ich auch liegen blieb, ging er die Treppe hinunter ins Wohnzimmer. Doch bereits kurze Zeit später kam ich schon wieder mitsamt meiner Decke, meinem Schmusekissen und dem Teddy beladen die Treppe runtergestiegen und ging ins Wohnzimmer, um meinen Vater davon zu überzeugen, dass in meinem Kinderzimmer Zwerg Nase sitze und mich beim Einschlafen hindere, ja mich mit seiner übergroßen Nase ängstige. So stiegen mein Vater und ich mit den Kissen, der Decke, dem Teddy und dem Schmusekissen beladen, die Treppe wieder hoch. Mein Vater knipste das Licht im Kinderzimmer an und versuchte mich zu

beruhigen: "Siehst du, hier ist kein Zwerg Nase im Zimmer, du brauchst keine Angst zu haben." Ich war jedoch felsenfest davon überzeugt, dass der hässliche kleine Zwerg ganz in der Nähe sei und sich jetzt, wo mein Vater ins Zimmer gekommen war, irgendwo versteckt halten würde. So öffnete mein Vater vor meinen Augen alle Schranktüren und sogar die Schubladen der Kommode, denn Zwerg Nase war ja klein und hätte selbstverständlich auch dort drin Platz gefunden. Aber als sich kein Zwerg finden ließ, wurde ich ruhiger und sagte zu meinem Vater: "Ich will noch schnell mein Polizeiauto holen, um es vor dem Bett zu parken. Dann können mich die Polizisten beschützen und ich brauche keine Angst mehr vor dem Zwerg zu haben. Ich geh es aus Mamas Arbeitszimmer holen, dort steht es auf dem Schreibtisch." Und schon war ich aus dem Zimmer.

Nun stand das Polizeiauto auf dem Sekretär, einem Schreibtisch, dessen vordere Tür sich als Schreibunterlage aufklappen ließ. Die Tür war aufgeklappt und weil ich damals noch sehr klein war, musste ich mich, um an das Polizeiauto zu gelangen, auf die Zehenspitzen stellen. Während ich mich auf der Arbeitsplatte abstützte, wackelte der schmale Schrank. Da der ganze Sekretär eine wackelige Angelegenheit war, kippte er, als ich gerade das Auto gefasst hatte. Ich stieß vor Schrecken starr einen gellenden Schrei aus und mein Vater, der im Kinderzimmer saß und gerade überlegte, wie er sein Söhnchen nun am besten ins Bett bekäme, kam im letzten Moment angesprungen, um den kippenden Schrank aufzufangen. Wie er so schnell hatte reagieren können, weiß er bis heute nicht, denn um von dem einen Zimmer ins andere zu gelangen, benötigt man ja schon etwas Zeit. Ganz zu schweigen von der Schrecksekunde, die alles nochmals verzögert. Aber mein Vater war jung und konnte, wenn es sein musste, blitzschnell reagieren. So fing er den kippenden Schrank, der mich hätte erschlagen können, noch in der Luft auf.

Ein paar Tage später, als sich alle gerade ein wenig von dem Schrecken erholt hatten, passierte wieder ein Malheur, das meine kleine Kinderseele erschütterte und das ich bis heute nicht vergessen kann: Bernhard und ein Nachbarsjunge spielten mit mir auf der Terrasse und schoben mich mit meinem Spieltraktor an. Mir machte das viel Spaß und ich musste lachen, wenn ich den Rest des Schwunges ausnutzen konnte, um eine schnelle Kurve zu fahren. Einmal, als die älteren Jungs besonders fest geschoben hatten, bekam ich die Kurve nicht mehr rechtzeitig und setzte den schönen Traktor gegen die Terrassenwand. Dabei zerbrach die Vorderachse, so dass man nicht mehr lenken konnte. Mir selbst war nichts passiert, aber der Verlust meines Lieblingsspielzeugs schmerzte mich zutiefst, ja es zerbrach für mich eine Spiel- und Kinderwelt, und ich musste lernen, mich mit der Realität und unabänderlichen Tatsachen abzufinden, denn es gab keinen neuen Traktor mehr.
Doch schon bald darauf brachte mein Vater ein kleines Fahrrad mit nach Hause und so versuchte ich mich mit dem Fahrradfahren. Mein Vater hielt nichts von Stützrädern und so fasste er, während er selbst auf seinem Fahrrad saß, mit einer Hand den Sattel von meinem Fahrrad an, damit ich meine ersten Fahrversuche machen konnte. Nach einigen gescheiterten Anläufen ließ er dann los und ich fuhr, ohne es zu bemerken, etwa fünfzig Meter allein weiter, bis ich mich umdrehte und bemerkte, dass mein Vater weit hinter mir war. Da verlor ich vor Schreck das Gleichgewicht und fiel hin. — So lernte ich schon mit drei Jahren das Fahrradfahren.
Weil unsere Eltern beide berufstätig waren, blieben wir Kinder oft alleine. Unseren Vater sahen wir, wenn wir Glück hatten, an einem Sonntag, an dem er mal keinen Dienst hatte, oder aber in den Ferien. Meine Mutter musste, wenn sie mittags aus der Schule kam, noch Vorbereitungen für die nächsten Unterrichtsstunden treffen. Außerdem noch den Haushalt, das Essen und die Kinder

managen. Sie war zu dieser Zeit praktisch allein erziehende Mutter.
Meine Mutter war eine Powerfrau, aber sie war mit ihren Aufgaben als Hausfrau, Mutter und Lehrerin einfach überfordert. So suchte sie eine Haushaltshilfe, eine zuverlässige Seele, die sich ein paar Mal pro Woche auch um uns Kinder kümmern würde. Durch Zufall gerieten wir an eine nette und sehr zuverlässige Hausfrau, die selbst Mutter von vier kleinen Kindern war und wie mein Vater aus dem Osten Deutschlands kam. Sie hieß Frau Herz und sollte unsere Familie und besonders mich noch lange Jahre unterstützen und begleiten.
Ich kam in den Kindergarten, und es passierte schon mal, dass ich morgens, wenn eine Nachbarin mit dem Fahren der Kinder an der Reihe war, einfach mit verkehrt herum angezogenen Stiefeln dastand und mich weigerte, die Schuhe an den richtigen Fuß zu ziehen. So ging ich mit dem linken Stiefel am rechten und dem rechten am linken Fuß und kam, ohne mit der Wimper zu zucken, auch mittags wieder genauso zurück. Ja, ich hatte meinen eigenen Kopf, und die gutmütige Frau Herz ließ so manches durchgehen.
Eines Morgens kam Frau Herz wie üblich zu uns. Die Eltern und Bernhard waren schon aus dem Haus. Nur ich stand noch im Flur und sollte abgeholt werden, um in den Kindergarten zu gehen. Ich lief Frau Herz, die soeben die Haustür aufgeschlossen hatte, entgegen, und rief ihr zu: "Heut' bleibe ich bei dir, ich habe Bauchweh." — Frau Herz fragte erstaunt: "So, hast du wirklich Bauchschmerzen, du armer Kerl?" Ich kniff die Augen zusammen und erwiderte: "Nein, aber heute morgen kommt doch die Maus." So durfte ich dann zu Hause bleiben und die Sendung mit der Maus sehen. Danach verwandelte ich die Couchgarnitur, die Frau Herz kurz vorher geordnet und gesäubert hatte, in einen Oldtimer, ein Segelschiff und eine Burg, indem ich frei nach meiner Fantasie Möbel, Kissen und Decken zusammenstellte, wie es mir gerade gefiel. Mittags musste Frau Herz

dann im Eiltempo alles wieder herrichten und die Spuren meines Spiels beseitigen. Ich war traurig, weil mein Spielzeug nie dauerhaft sein konnte.
Bernhard kam aus der Schule und es gab Essen für uns Kinder. — Mein Lieblingsessen: Spaghetti. — Frau Herz konnte sie nicht so schnell kochen, wie wir Kinder sie in rauen Mengen verdrückten. Danach, wenn alle gesättigt und zufrieden waren, musste Bernhard Schulaufgaben machen und ich ein Mittagschläfchen. Aber ohne dass Frau Herz mir eine Geschichte vorgelesen hatte, wollte ich nicht einschlafen. Mittags zu schlafen, war sowieso nicht meine Stärke, denn ich war viel zu lebendig und oft zu aufgedreht, um mittags Ruhe zu finden. Aber meine Mutter bestand darauf. So blieb Frau Herz nichts anderes übrig, als mir eine Geschichte vorzulesen, und sie hoffte, dass ich, davon gelangweilt, schließlich einschlafen würde. Aber es passierte genau das Gegenteil. Frau Herz, die seit dem frühen Morgen auf den Beinen war, schlief ein. Ich hatte zunächst begeistert der sehr spannenden Geschichte zugehört und kletterte, als Frau Herz eingenickt war, über die Gitterstäbe meines Kinderbettes hinweg, lief durch das Haus und spielte dabei Zwerg Nase, Riese Bubu oder Schneewittchen und die sieben Zwerge. Als meine Mutter von der Schule nach Hause kam, fand sie nicht mich, sondern eine total erschöpfte, schlafende Kinderfrau in meinem Zimmer vor, während ich irgendwo im Haus herumturnte. Frau Herz, die sich damals noch kein eigenes Auto leisten konnte, verpasste ihren Bus und musste den ganzen Weg nach Hause zu Fuß gehen.
Ich durfte ja eigentlich nicht fernsehen, denn ich hatte eine blühende Kinder-Phantasie und dachte immer, dass die im Fernsehen gezeigten Bilder die Wirklichkeit seien. So kam es vor, dass ich meine Eltern nachts weckte, weil ich glaubte, eine Kuh oder ein Krokodil stünde bei mir im Kinderzimmer. Manchmal kam ich aber auch an das Bett meiner Eltern, weil ich Angst im Dunkeln hatte oder einfach bei

meinen Eltern Nähe und Schutz suchte. Aber ansonsten lebte ich in einer wundervollen, fantastischen Kleinkinderwelt, die von meinen erfolgreichen und starken Eltern bewacht wurde. Meine ganze Aufmerksamkeit war den Matchbox- und Siku-Autos gewidmet sowie dem Spiel in dem Sandkasten des Nachbarjungen. Ich war wohl ein sehr aufgewecktes, kleines, niedliches Bürschchen und es schien so zu sein, dass das Manko meiner Frühchengeburt und die Brutkastenzeit bestens überstanden waren. Aus dem kleinen Häufchen Elend war ein Energiebündel, ein lustiger kleiner Junge geworden.
Wenn mein Vater, der mittlerweile an einer großen Universitätsklinik eine Stelle als leitender Oberarzt angenommen hatte, mal nach Hause kam, war es für den kleinen Leonard stets etwas Besonderes. Dann war es wie Weihnachten oder Ferien.
Die ständige Anwesenheit und Erziehungsarbeit meiner Mutter war für mich eher lästig und alltäglich. Sie war weniger spektakulär als das Erscheinen des Vaters, des geliebten, des großen und starken Vaters, der mir das Fahrradfahren beigebracht hatte und der seinen Sohn nachts unter seine Decke nahm, wenn dieser, aufgelöst und vor Angst bebend, felsenfest behauptete, dass in seinem Zimmer ein furchterregendes Tier sei, das ihn nicht schlafen ließe.
Die Ehe meiner Eltern wurde auf die Probe gestellt, als mein Vater die Gelegenheit bekam, sich zu habilitieren. Meine Mutter war gerade verbeamtet worden und hatte eine feste, sichere Stelle als Studienrätin an einem Gymnasium. Diesen Status und die Arbeitsstelle hätte sie im Falle eines erneuten Umzugs verloren. Mein Vater wollte erneut umziehen. Um sich beruflich zu verwirklichen, war ihm jedes Opfer recht. Diesmal hatte er aber die Rechnung ohne seine Frau gemacht. Die Kinder und sie hatten sich gerade ein wenig eingelebt, hatten Freunde und Spielkameraden gefunden und begannen sich dort zu Hause zu

fühlen, wo sie wohnten. Für meinen Vater war es die Chance seines Lebens. Und auch sein Chef wollte, dass er Professor werde. Meine Mutter blieb jedoch hart und sagte klipp und klar: "Entscheide dich zwischen uns, deiner Familie, mir, deiner Frau und deiner Karriere." Die Karriere war ihm wichtig, aber er liebte seine Frau und seine Kinder. Und er kannte schließlich meine Mutter gut genug, um zu wissen, dass sie meinte, was sie sagte. Was wäre all der berufliche Erfolg wert, was hätte er von dem Titel eines Professors, wenn seine Familie und sein ganzes Privatleben dadurch zerstört würden? Würde es das wert sein?
Die Entscheidung fiel ihm nicht leicht, aber er hat sich für seine Kinder und seine Frau entschieden und seine alte Stelle als Oberarzt in einer Klinik nahe der Wohnung seiner Familie wieder angenommen. Dort konnte er sich auch beruflich verwirklichen. Genügend Geld für die Familie verdiente er durch seine Arbeit ja ohnehin schon. So blieb uns ein erneuter Umzug, ein weiteres Entwurzeltwerden und ein Neuanfang in einer fremden Stadt erspart.
Als ich fünf Jahre alt war, mussten wir dennoch aus dem nur gemieteten Haus ausziehen.
Meine Eltern fanden ein schönes Haus, das gerade im Rohbau fertig geworden war und in einem Neubaugebiet in einem der Vororte der Stadt lag. Es war nicht weit bis zur Autobahn, auf die mein Vater jeden Morgen fuhr, um in seine Klinik zu kommen. Wir Kinder hatten viel Platz zum Spielen. Und Möglichkeiten, Abenteuer in der Kinderwelt zu erleben, gab es auch. Das Haus wurde fertig, und wir zogen in jenem Sommer ein, als ich in die Schule kam. Wenn mein Vater auch wenig Zeit hatte, so achtete er doch darauf, dass er mit seiner Familie schöne Ferientage und -wochen erlebte, in denen er ausspannen konnte, die er auch brauchte, um wieder Mensch zu werden. So fuhren wir im Winter in den Skiurlaub und im Sommer ans Meer oder in die Berge. Da konnten wir Kinder wieder eine richtige Familie mit Mutter und Vater sein.

Es war ein schöner Sommer gewesen. Wir waren mit dem Auto nach Jugoslawien gefahren und hatten zwei Wochen auf einer autofreien Insel an der Adria in einem Hotel gewohnt. Auf der Hinfahrt hatte mein Vater, der sich in diesem Land gut auskannte, weil er dort oft in den Semesterferien als Student gearbeitet hatte, eine Abkürzung mitten durchs Land genommen. Wir waren fernab der großen Straßen auf einer Sandpiste gefahren. Von der Insel aus waren wir dann, um Sonne zu tanken, zu viert mit unserem Schlauchboot zu den oft nur wenige Quadratmeter kleinen vorgelagerten Inselchen gerudert. Mein Vater war beim Schnorcheln einem großen Zitterrochen begegnet, der ihm einen Stromschlag verpasste und ihm ein rotes, schmerzendes Bein bescherte. Ich hatte noch zu viel Angst vor dem tiefen Wasser und traute mich nur ins Schlauchboot, wenn mein Vater dabei war.
Am Tage der Abfahrt hatten wir alle verschlafen. Als der Dampfer, der uns zum Festland bringen sollte, schon zur Abfahrt tutete, da bemerkten wir erst unsere Verspätung. Mein Vater griff nach den Koffern und der Tasche mit dem Schlauchboot und die ganze Familie rannte zum Pier. Wir mussten das Schiff um jeden Preis erreichen. Die Ferien waren zu Ende, mein Vater musste in sein Krankenhaus, meine Mutter in die Schule. Bernhard, der ein sehr guter Schüler war, kam dieses Jahr auf das Gymnasium, und ich sollte eingeschult werden. Tatsächlich erreichten wir das Schiff noch im letzten Augenblick.
Wie bereits gesagt, meine ersten Lebensjahre waren voller Leben und Freude gewesen, voller Licht und Sonne, so wie ein langer, schöner Frühling voller Kraft und Leben ist. Bis zu diesem Zeitpunkt hatte ich in einer beschützten, fantasievollen Kinderwelt gelebt, mich mit meinen Kinderspielen und meiner enormen Fantasie zahlreichen Abenteuern hingegeben, die kleine Kinder wohl brauchen, um sich gut zu entwickeln. Ich habe mit Bernhard in der nahen Kiesgrube gespielt, war dort ein Förderband runtergerutscht, hatte

mit meinem besten Freund Christopher, einem Kindergartengenossen, Sandkasten- und Autotauschpartner, lange abenteuerliche Fahrten in einem alten Lkw-Wrack gemacht, das ebenfalls in der längst stillgelegten Kiesgrube stand. Christopher und ich konnten tagelang in alten Autowracks sitzen und dort halsbrecherische Verfolgungsjagden oder atemberaubende Wüstendurchquerungen erleben. Einmal hatten wir zusammen den Film 'Ivanhoe, der schwarze Ritter' gesehen und waren anschließend in den Wald gerannt, um dort mit unseren kleinen Holzschwertern für Freiheit und Gerechtigkeit zu kämpfen, indem wir kräftig den dort wachsenden Brennnesseln zusetzten. Ja, ich fühlte mich dabei stark und frei wie Robin Hood.

2

Als ich in die Schule kam, erwachte ich langsam aus meiner Kinderwelt. Zunächst wollte ich es noch nicht zulassen, dass mir nach und nach meine Fantasiewelt geraubt wurde. Am Tag meiner Einschulung hatte sich mein Vater Urlaub genommen, um mich zur Schule zu begleiten. Ich bekam an diesem Tag von meiner Mutter mein Lieblingsessen gekocht: Spaghetti Rusticana.
Es war nicht so, dass ich mit meinen sechs Jahren noch nicht auf dem Entwicklungsstand gewesen wäre, den ein Kind benötigt, um in die Schule zu gehen, im Gegenteil, ich war ein aufgewecktes Kerlchen. Aber ich hatte kaum Zeit für die Hausaufgaben, denn ich wollte immer spielen — mit Legosteinen, mit meinen geliebten Matchboxautos oder mit meinem besten Freund Christopher im Sandkasten. So kam ich oft ganz traurig und geknickt nach Hause und sagte fast weinend zu meiner Mutter: "Mama, heute kann ich gar nicht spielen gehen, wir haben seitenweise Hausaufgaben

auf. Dazu brauche ich den ganzen Nachmittag, wenn ich überhaupt damit fertig werde!" So stellte sich meine Mutter oder mein Bruder neben mich Schulanfänger und schon hatte ich fast ohne fremde Hilfe meine Aufgaben gelöst und war wenig später beim Spielen auf der Straße. Aber es war nicht mehr diese Sorglosigkeit in mir. Das In-den-Tag-hinein-Leben war vorbei, und ich ahnte schon bald, dass jetzt der 'Ernst des Lebens' auf mich wartete.
Mit meiner ersten Lehrerin, Frau Rohlinger, hatte ich Pech. Sie hatte all jene Eigenschaften in sich vereint, die eine gute Grundschullehrerin nicht haben sollte. Vor allem hatte sie wenig Verständnis für die Welt der Kinder.
Die Dorfschule, in die ich ging, war ein kleiner gelber, verwinkelter Bau mit nur vier Klassenzimmern und einem großen, rot geschotterten und von einer Mauer mit Holzzäunen umgebenen Schulhof, auf dem sich die Kinder austoben konnten. Jeden Morgen beim ersten Klingelzeichen mussten die Kinder sich in Zweierreihen aufstellen, um dann, wenn es zum zweiten Mal klingelte, gemeinsam in die Klassenzimmer zu gehen.
Was mich am meisten interessierte, war das Basteln der Martinslaternen aus alten Eierkartons. Wir schnitten Löcher in die Kisten und klebten sie mit Transparentpapier in allen Farben aus und so entstanden schöne bunte Laternen. Frau Rohlinger sagte dazu: "Ihr wisst ja, dass eine Martinslaterne mit richtiger Kerze nichts für kleine Kinder ist. Daher bestellen wir jetzt batteriebetriebene, elektrische Leuchtstäbe mit Glühbirnchen".
Ich konnte mir einen solchen Leuchtstab in meiner Laterne nicht vorstellen und auch meine Mutter wollte, dass ich eine richtige Kerze hinein stellte. So kam es, dass ich als einziges Kind eine richtige Kerze in meiner Martinslaterne trug, und mein Licht leuchtete heller und wärmer als das der anderen Kinder.
Nachdem unser alter Fernseher kaputt gegangen war, beschlossen wir, dass uns kein so kommunikationstötender

und fantasiehemmender Kasten mehr ins Haus komme, und so konnte ich bei den Gesprächen meiner Mitschüler, die sich über die am Vorabend gesehenen Sendungen unterhielten, nicht mitreden.
Meine Mutter, die ja auch Sportlehrerin war, hatte uns schon früh in die Turnstunde geschickt und damals den Grundstein für meine Sportbegeisterung gelegt. Ich war für das Geräteturnen wohl etwas zu wenig dehnfähig und bewegungsbegabt, aber ich hatte dennoch schon mit acht Jahren meinen ersten Erfolg als Stadtmeister im Mehrkampf.
Es kam die Zeit, als Opa Heinz krank wurde. Meine Mutter nahm mich in ihrem gelben Renault 4 mit zum Krankenhaus, in dem der Opa damals lag. Es war das größte und höchste Gebäude, das ich bis dahin gesehen hatte. Es war ein zehnstöckiger Bau, an dem das einzig Bemerkenswerte die knallroten Fensterrahmen waren, die sich Stockwerk für Stockwerk von dem grauen Beton der Wände deutlich abhoben.
Als wir durch die breite rote, in der Mitte geteilte Schwingtür gingen und meine Mutter mich ein wenig vor sich herschob, damit ich endlich durch die Tür ginge, atmete ich zum ersten Mal bewusst jene Mischung aus starkem Reinigungsmittel und überhitzter, schweißbeladener Krankenhausluft ein. Die Wände waren weiß gestrichen und kahl, kein Bild lockerte die angespannte, traurige Atmosphäre auf.
Ich sah, wie Sanitäter alte, zahnlose Greise, die in weiße Laken gehüllt waren, in ihren Betten umherschoben. Ein Grüppchen weiß gekleideter Herren sprach mit gewichtigen, ernsten Mienen in einer Ecke über etwas, was ich nicht verstehen konnte. Eine Krankenschwester mit Holz-Clogs an den Füßen schob eine alte Frau, die einen halbgefüllten Urin-Beutel auf den Knien liegen hatte, in einem Rollstuhl spazieren. Ich hörte, wie das Klacken der Holzpantinen in dem langen Flur widerhallte, um sich schließlich in der Ferne des Gebäudes zu verlieren.

Obwohl diese Welt der Alltag meines Vaters war, in der er tagein, tagaus mit großem Interesse und Erfolg arbeitete, erschien sie mir sehr fremd. Hätte ich nicht gewusst, dass mein Opa in einem der Krankenzimmer lag, die links und rechts den Gang säumten und sich auf unseren Besuch freute, ich wäre lieber rückwärts als vorwärts gegangen, um dieser geist- und seelenlosen Welt zu entkommen.
Meine Mutter hatte einen Strauß Rosen mitgebracht, den sie jetzt in der linken Hand hielt. In ihrer Rechten steckte meine kleine Kinderhand, die sie fest umklammerte und erst wieder losließ, als sie an die Tür des Zimmers 113 klopfte. Ein schwaches "Herein" war zu hören und kurz danach standen wir beide in einem durch Jalousien verdunkelten Einbettzimmer, in dem Opa Heinz in einem Krankenbett lag. Meine Mutter ging gleich zum Fenster und zog die Jalousien hoch, das erste was sie sagte war: "Es ist ja ganz dunkel bei dir, lass doch ein wenig die schöne Frühlingssonne herein." Dann begrüßten wir Opa. Meine Mutter ging zum Waschbecken, um Wasser in die mitgebrachte Vase zu gießen und stellte den Strauß mit den dunkelroten Rosen auf Opas Nachttisch. Es war ein neuer Nachttisch, keines der sonst üblichen abgetakelten, verrosteten, abgegriffenen, abgenutzten und abgeschrammten Krankenhausmöbel, sondern ein neues Modell — wie gerade aus der Fabrik geliefert.
Meine Mutter setzte sich zu ihm aufs Bett, streichelte Opas Wangen und fragte schließlich: "Na, wie geht es dir, Väterchen?"
Opa Heinz, zwar nicht groß gewachsen, dafür aber eine stattliche, breitschultrige und kräftige Erscheinung, erschien seiner Tochter etwas eingefallen, blass und um Jahre gealtert. Er richtete seinen Oberkörper auf und sagte mit einer etwas belegten Stimme: "Ja, die Operation hat mich sehr geschwächt, aber ich werde kämpfen bis zum Schluss!"
Ich hatte stets ein Matchboxauto in der Tasche und spielte gerade am Fensterbrett, hörte aber jedes Wort der Unterhaltung mit. Mutter fragte: "Und haben sie was gefunden?"

Der Opa antwortete nur: "Ja, es ist Darmkrebs."
"Darmkrebs! — Und was sagen die Ärzte?"
"Na, wenn ich Glück habe, dann noch drei Jahre."
Ich verstand nicht recht, was mein Großvater mit 'Krebs' meinte. Für mich waren Krebse kleine Tiere, die in der Nord- oder Ostsee lebten und große Scheren besaßen, die heftig zupacken konnten, wie ich schon festgestellt hatte. Sollte mein Opa ein solches Tier im Bauch haben?
Eine Krankenschwester kam und brachte das Abendessen für den Patienten. Es waren fünf Scheiben Schwarzbrot, Käse, eine unreife Tomate und Kartoffel-Salat. Als Heinz dies sah, rief er: "Oh, wie soll ich denn das alles verdauen mit meinem kranken Darm, habt ihr nichts anderes?"
Die Schwester murmelte nur ein leises "Tut mir leid, wir haben nur das" und war wieder aus dem Zimmer.
Meine Mutter erinnerte sich daran, dass ihr Vater früher viel Braten mit brauner Soße gegessen und Gemüse oder Salat als Kuhfutter verschmäht hatte. Außerdem hatte er während der langen Zeit, die er an seinem Schreibtisch vor den Akten zubrachte, Unmengen gezuckerter, billiger Süßigkeiten in sich hineingestopft. Auch sie hatte, als Belohnung für Haus- und Gartenarbeit oder gute Schulnoten, durch seine Hand so manche Schokoladentafel und Bonbontüte erhalten. Noch als Gernot sie kennen lernte und sie gerade ihr Examen machte, hatte sie selbst Unmengen Schokolade mit Milch vertilgt, anstatt richtig zu essen ...
Meine Kinderstimme unterbrach ihre Gedanken mit einem durchdringenden "Ich muss aufs Klo, Mama". Ein Grund, um sich von Opa Heinz zu verabschieden. Mutter fragte noch: "Und wann kommst du nach Hause?"
"Nächsten Montag."
"Gut, wir melden uns dann bei dir." Mit einem kurzen "Mach's gut", schloss Anna die Tür des Zimmers 113 hinter sich, in dem Opa mit dem Krebs im Bauch lag.
Ich ging auf die Herrentoilette. Es war eine jener seelenlosen, aber zweckdienlichen Toiletten, die ein weißes Becken

haben und einen schwarzen Deckel. — Der Boden war mit kleinen, grauen Fliesen gefliest, die Spülung war ein chromblitzendes Rohr, in dem sich meine Gestalt widerspiegelte. Sie war verzerrt, ja entstellt und ich spürte ein kurzes Erschauern, bevor ich abspülte und das Rauschen der Spülung mich wieder zurückholte.
Ich stellte mir erneut die Frage, was es mit dem Krebs und Opa Heinz auf sich hatte. Auf dem Weg zum Parkplatz hielt ich es nicht mehr aus und fragte meine Mutter: "Du Mama, hat Opa wirklich einen Krebs im Bauch?"
Sie antwortete: "Nein, natürlich nicht, man sagt nur so."
"Ach dann ist es ja gut, denn der Krebs hätte den Opa ja kneifen können."
"Nichts ist gut", brach es aus meiner Mutter heraus, und ich merkte auf einmal, dass ihr Tränen in den Augen standen. "Krebs ist nicht nur ein Krabbeltier, sondern es ist auch eine fürchterliche Krankheit, die im Inneren des Menschen wuchert und den davon Betroffenen langsam aber sicher auffrisst", erklärte sie mir.
Da verstand ich auf einmal die ganze Tragik von der Krankheit meines Opas. Eine heile, gesunde Welt brach für mich endgültig zusammen, in der er ich mich bisher sicher geglaubt hatte. Ich klammerte mich an die Hand meiner Mutter, und sie war bestimmt froh, mich bei sich zu haben.
Opa Heinz hatte immer verkündet, dass er hundert Jahre alt werden würde, und jetzt, mit gerade mal einundsechzig, hatte ihn die schwere Krankheit dieser Illusion beraubt. Er war zwar in seinem Beruf als Anwalt sehr erfolgreich, er verstand Latein und Griechisch und war auch sonst sehr belesen, aber an den Tod oder das Ende seiner Tage hatte er bisher noch nicht gedacht. Es war so, dass er innerlich noch nicht reif war zum Sterben, ja, er hatte ungeheure Angst vor dem Ende. Er war ein echter Nihilist und Pessimist aus Überzeugung, er glaubte weder an einen Gott, noch an ein Leben nach dem Tod oder einen höheren göttlichen Sinn; für ihn war der Tod nur eins: schwarz!

Mamas Mutter Eva hatte, als meine Mutter sechzehn und ihre Schwester Susanne gerade mal dreizehn Jahre alt waren, Selbstmord begangen. Sie hatte sich im Arbeitszimmer eingeschlossen und einen ganzen Liter Pflanzenschutzmittel getrunken, um ihrem zumindest äußerlich erfolgreichen Leben ein vorzeitiges Ende zu setzen. Für meine Mutter war es doppelt schwer gewesen, weil sie von nun an auch die Rolle der Hausfrau und Mutter übernehmen musste. Opa Heinz war wochentags in einer anderen Stadt und kümmerte sich auch sonst wenig um die Kinder, denn sein Beruf forderte ihn total.

So musste meine Mutter sich auch noch um ihre jüngere Schwester kümmern, zu der sie keine gute Beziehung hatte. Zu alledem war sie noch eine gute Schülerin, und Heinz verlangte von ihr, dass sie auch weiterhin erfolgreich sei.

Meine Eltern gehörten damals zu den Familien, die es sich auf Grund ihres beruflichen Erfolgs leisten konnten, mehrmals im Jahr zu verreisen. Wir fuhren oft mit befreundeten Familien zusammen in Urlaub, damit wir Kinder Spielkameraden und Beschäftigung hatten, während die Eltern sich austauschten. So lernte ich schon früh die Schweizer Berge, Tirol, den Süden Frankreichs, Jugoslawien und Schottland kennen. Als zweijähriger Winzling stand ich zum ersten Mal auf Skiern. Zuerst rutschte ich noch unsicher auf Miniskiern zwischen den Beinen meines Vaters den Kinderhügel hinunter, bis ich wenig später schon zu einer 'Pistenwutz' geworden war, für die keine Piste zu lang, kein Abhang zu steil, und keine schwarze Abfahrt zu schwer gewesen ist.

Wir fuhren in die besten Skiorte mit dem schönsten Schnee und mieteten uns in komfortablen Appartements ein. So tankten wir Sonne und schöne Erlebnisse. Einmal fuhren wir nach Flaine in die französischen Alpen. Es war nicht das erste Mal, dass wir dorthin fuhren, aber das erste Mal, dass wir mit Familie Brüggemann in die Ferien fuhren. Die

Eltern, Hella und Frederik hatten eine kleine, hübsche, sehr sportliche Tochter: Lena. Frederik war der Turnlehrer von uns Kindern. Bernhard und ich hatten von ihm gelernt, am Boden, am Pferd, am Reck und an den Ringen zu turnen. Frederik fuhr einen alten, verbeulten roten Ford Taunus, der mit dem neuen Fiat Supermirafiori von meinem Vater kaum mithalten konnte, als es die engen, steilen Pass-Straßen hinaufging. Aber als wir die Schneegrenze erreichten und eine Pause einlegten, damit die Männer die Schneeketten aufziehen konnten, da waren beide Wagen wieder gleich auf. Frederik war übrigens ein lustiger Kerl mit einem prallen Bauch, der aber fest war und auf dem die Kinder Trampolinhüpfen üben konnten. Er mochte mich sehr, und freute sich, wenn sein Schützling beim Turnen Fortschritte machte.
Die Appartements waren riesig und gut ausgestattet. Tagsüber waren alle auf den Skiern unterwegs und abends gab es dann ein tolles warmes Essen, auf das sich alle den ganzen Tag gefreut hatten. Danach wurde etwas vorgelesen oder ein Spiel gespielt. Manchmal sangen wir auch Weihnachtslieder, die von meinem Vater auf der Gitarre begleitet wurden.
Diese erholsamen Tage entschädigten uns nicht nur für die Zeit, die Gernot durch seinen Beruf von uns, seiner Familie, getrennt gewesen war, sondern sie ließen auch die Liebe zwischen meinen Eltern wieder aufleben und alle fühlten sich jung, sportlich und sorgenfrei. Frederik konnte sehr gut Ski fahren und er brachte uns Kindern die letzten Kniffe bei, so dass wir zu richtigen 'Pistenbezwingern' wurden und schon bald mit unseren Eltern auf die längsten und fantastischsten Abfahrten gehen konnten.
Einmal fuhr ich mit einem Tellerlift eine besonders steile Passage hoch und als der Lift plötzlich einen Knick machte, da zog der Teller mächtig an, so dass ich, damals noch klein und leicht, hochgehoben wurde und mich, nachdem ich mich mehrmals um die eigene Achse gedreht hatte, im

Tiefschnee wieder fand. Frederik war gleich zur Stelle und nahm mich zwischen die Beine. Wir meisterten zusammen die schwere Stelle, die mich wiederholt aus der Bahn gebracht hatte. Dann ging es in atemberaubender Geschwindigkeit über Bergrücken und Steilhänge, durch Waldstücke, über Brücken und Buckelpisten bergab, bis wir die anderen wieder erreichten.

Ich hätte gerne einen Sturzhelm gehabt, der mich als Profi kenntlich gemacht hätte, aber meine Eltern hielten nichts davon, so dass ich mich mit Skibrille und Mütze begnügen musste.

Auch diese unbeschwerten und vergnüglichen Tage gingen vorüber, und der Alltag holte uns wieder ein. Mein Vater verschwand wieder in seiner Klinik und meine Mutter hatte neben ihrem Job als Lehrerin, den sie gewissenhaft und mit viel Elan betrieb, noch uns Kinder zu bändigen und nach Möglichkeit auch zu erziehen.

Es war noch im gleichen Jahr, Anfang November, an einem nebeligen Sonntagmorgen, als Frederik mit seinem verbeulten roten Ford in aller Frühe zu uns kam, um mich für den Landeswettkampf im Turnen abzuholen. Ich hatte ihn erwartet, stieg ein und begrüßte meine Sportkameraden, die im Wagen saßen. Mein Vater stand an der Haustür und redete lange mit Frederik. Sie sprachen mit ernsten und besorgten Gesichtern. Ich fragte mich, was es schon so früh am Sonntagmorgen Wichtiges zu besprechen gäbe und wurde ein wenig ungeduldig. Kurze Zeit später fuhren wir endlich los. Wir belegten einen hervorragenden dritten Platz.

Als ich ein paar Wochen später Stadtmeister wurde, bemerkte ich zum ersten Mal, dass mit Frederik etwas nicht stimmte. Er sah irgendwie blass aus und war dünn geworden, ja er erinnerte mich an meinen kranken Großvater.

Als die Familien zusammen beim Essen saßen, erklärte Frederik, dass mein Vater ihm ein Stück des Magens wegoperiert hatte, so dass er nur kleine Portionen essen könne. Er habe Magenkrebs. Ich hatte mit einem Mal

Angst, meinen großen Freund zu verlieren. Als ich sah, dass dieser nur noch mit Mühe einen Teller Suppe essen konnte und der Anstrengung einer Turnstunde kaum noch standhielt, glaubte ich zu wissen, dass mir ein Abschied bevorstand.
Anfang Dezember, drei Jahre nach der Diagnose, ging es Opa Heinz sehr schlecht. Auch eine zweite Operation hätte keine Aussicht auf Erfolg gehabt, so dass Heinz, als er dies aus dem Mund seines Schwiegersohnes, des erfahrenen Chirurgen hörte, von seinem Lager aufsprang, herumlief und immer wieder rief: "Nein, ich will nicht sterben. Ich will nicht sterben. Nein, jetzt noch nicht. Nein!"
Dann verlangte er von meinem Vater, dass er ihm eine Todesspritze gegen die Schmerzen gebe, was mein Vater natürlich ablehnte. Ich hatte damals das Gefühl, dass Opa sich im Angesicht des Todes wie ein hilfloses Kind aufführte.
Die letzten Tage und Wochen waren für Heinz eine Qual. Aber er war ein zäher Bursche. Er war einer der tüchtigsten und erfolgreichsten Anwälte der Gegend gewesen. Er hatte eine große, ruhig und abgelegen liegende Villa mit einem riesigen Grundstück gekauft. Es gab dort Brunnen, Gartenhäuser, Terrassen, Teiche mit Fischen und Springbrunnen und sogar eine Venusstatue. Noch zwei Monate zuvor hatte er mit Papa Erdbeeren gepflanzt.
Er war ein begeisterter Briefmarkensammler gewesen und hatte uns immer ein paar der Briefmarken zukommen lassen, die er doppelt hatte. Aber weder Bernhard, noch ich fanden wirklich Spaß am Briefmarkensammeln. Doch alles Aufbäumen, sich Wehren, Weigern und Protestieren konnte den Lauf der Dinge auch nicht aufhalten oder verändern.
Die Mutter von Opa Heinz, Helene, lebte noch, als ihr Sohn mit fünfundsechzig Jahren starb. Sie war damals zweiundneunzig Jahre alt und lebte im Altersheim.
Sie waren in den zwanziger und zu Beginn der dreißiger Jahre in Berlin eine der neureichen Familien gewesen, die sich einen Acht-Zylinder-Horch leisten konnten. Helenes

erster Mann, Otto, hatte als Laufbursche angefangen und war dann zum Verleger sowie zum Besitzer einer Hutfabrik aufgestiegen. Er war Mitherausgeber des 'Berliner Herold'. Die Familie besaß an einem der Seen eine Villa mit Chauffeurhaus und einem Bootsschuppen mit Motorjacht. Die Naziherrschaft des so genannten Tausendjährigen Reiches kam, und Otto wurde enteignet, weil er in seinem Verlag Juden beschäftigt hatte.

Den Rest des Vermögens brachte nach Ottos frühem Tod Helenes zweiter Mann als Alkoholiker durch. So fing Opa nach dem Krieg wieder bei Null an.

Er konnte nichts davon mitnehmen, als ihn das schwarze Auto zu seiner letzten Ruhestätte fuhr. Dahinter liefen wir Hinterbliebenen und Freunde und suchten vergeblich Schutz und Wärme unter unseren Regenschirmen und Wintermänteln. Es war ein kalter, verregneter Wintertag. Der lehmige Friedhofsboden war aufgeweicht und von tauenden Eis- und Schneeresten bedeckt. Die eigens für diesen Anlass blank geputzten schwarzen Schuhe der Trauernden sanken in die Erde ein und hinterließen dort ihre Spuren. Auf den frisch gebügelten und gestärkten Anzughosenbeinen der Herren zeichneten sich bald Schmutzränder auf dem tiefschwarzen Stoff ab. Ich hatte mir ein kleines Berlinwappen auf meinen dunkelblauen Parka geklebt, um so meinem Opa, der ja aus Berlin stammte, eine letzte Ehre zu erweisen.

Die erste bewusste Begegnung mit dem Tod und der Vergänglichkeit alles Irdischen stimmte mich an diesem unschönen Morgen des siebten Dezembers traurig und ließ mich nachdenken. Zum ersten Mal in meinem Leben wurde mir bewusst, dass wir alle, die wir da zusammen am Grabe standen und dem lieben Großvater nachweinten, uns Beileid und Trost zusprachen, vergänglich und sterblich waren.

Ja, selbst meine Mutter und mein Vater würden eines hoffentlich noch fernen Tages, meinem Opa nachfolgen und auch mein Bruder Bernhard, ja, ich selbst werde einmal diesen Weg gehen müssen.

Erst als Weihnachten nahte mit den großen Überraschungen für uns Kinder und all seinem Glanz der Lichter und Kerzen am geschmückten Weihnachtsbaum, verblassten in mir allmählich die Bilder, welche die Beerdigung in mir heraufbeschworen hatte, dieses Etwas, was nicht in mein junges Leben zu passen schien. Bald ging wieder alles seinen gewohnten Gang.
Meine Mutter und ihre etwas jüngere Schwester, Susanne, erbten. Die beiden Häuser hatte ihr Vater ihnen je zur Hälfte vermacht, so dass es schwer war zu entscheiden, was damit passieren sollte. Susanne fühlte sich, wie schon so oft, ihrer älteren Schwester gegenüber benachteiligt und lebte ständig in der Angst, dass diese sie irgendwie betrüge, um sich zu bereichern.
Sie war auf ihre ältere Schwester neidisch, weil diese schon immer schlanker, sportlicher und erfolgreicher war. Anna besaß in ihren Augen eine glückliche Familie mit einem guten Ehemann, während sie lange Zeit ohne Familie gelebt hatte. Eines Tages bekam meine Mutter von Susanne einen Brief, in dem diese ihrer Schwester mitteilte, dass sie die Hälfte der Ausgaben für das Porto der Briefe an meine Mutter, die sie wegen Erbschaftsangelegenheiten geschickt hatte, zu zahlen habe.
In meiner Mutter stiegen längst vergessen geglaubte Bilder auf, Erinnerungen an ihre Mutter, die sich umgebracht hatte und sie alle einfach allein gelassen hatte. Wie hatte sie ihr das bloß antun können, sie so früh ohne Vorwarnung, gerade in dem Augenblick zu verlassen, wo sie alle eine Mutter so dringend nötig gehabt hätten? Sie erinnerte sich an ihre etwas pummelige und ungeschickte Schwester, auf die sie hatte aufpassen und für die sie hatte Verantwortung tragen müssen wie eine Erwachsene. Sie hatte den ganzen Haushalt versorgt und war obendrein noch eine erfolgreiche Schülerin gewesen. Sie hatte immer funktioniert und jetzt, da der Vater tot war, kam in ihr die Erinnerung an diese schwere Zeit wieder hoch. Susanne

war für Argumente oder rationale Überlegungen damals nicht zugänglich. Meine Mutter zog verbittert einen Schluss-Strich unter die Beziehung zu ihrer Schwester. Als die Angelegenheiten mit dem Erbe soweit geregelt waren, brachen die beiden Schwestern jeglichen Kontakt zueinander ab.

Meine Erinnerungen an einen wunderschönen Skiurlaub mit Frederik und seiner Familie in die Schweizer Alpen konnten die Tatsache nicht verdrängen, dass ein zweites Mal der Tod an die Türe eines Menschen klopfte, der uns sehr nahe stand. Unaufhaltsam und gierig fraß der Krebs an Frederiks Magen. Er magerte zusehends ab, weil er kaum noch einen Bissen in seinen durch Operationen verkleinerten Magen bekam. Der einst so vor Kraft und Lebensfreude strotzende Mann war abgemagert bis auf das Skelett. Anstelle eines Magens hatte er nun ein Meer von Metastasen in seinem Leib.

Mein Vater, der Frederik fast jeden Tag nach der Arbeit besuchte, stellte jedes Mal mit Erstaunen, das sich mit der Zeit in Bewunderung verwandelte, fest, mit welcher Gelassenheit, ja fast Hingabe Frederik mit sich und seinem Schicksal im Reinen war. Da war keine Verzweiflung, kein Sich-Auflehnen oder Aufspringen und kein 'Nein, nein ich will nicht sterben', wie bei Opa Heinz, sondern der Mann, der dort so entkräftet im Bett lag und wie ein von Hunger zerfressener alter Mann aussah, bekannte sich zu seinem Schicksal und nahm würdig und gelassen Abschied von seiner Familie und seinen Freunden.

Eines Abends, ein paar Tage vor Frederiks Tod, Ende Februar mag es gewesen sein, nahm mein Vater mich zu Frederik nach Hause mit.

Frederiks Haus war in einem Nachbardorf gelegen. Es war ein großes Gebäude mit vielen Zimmern und einem ausgebauten Dachboden. Frederik und Hella hatten das Haus nach ihren Bedürfnissen umgebaut. Ich war mit Bernhard oft über das Wochenende dort gewesen, um mit Lena zu

spielen, zusammen im Baumhaus Abenteuer zu erleben oder bei Regen in dem ausgebauten Speicher zu sitzen und zu malen. Es war Frederiks Wunsch gewesen, mich noch einmal zu sehen. Mein Vater hatte mich auf diese Begegnung vorbereitet, so dass ich, als ich in das Krankenzimmer eintrat, wusste, dass mich nicht der mir vertraute und als gesund in Erinnerung gebliebene, sondern ein von Krankheit und Tod gezeichneter Frederik erwarten würde. Es war dunkle Nacht, als wir in das Zimmer eintraten, aber es war Vollmond und so war das Zimmer von einem bläulichschimmernden Licht durchflutet. Das Fenster war geöffnet und man konnte trotz der Kälte, die von draußen hereinkam, den schon nahen Frühling erahnen. Das Kreuz des geschlossenen Fensterflügels warf lange Schatten auf den Fußboden, und das Bett, in dem der Freund lag, war nur schemenhaft zu erkennen. Der Rest des Zimmers lag im Dunkeln, so dass ich den Kranken nur erahnen konnte.
Es lag etwas Feierliches und Würdiges in diesem Raum, in dem ein Mann von gerade mal vierzig Jahren, ein Ehemann und Vater, ein Freund und Vorbild seine letzten Tage verbrachte.
Ich konnte selbst erleben, was meinen Vater in den Wochen zuvor in Erstaunen versetzt hatte, dass dieser Mann, der ja mitten aus dem Leben gerissen wurde, nicht, so wie man es hätte erwarten können, mit dem Tode rang oder mit dem Schicksal haderte, sondern seinen kommenden Tod annahm als etwas Gottgegebenes, Unabwendbares, Akzeptiertes.
Es war ganz still in dem Raum. Nicht einmal ein Atmen oder Seufzen konnte ich vernehmen als ich einen Schritt auf das Bett zu machte, nach der knochigen, kraftlosen Hand griff, die vor noch nicht allzu langer Zeit Hilfestellung beim Turnen gegeben hatte. In diesem Augenblick bewegte sich der Kranke ein wenig, als ob er ein letztes Mal versuchen wollte sich aufzurichten, und sagte mit einer schwachen, aber immer noch deutlichen Stimme: "Ja, ich glaube, wir sehen uns heute zum letzten Mal, Leonard." Ich

erschrak ein wenig, als mir klar wurde, wie endgültig diese Begegnung und der Abschied von Frederik sein würden.
"Hast du denn gar keine Angst?"
"Angst wovor?"
"Ja, vor dem Tod und dem Krebs in deinem Bauch."
"Nein, davor braucht man keine Angst zu haben. Sieh mal, wenn ich tot bin, werde ich in deiner Erinnerung weiterleben. Wenn du einmal eine rote Blume auf meinem Grab sehen solltest, dann denke daran, dass ich vielleicht in dieser kleinen Blume weiterlebe."
Da verlor der Raum für mich auf einmal seine unheimliche Atmosphäre. Es schien fast so, als ob der Mond jetzt ein wenig heller und freundlicher durch das offene Fenster in das Zimmer fiel, so dass ich die knochigen Konturen meines vom Tode gezeichneten Freundes sehen konnte, als ich mit etwas zittriger Stimme sagte: "Ich bin aber trotzdem traurig, wenn du für immer fortgehst." — Dabei kamen mir die Tränen wie sie damals meiner Mutter gekommen waren, als sie von der schrecklichen Krankheit ihres Vaters erfahren hatte. — Ich fand ein wenig Trost in den klaren Worten meines Freundes und ich sagte nach einer kleinen Pause, einem Augenblick des Schweigens: "Ich werde dich nie in meinem Leben vergessen, Frederik."
So war für uns alle Frederiks Tod etwas Trauriges und vor allem einschneidend Endgültiges, aber der dahingeschiedene Freund hatte uns Zurückgebliebenen durch sein Vorbild, durch sein Vorleben ein Zeichen gesetzt, das uns alle sehr betroffen machte.
Nach Frederiks Tod ging meine Grundschulzeit auch schon ihrem Ende entgegen und es war klar, dass ich auf das Gymnasium sollte.
In jenem Sommer stand der Schulwechsel an. Wenn der Spruch vom Beginn des Ernsts des Lebens bisher nur eine leere Phrase für mich gewesen war und mir die ersten Schuljahre eher wie eine unbeschwerte und leichte Zeit erschienen waren, so wusste ich nur zu gut, als der Direktor

in seiner Begrüßungsrede diesen Spruch zitierte, dass es von nun an schon eher der Wahrheit entspräche, von Ernsthaftigkeit und Erwachsenwerden zu sprechen.

3

Das Gymnasium, in das ich kam, war eine Privatschule mit angeschlossenem Internat. Es wurde von Patern des Herz-Jesu-Missionar-Ordens geleitet und hatte damals den Ruf eine der besten Schulen der Gegend zu sein. Nicht jeder Schüler hatte die Ehre, dort aufgenommen zu werden, sondern nur der, der sich durch besonders gute Schulnoten auszeichnete oder über eine sonst irgendwie bemerkenswerte Begabung verfügte. Ich hatte beides nicht vorzuweisen, zählte aber dennoch zu den 'Auserwählten', weil mein Bruder bereits dort war. Mit meinem Jahrgang wurden in die Franz von Assisi-Schule zum ersten Mal seit Bestehen auch Mädchen aufgenommen. Es war eine katholische Schule, die auch evangelische Schüler aufnahm und für sie eigenen Religionsunterricht anbot.
Die Schule war ein vierstöckiger Flachdachbau mit einer großen Aula in der Mitte, um die herum die Schulsäle gelegen waren. Die Mitte des Gebäudes lag frei und bot idealen Platz für Veranstaltungen, Konzerte oder Theateraufführungen. Die Begrüßung von 'Kleksern', wie die älteren Jahrgänge die Sextaner liebevoll nannten, fand ebenfalls dort statt.
Zum Schulgelände zählten zwei Turnhallen, ein eigenes Schwimmbad mit einer Fünfundzwanzigmeter Bahn, ein Fußballfeld und Leichtathletikanlagen.
Einer der Padres, Manfred Larosche, hatte vor Längerem einen traditionsreichen 'Lausbubenchor' gegründet, in dem mein Bruder und nun bald auch ich freudig mitwirkten. Es gab ein Orchester, in dem mein Bruder mit Erfolg, wenn

auch nicht die erste, so doch wenigstens die zweite Geige spielte.
Außerdem waren der Schule zwei von Padres geleitete Jugendgruppen angeschlossen. Zum einen die etwas paramilitärisch anmutenden und uniformierten Pfadfinder und zum anderen die etwas alternativ angehauchte katholische, studierende Jugend, KSJ.
Pater Larosche mochte mich gut leiden und wollte mich mit meiner schönen Kinderstimme für den Lausbubenchor gewinnen. Auch in die KSJ trat ich ein. So veränderte sich mein Leben mit einem Schlag von Grund auf.
In der Schule wurde jetzt mehr verlangt als die Jahre zuvor auf der Dorfschule. Ich musste mich nun mit lateinischer Grammatik befassen, Vokabeln lernen und versuchen, diese auch zu behalten. Ich lernte Formeln, hörte von fremden Ländern sowie von der Biologie der Säugetiere und schrieb Diktate. Mein ganzer Tag war verplant. Ich besaß jetzt einen eigenen Schlüsselbund mit Fahrrad- und Haustür-Schlüssel, den ich auf keinen Fall verlieren durfte. In den ersten Tagen passierte es prompt. Ich verlor mein Schlüsselmäppchen, weil ich beim Umziehen zum Schwimmunterricht nicht auf alle meine Sachen achtgegeben hatte. Meine Mutter erklärte mir, dass ich besser auf meine Siebensachen aufpassen müsse. Ich sollte doch mal im Sekretariat nachfragen, ob nicht ein Mitschüler den Schlüssel gefunden und dort abgegeben habe. Obwohl ich nicht auf den Mund gefallen war, traute ich mich nicht allein ins Sekretariat, wo damals eine wenig kinderfreundliche Sekretärin saß. Diese Frau hatte für die Sorgen eines Kleckser kein Verständnis. Als ich, innerlich zitternd und an mir selbst zweifelnd, in das Sekretariat trat und nach meinem verlorenen Schlüssel fragte, hielt diese Frau mir zu allem Überfluss noch eine Moralpredigt über Unachtsamkeit und raubte mir so noch das letzte bisschen Selbstvertrauen. — Der Schlüssel war aber trotzdem verloren, so dass meine Mutter neue Schlüssel anfertigen ließ. Dazu schenkte sie

mir einen kleinen Karabinerhaken, den ich an meiner Hose befestigen konnte, damit ein solches Malheur nicht ein zweites Mal passiere.
Zwei Wochen später verlor ich abermals meinen Schlüssel. Nur mein Vater konnte durch geschicktes Intervenieren den Familienfrieden wieder herstellen. Ich lebte von da an in der ständigen Angst, meinen Schlüsselbund irgendwo zu verlieren, doch mit der Zeit lernte ich, auf meine Sachen besser aufzupassen.
Als Sextaner an der Franz von Assisi-Schule hatte ich schon einen ersten Schritt in Richtung Erwachsenwerden getan. Im Vergleich zu Bernhard, der in die achte Klasse ging, war ich immer noch ein Kleiner, ein Kleckser eben. Zunächst war ich meinen Kameraden, was die sportliche Leistung und Kraft anging, noch überlegen. Die Turnstunden bei Frederik hatten mich gestählt, so dass ich anfänglich, wenn nötig, auch körperlich gegen streitsüchtige Kameraden vorgehen konnte. Ich nahm den Angreifer dann einfach solange in den Schwitzkasten, bis er aufgab. Danach war meist lange Zeit Ruhe.
Mit meinem Bruder verstand ich mich damals nicht besonders gut. Das gemeinsame Mittagessen endete fast immer mit Geschrei oder gar einer ernsthaft gemeinten körperlichen Auseinandersetzung, die meine Mutter auch durch Androhung aller nur erdenklichen Strafmaßnahmen oft nicht zu stoppen vermochte. Obwohl ich kleiner und fast vier Jahre jünger war, hatte mein älterer Bruder kaum eine Chance gegen mich, sobald ich mich an ihm wie ein Terrier festbiss und ihn lahm zu legen versuchte.
Mein Bruder baute Modellschiffe mit Fernsteuerung, die er nicht etwa im Laden als Bausatz kaufte. Nein, er zeichnete die Pläne, berechnete die Rümpfe und lötete die Elektronik selbst zusammen, bis er schließlich nach vielen Arbeitsstunden stolz sein Werk präsentieren konnte und von allen Lob und Anerkennung erntete. Er spielte stundenlang Klavier und übte das Geigenspiel. Er war auch kein schlechter

Turner. Mein Bruder war zweifellos begabt, denn ohne große Anstrengungen hatte er wirklich gute Noten vorzuweisen. Aber unser Verhältnis war nicht besonders gut. Jeder stichelte und hetzte gegen den anderen, wo er nur konnte.
Mein erstes Gymnasiasten-Jahr verging und es gab Ferien, die ich zum ersten Mal ohne meine Eltern in einem Zeltlager der KSJ in der Nähe von Osnabrück verbringen wollte.
Ich hatte bereits als Baby regelmäßig im Sommer rote, aufgequollene Augen gehabt und mein Vater hatte nach zahlreichen Untersuchungen herausbekommen, dass ich gegenüber Gräser- und Apfelblüten an einer Pollenallergie litt. Er hatte mich durch Desensibilisierung gegen die Pollen immun zu machen versucht. Jedoch vergebens. Während der Blütezeit nahm ich Medikamente ein. Nasen- und Augentropfen halfen mir über die schlimmen Tage von Anfang Mai bis Ende Juli hinweg. Auch die Bronchien und die Lunge waren von der Allergie betroffen. Einige Male hatte ich Asthma-Anfälle erlitten, die durch die Angst, zu ersticken, derart heftig gewesen waren, dass ich mein Ende gekommen glaubte.
Meine Eltern waren schon ein wenig besorgt, als ich mit Medikamenten und einem Betreuer an meiner Seite, der darauf achten sollte, dass ich diese Medikamente auch regelmäßig einnahm, in den großen Reisebus stieg. Ich war inzwischen ein begeisterter KSJler geworden. Mein größter Wunsch war es gewesen, mit meiner Gruppe in das Sommerzeltlager zu fahren.
Die Fahrt mit dem Autobus ging Richtung Norden. In Dortmund wurde auf einer Autobahnraststätte ein kurzer Zwischenstopp eingelegt. Dann ging es weiter Richtung Osnabrück, jener niedersächsischen Universitätsstadt, die einst Mitglied der Hanse gewesen war und als Verhandlungsort des Westfälischen Friedens im Jahre 1648 in die Geschichte einging. Sie liegt am Rande des Teutoburger Waldes in einem waldreichen Naturpark.

Das Zeltlager wurde auf einer großen Wiese aufgeschlagen. Es gab etwa zwanzig Rundzelte, in denen je acht Personen Platz finden konnten, sowie ein Küchen- und ein Speisezelt. Danach wurde ein etwa sechs Meter hoher hölzerner Turm errichtet, um die KSJ-Fahne zu hissen. Jeden Abend wurden Nachtwachen eingeteilt, die das Banner bewachten. Im nahe gelegenen Wald gruben wir ein großes, tiefes Loch, an dessen Rand ein 'Donnerbalken' errichtet wurde, damit man seinen dringenden Bedürfnissen auch ohne Wasserspülung nachgehen konnte. Anfangs ekelte ich mich ein wenig vor diesem übel riechenden Ort, besonders wenn ich so dicht an den Fäkalien anderer sitzend, meine Notdurft erledigen musste. Dabei malte ich mir aus, was wohl passieren könnte, wenn ich vom Balken fiele oder irgendwie, ohne es zu wollen, abrutschen würde und in der mit Fäkalien angefüllten Grube landen würde. Aber nach den ersten Tagen verflog dieser Ekel, und ich sah vor allem den Vorteil, dass man nicht abzuspülen brauchte und so Wasser sparen konnte.
Unsere Jugendgruppe hieß 'Oscar Romero' und sollte an den auf brutale Weise hingerichteten und so zum Märtyrer gewordenen Erzbischof von San Salvador erinnern. Als Kritiker des salvadorianischen Oligarchieregimes wurde er wegen seiner unbequemen Worte von Regierungsschergen für immer zum Schweigen gebracht.
Jeden Montag fand in dem Blockhaus der KSJ eine Gruppenstunde statt. In dieser wurden bestimmte zeit- und politikbezogene Themen behandelt. Aber, dass ich mich in der KSJ so richtig austoben konnte, liebte ich am meisten. Fußball und Völkerball wurden gespielt und bei schlechtem Wetter fanden Gesellschaftsspiele und Kissenschlachten auf dem Dachboden des Blockhauses statt. Einmal im Monat war ein Gruppenwochenende angesagt, bei dem dann auch gemeinsam gekocht wurde und wir alle zusammen, in unsere Schlafsäcke gehüllt, auf dem Dachboden übernachten konnten. Mit unseren Späßen und Spielen entwickelten

wir eine schier unerschöpfliche Fantasie und Ausdauer. Und wenn es für die Gruppenleiter auch schwer war, uns zu bändigen, so schliefen wir doch irgendwann völlig erschöpft und müde ein und kamen erst spät am Morgen wieder zu uns.
Manchmal kam der Pater Larosche am Samstagabend vorbei, um den Kindern eine Gruselgeschichte zu erzählen, damit sie sich bei der anschließenden Nachtwanderung so richtig fürchten konnten. Ich fand in der KSJ einen Raum, wo ich nochmals so ausgelassen und frei sein konnte wie damals als Kind.
Zu meiner Gruppe gehörten auch Mädchen. Obwohl ich es oft nach außen nicht zeigen wollte oder konnte, interessierte ich mich schon für sie, und in meinem Innern war bereits die Sehnsucht nach Wärme und Nähe erwacht. — Ich war ein wenig verliebt in Christine, ein Mädchen meiner Gruppe, das auch mit ins Zeltlager gefahren war.
Abends am Lagerfeuer wurden selbst gedichtete Lieder gesungen. Unsere Gruppe hatte ein Lied über den TEE geschrieben. TEE stand sowohl für das geschmacklose Gesöff, das man im Zeltlager zu allen Mahlzeiten und rund um die Uhr zu trinken bekam, als auch für den Trans-Europa-Express, jenem Zug, der auf der nahe gelegenen Bahnlinie fast ununterbrochen entlang brauste und auch nachts nicht müde wurde, das Grüppchen KSJler auf Trab zu halten. Ich kam kaum zur Ruhe und meldete mich auch noch freiwillig zur Nachtwache, um die Fahne zu bewachen und meine Abenteuerlust zu stillen. — Natürlich wurde die Fahne gerade in einer solchen Nacht von einer Pfadfinder-Gruppe entwendet. Falls man sie wiederhaben wollte, musste man sie entweder zurück 'stehlen' oder mit einem Getränke-Kasten zurück kaufen.
Zum einen wuchs in mir zu der Zeit eine innere Spannung wegen fehlendem regelmäßigen Schlaf. Zum anderen spürte ich zum ersten Mal so etwas wie Liebe zu einem Mädchen. Es war noch eine unschuldige, platonische Liebe, ein

zärtliches Gefühl für Christine. Ich wusste mit diesem Gefühl zunächst einmal nicht umzugehen, was zu einer ständigen seelischen Belastung wurde.
Die Gruppensituation und das ganze ausgelassene jugendliche Treiben sowie die vielen neuen Eindrücke drehten mich mehr und mehr auf. Ich war ständig 'gut drauf', hatte den Kopf voller Späße und machte lustige Dinge, ja ich unterhielt die anderen mit meinen Erzählungen, die ich durch ausgefallene Gestik und Mimik noch unterstrich. Alle akzeptierten und mochten mich, den kleinen, quirligen Kerl, und oft sagten die anderen: "Mensch, du bist aber gut drauf, du musst unbedingt Gruppenleiter werden, wenn du älter bist." Aber die Situation der Gruppe und Christine ließen mich meine eigenen, grundlegendsten Bedürfnisse vergessen. Die ganze Angespanntheit meiner Nerven ließen die ursprünglich als Erholung gedachten Ferientage für mich zum Stress werden. Darüber kam die Pollenallergie voll zum Ausbruch. Meine Augen waren rot und geschwollen und die Nase verstopft, so dass ich dann, wenn ich nachts endlich zur Ruhe hätte kommen können, nicht richtig durchatmen konnte und die paar Stunden der Ruhe wach lag und mit Nasenspray und Taschentüchern zubrachte.
Als zwei Wochen fast vergangen waren und wir Kinder uns gerade eine heftige Kissenschlacht lieferten, bekam ich auf einmal keine Luft mehr. Ich hatte vorher zu Hause schon manchmal einen Anfall gehabt, aber so schlimm wie an diesem Abend war es zuvor noch nicht gewesen. In meiner Panik rannte ich schließlich hyperventilierend zum Zelt der Betreuer, in der Hoffnung, dort Linderung zu erfahren. Natürlich wurde dadurch das ganze Lager in Angst und Schrecken versetzt, als ich röchelnd und auf allen Vieren krabbelnd, vor Pater Laroschs Zelt auftauchte, um an meine Medikamente zu gelangen, von denen ich mir Hilfe versprach.
Nach Luft schnappend und schon leicht blau angelaufen stand ich da. Von Angst ergriffen und mit dem Gefühl,

keine Luft mehr zu bekommen, traten die Venen wie bei einem lauten Schrei an meinem Hals hervor. Es war aber kein Schrei mehr möglich, sondern nur ein krampfhaftes Röcheln. Der erfolglose Versuch, Luft zu holen, legte Zeugnis davon ab, dass es ernst um mich stand. Ich glaubte dem Tode nahe zu sein. Nachdem ich mich auf die Erde gelegt hatte, schien es so, dass sich der Anfall ein wenig beruhige. Der glückliche Zufall wollte es, dass der Vater eines Jungen, der Pneumologie-Professor war, gerade zu Besuch im Lager weilte und es schaffte, mich zu beruhigen, indem er mir ein Spray verabreichte, das die Verkrampfung langsam wieder löste.

Trotzdem waren für mich die Ferien nun zu Ende, denn Prof. Berger, so hieß der Lungenarzt, bestand darauf, mich in seinem Wohnmobil mit nach Hause zu meinen Eltern zu nehmen, um zu sehen, was es mit dem Erstickungsanfall auf sich hatte.

Als ich nach Hause kam, war ich abgemagert und sehr müde. Als meine Mutter meinen Koffer öffnete, stellte sie erstaunt fest, dass ich gar keine Wäsche gebraucht hatte, denn meine Sachen im Koffer waren unberührt und ordentlich gepackt. Ich hatte die zwei Wochen im Zeltlager mit ein und derselben Kleidung verbracht. Ich war so beschäftigt gewesen, dass ich an solche Dinge nicht hatte denken können.

Ich sank in mein Bett und fiel zwei volle Tage lang in einen erholsamen und tiefen Schlaf. Als ich wieder wach wurde, war ich wieder bei Kräften, munter und fidel wie zuvor. Es war klar, dass das Weitweg-von-zu-Hause, das Getrenntsein von Vater und Mutter und der mangelnde Schlaf mich stark mitgenommen hatten, aber in den kommenden Tagen erholte ich mich zusehends. Als Anfang August die Schule wieder anfing, waren die Schrecken des Asthmaanfalls und die Strapazen der Pollenallergie schon wieder vergessen.

Zu dieser Zeit war meine Urgroßmutter, die Mutter des verstorbenen Opa Heinz, gerade vierundneunzig Jahre alt

geworden. Sie konnte auf ein langes Leben zurückblicken. Sie hatte die Kaiserzeit, den Ersten Weltkrieg, die Weltwirtschaftskrise und die Inflation miterlebt, danach den Wahn der fanatischen Naziherrscher und Schergen des 'Tausendjährigen Reiches', den Zweiten Weltkrieg mit all seiner Not, die schwere Nachkriegszeit, das deutsche Wirtschaftswunder und den Wiederaufbau der zerbombten Städte, und schließlich die siebziger Jahre als alte Frau. Das waren Stationen ihres großen Lebensbogens. Sie hatte zwei Ehemänner und ihren eigenen Sohn überlebt, war mit der Zeit zu einem kleinen und faltigen Urgroßmütterchen geworden, das die letzten Lebensjahre im Altersheim zugebracht hatte. Der ehemalige Glanz und Wohlstand ihrer besten Jahre war verblasst. Nur noch einige Habseligkeiten wie zum Beispiel echtes Rosenthaler Porzellan mit Goldrand und ein paar Nippesfiguren, die an längst vergangene Silvesterabende in der Berliner Gesellschaft erinnerten, legten Zeugnis davon ab, dass es in dem langen Leben von Oma Helene auch Glanzzeiten gegeben hatte.
Die einzige Abwechslung, die Oma Helene in den letzten Jahren zuteil wurde, waren die Besuche ihres Sohnes Heinz, der sie manchmal ausführte und zum Essen einlud. Ab und zu kamen auch meine Mutter und ich zu Besuch. Zu besonderen Anlässen wie zum Beispiel in der Adventzeit holte meine Mutter ihre Großmutter zum Kaffeetrinken im Kreis der Familie ab. Dort sahen sich alle die längst vergilbten Fotoalben an und Oma Helene wusste zu jedem Bild eine kleine Geschichte zu erzählen, so dass längst vergangene Zeiten und verstorbene Personen der Vergangenheit entrissen und in der Fantasie wieder zum Leben erweckt wurden. Einmal, als Helene, die körperlich nicht mehr so rüstig war, aber geistig eine erstaunliche Frische besaß, alleine in einem Klappstuhl auf der Terrasse in unserem Garten saß, verlor sie auf einmal das Gleichgewicht und kippte samt Stuhl nach hinten weg. Als mein Vater dazukam, sah er noch, wie die Uroma eine gekonnte Rolle

rückwärts aus dem Liegestuhl machte. Mit ihren vierundneunzig Jahren rollte sie nach hinten ab wie ein junges Mädchen beim Turnen und blieb so unversehrt.
Doch dann kam die Zeit, wo sie hilflos wurde wie ein kleines Kind, und sie kam vom Altersheim in eine Geriatrische Klinik. Sie war mittlerweile soweit, dass sie sterben wollte, was nach einem so langen Leben nicht nur ein Recht, sondern wohl auch eine Erlösung ist. Angeschlossen an diverse Apparaturen und lebensverlängernde Maschinen, konnte sie keines würdigen Todes sterben. Als sie schließlich nichts mehr zu sich nahm und auch nicht mehr trinken wollte, legten die Ärzte ihr eine Magensonde und gaben ihr Infusionen in die dürren Ärmchen mit den vertrockneten Venen. Die verzweifelte Helene versuchte in ihrer Not immer wieder die Infusionen herauszuziehen, bis man ihr die Arme am Bett festband, sie hilflos und gequält künstlich am Leben hielt, einem fast einhundert Jahre währenden Leben, das jetzt nach einem würdigen Abschluss suchte, keine Möglichkeit gab, den Tod anzunehmen.
Meine Mutter ging zu dem Chefarzt, der für die Behandlung verantwortlich war und bat ihn, die Maschinen abzustellen, damit ihre Großmutter endlich sterben könne. Der Arzt antwortete nur: "Sie sind wohl hinter dem Erbe her. Es ist meine Pflicht, Leben zu erhalten." Meine Mutter war empört und entgegnete: "Aber ist es denn sinnvoll eine vierundneunzigjährige Frau, die nur noch einen Wunsch hat, nämlich den, in Frieden sterben zu können, mit allen Mitteln am Leben zu erhalten?" Zu alledem drängte sich in meiner Mutter der Verdacht auf, dass der Chefarzt an ihrer Großmutter, die Privatpatientin war, wohl selbst ganz gut verdiente, so dass er mit seiner Bemerkung über das Erbe nur über seine eigene Habgier hinwegtäuschen wollte.
Zu erben gab es sowieso nicht viel, denn der Krieg, die Enteignung und die Umsiedlung von Berlin in die Pfalz hatten fast das gesamte Vermögen aufgezehrt. Was übrig geblieben war, hatte der Aufenthalt im Altersheim verschlungen.

Was die Ärzte dieser Klinik in ihrem Technikwahn auch versuchten, sie konnten den natürlichen Lauf der Dinge nicht ändern. So starb Uroma Mitte August im Gitterbett der geriatrischen Station eines katholischen Krankenhauses.
Aber so weise und ruhig wie Frederik seinem Todesruf gefolgt war, war ihr Abschied nicht. Ihr war am Ende vielleicht bewusst geworden, dass der Todesruf einem Lebensruf gleicht, denn der Tod kann süß werden, wenn wir ihn bejahen, wenn wir ihn als eine der großen, ewigen Formen des Lebens und der Verwandlung annehmen. Wir Menschen können selten loslassen und uns in unser Schicksal fügen. Sich in den Tod fallen zu lassen, ihn ohne Gegenwehr zu akzeptieren, fällt sicher schwer, und setzt eine gewisse innere Reife voraus, ein wenig weise muss uns das Leben gemacht haben, wenn wir unseren Weg bejahend zu Ende gehen wollen. Das Ende unseres menschlichen Körpers und der damit verbundenen Bewusstseinsstufe als unausweichlich und einfach dazugehörend anzuerkennen, ja, es als das normalste der Welt zu akzeptieren, es zu bejahen, das ist eine der Lektionen, die es wohl im Laufe des eigenen Lebens zu lernen gilt. Wer dann am Ende seiner Tage angelangt, auf seinen Lebensbogen zurückschauen kann und in der Lage ist, festzustellen, dass es in seiner Gesamtheit erfüllend und lebenswert gewesen ist, der kann wohl sagen, dass er seine Aufgaben als vergänglicher Mensch ganz gut gelöst hat. Und vielleicht liegt gerade hierin der Sinn, geboren worden zu sein.
So waren in relativ kurzer Zeit drei für mich wichtige Menschen aus dem Kreis meiner Liebsten und Nächsten genommen worden. Aber ich war noch jung, am Anfang meines Weges. Ich dachte nicht an den Tod, sondern an das Leben, und jeder neue Tag forderte stets meine ganze Aufmerksamkeit.
Bis zu meinem 'Stimmbruch' machte mir das Singen im Lausbubenchor viel Freude. Und weil ich eine schöne Stimme besaß, wollte der Pater, dass ich einen Solopart übernehme.

So sang ich auf den zahlreichen Chorfahrten und auch im Dom zu Speyer meine Solostrophe. Aber meine Interessen lagen woanders. Ich verschlang Unmengen von Kinder- und Jugendbüchern und durch die Turnstunden bei Frederik war mein sportlicher Ehrgeiz geweckt worden.
Als Frederik starb, hatte mein Interesse am Sport, wie gesagt, zunächst nachgelassen, aber schon bald versuchte ich mich in der Leichtathletik und fand viel Spaß am Laufen. Ich hatte etwas gefunden, wo ich meine ganze Kraft und meinen ungeheuren Ehrgeiz hineinlegen konnte und auf Erfolg und Anerkennung hoffte. Darüber schwand mein Interesse an der KSJ und ihren Kinderspielen. Ich begann regelmäßig zu trainieren, so dass fast nur noch für Sport und Schule Platz in meinem Leben war.

4

Laufen. Laufen kann faszinieren. Es stählt den Körper, ist gut für die Lungen und stabilisiert das Herz-Kreislauf-System. Ja, es kann sogar ein Schlüssel zur Meditation sein: Wenn es einem nämlich dabei gelingt, im Kopf vollkommen frei zu werden, kann man sich, nur dem eigenen Atemrhythmus folgend, einen Weg bahnen zu innerer Ruhe und zu neuem Gleichgewicht.
Die Geschichten der Naturvölker Australiens und Afrikas erzählen, dass es Botenläufer gab, die bis zu 200 Kilometer nonstop zurücklegen konnten. Unterwegs nahmen sie nur ein wenig frisches Quellwasser zu sich. Sie sind wohl nicht nur das einzige damals zur Verfügung stehende Fernmeldemittel gewesen, sondern auch die Urahnen der modernen Marathonläufer.
Für mich war Laufen immer die ursprünglichste, uns Menschen eigenste Bewegung. Es war jedoch auch immer ein Ventil, eine Möglichkeit, mit mir und der Welt besser zurecht

zu kommen. Beim Laufen konnte ich mich spüren, konnte meinen Willen auf ein Ziel zentrieren. Aufgeben oder schlappmachen, das gab es für mich nicht. Wenn ich ehrlich bin, dann war Laufen auch wichtig, um meinen Ehrgeiz zu befriedigen. Ich wollte schneller, besser und ausdauernder sein als die anderen. Der Wunsch, auf dem Siegertreppchen zu stehen, beflügelte mich. Damals waren meine Idole die Laufwunder der Sportgeschichte. Bilder von Paarvo Nurmi, Emil Zatopek und dem kernigen Rudolf Harbig zierten die Wände meines Zimmers. Ich wollte so schnell sein wie sie, ich wollte genauso erfolgreich und rekordverdächtig, genauso muskulös und sehnig sein. Auch sie hatten hart trainiert, auch sie hatten diesen unbändigen, unzähmbaren Willen in sich, diese Art sich festzubeißen. Aufgeben — das hatte es auch für sie nicht gegeben.
Rudolf Harbig hatte seiner Zeit den Weltrekord über achthundert Meter gehalten. Als er einmal in Rom an einem internationalen Sportfest teilnahm — er startete über fünfzehnhundert Meter — da musste er zu Beginn der zweiten Runde so sehr husten, dass der Hustenkrampf ihn zwang kurz abzubremsen. Für einen normalen Läufer wäre dies ein Grund gewesen, das Rennen aufzugeben, für Rudolf Harbig aber nicht. Er sah, wie die anderen an ihm vorbeizogen, und sie hatten sich wohl schon einige Meter von ihm abgesetzt, als er wieder antrat. Harbig war ein hervorragender Sprinter. Er muss die Hundert Meter weit unter elf Sekunden gelaufen sein. Er arbeitete sich Stück für Stück vorwärts, kam der Spitzengruppe immer näher, zog an allen anderen vorbei und wurde Sieger.
Harbig wurde mein Sportidol, sein Weltrekord blieb zwölf Jahre ungeschlagen, er war der Läufer, der am meisten Talent und Fairness mitbrachte, und als dann der Krieg und der Naziterror über Europa herzog, da musste Harbig an die Front und ist nie wieder zurückgekommen, er gilt als verschollen. Noch heute gibt es den begehrten Harbig-Preis für die besten Leichtathleten.

Wenn mir auch das Buch *The Loneliness of a Long Distance-Runner* in die Hände fiel, so war ich damals nicht bereit, diesen Aspekt des Laufens zu sehen. Sicherlich war man alleine beim Laufen, aber das war ja gerade das Interessante und Reizvolle, man war allein gegen die Uhr und die Konkurrenz, man war unterwegs in ein wohl definiertes Ziel, dem man ständig näher kam.

Damals spürte ich auch noch keine Einsamkeit, wir waren viele Jungen und Mädchen im Verein, alle sportbegeistert und bewegungsbegabt. Für mich war es als vorpubertierenden Hobbysportler unmöglich, die Konturen und Muskeln eines durchtrainierten Mannes zu bekommen. Mit wie viel Härte ich auch trainierte, was immer ich mir auch abverlangte, meine Beine blieben die Beine eines Jungen und hatten nicht die muskulös-sehnigen Konturen der Rudolf-Harbig-Beine.

Mein Leben war von Training geprägt: Ich lief kilometerweit durch die Wälder der Umgebung und rundenlang im Stadion. Ich kletterte die Bäume im Wald hinauf, ohne die Beine zu benutzen. Ich nannte das Survivalspiele. Aber mein Körper blieb unverändert. Was ich auch tat, es half nicht weiter. Ich war damals zehn oder elf Jahre alt und erst nach der Pubertät beginnt der Körper die männlich-muskulösen Konturen anzunehmen. Damals fing ich an, den Weg in die Sackgasse vorzubereiten. Ich begann, mir das Essen zu rationieren, denn ein Körper ohne Fett kam meinen Idolen schon ein wenig näher. Aber zum Groß-und-Erwachsen-Werden benötigt man Energie und zum Training ebenso. Viel Willen und Ehrgeiz und auch Talent steckte damals in mir. Woher sollte die Leistung kommen, wenn Energie immer knapper wurde, wie sollte das mein Körper auf Dauer aushalten, wenn ich die Reserven aufbrauchte, ohne für Nachschub zu sorgen?

Zunächst war ein enormer Wille notwendig, um meinen Hunger zu negieren, aber ich konnte mich dabei spüren, auch wenn es schwer war. Es war wie ein Kampf für einen guten Zweck. In Wirklichkeit war es ein Handeln gegen die Naturgesetze, und es sollte mich noch in Teufels Küche bringen.

Mittags, wenn ich aus der Schule kam, hatte ich immer einen nervtötenden Hunger, denn ich nahm niemals ein Pausenbrot oder einen Imbiss zu mir. Morgens zwei Scheiben Brot mit Marmelade und eine Tasse Tee mit Milch, das musste genügen. Wenn ich dann nach acht Stunden Unterricht den Berg mit dem Fahrrad bezwingen wollte, lechzte mein armer gemarterter Körper nach Kalorien, nach gutem Essen und Trinken. Wenn ich aber zur Haustüre reinkam und mir der Duft von frischem Nudelauflauf oder gebratenem Saumagen in die Nase stieg, wusste ich mich zu bezwingen. Eigentlich hätte ich mich freuen müssen über diese Gabe, über diese Lebensgrundlage, diese Möglichkeit, groß und stark zu werden, den für mich einzigen Weg, als Mensch zu existieren.

Meine Mutter hatte viel zu tun mit ihrem Beruf, dem Haushalt und den vielen nervenzehrenden Situationen. Sie gab sich viel Mühe, wenn sie mittags oft abgekämpft von einem langen Schultag nach Hause kam. Dann zauberte sie noch in Minutenschnelle ein wunderbares Mittagessen, dessen Duft mir täglich wohlig entgegenströmte. Aber ich gönnte mir den Genuss der Speise nicht. Stattdessen rief ich schon an der Haustür: "Was gibt es denn heute schon wieder für einen Fraß", nicht um meine Mutter zu ärgern, sondern um mein Hungern zu rechtfertigen. Meine Lebensweise und mein Alter hätten drei, vier Portionen verlangt. Ich gestand mir jedoch nur einen obligatorischen halben Überlebensteller zu. Oft gab es Krach bei Tisch und der endete in einer wilden Rauferei mit meinem Bruder oder einem schlechten Gefühl im leeren Magen.

Aber mein Wille war eisern. Ich trainierte weiter und ging ins Stadion, an den Berg und in die Bäume. Ich wollte überleben, wählte aber die falsche Richtung und arbeitete gegen mich, war nicht auf Survivalkurs, sondern auf dem Weg nach unten in die Auflösung.

Eines Samstagmittags kam ich aus der Schule und wollte wie immer den großen steilen Berg meines Heimweges mit dem Fahrrad hochfahren. So wie ich es von früher gewohnt war, trat ich in die Pedale, aber in meinen Beinen war keine Kraft mehr. Da war nur noch Wille, aber kein Weg. Mein Körper war leer gepumpt, ausgehungert, ausgezehrt. Es half nichts, ich musste absteigen.
Mein Vater hatte lange Zeit zugesehen und immer gesagt: "Irgendwann ist dein Hunger so groß, dass du von selbst wieder anfängst zu essen."
Jedoch hatte er eines nicht bedacht: Meinen Willen, meine Selbstdisziplin und meine Idee vom zu Dick-Sein-und-Abtrainieren-Müssen. Gedanken, die sich in mir breit machten, eine fixe Idee, die mich lange nicht mehr losließ. An diesem Samstag bemerkte mein Vater, wieweit es schon gekommen war. Er ging mit mir ins Badezimmer und sagte: "Stell dich auf die Waage. Ich will sehen wie viel du noch wiegst."
Ich wurde zornig und wollte mich nicht wiegen lassen. Stattdessen stellte ich mich vor den Spiegel und umfasste meine Oberschenkel: "Sieh her, ich bin immer noch zu dick, ich bin fett, ich hasse diese fetten Beine. Ich werde jetzt andere Saiten aufziehen und noch mehr trainieren, noch weniger essen." Ich schlug mir mit den Fäusten auf die Oberschenkel. Auch wenn das Spiegelbild einen kleinen, schmalen, ausgemergelten Jungen zeigte, so sah ich in ihm nur fette, unförmige Oberschenkel, die ich hasste und hasste. "Ich bin zu fett!", rief ich und mein Vater stellte mich auf die Waage: Ich wog noch 28 Kilo!
Da wurde selbst meinem Vater ein wenig unheimlich und er begann den Ernst der Lage zu begreifen, aber verstand wohl nicht, woher dieser wahnhafte Tick und das Sich-selbst-als-dick-und-unförmig-Ansehen in mir kamen. Er sah mich an und sagte mit etwas trockener Stimme: "Du musst mehr essen, Leonard. Sonst müssen wir dich in eine Klinik bringen, wo du künstlich ernährt wirst!"
"Das ist das Letzte, was ich will. Dann esse ich eben mehr."

"Nun gut, aber wenn du so weitermachst, dann wird uns nichts anderes übrig bleiben."
"Wenn ich nur nicht so dicke Beine hätte", murmelte ich vor mich hin.
"Gegen deinen Sport und dein regelmäßiges Training ist ja nichts einzuwenden, denn das ist gut für Jungen in deinem Alter, aber Leonard, bitte glaub mir, du musst wieder essen, viel essen, um groß und stark und unbesiegbar zu werden. Wenn das nicht besser wird, dann ... " Hier brach er ab, denn er merkte wie sinnlos seine Worte waren. Durch meine 'Ich-bin-zu-dick-Brille' blickte keine Vernunft. Was an Instinkt noch in mir steckte, richtete sich gegen Leonard.
"Ich glaube, du hast Magersucht, Leonard, wenn das nicht besser wird, dann müssen wir was unternehmen", wiederholte er.
Ein paar Tage später sah ich einen Film über ein Mädchen, das so wie ich das Ausdauerlaufen trainierte und gleichzeitig nicht aß. Sie war vielleicht fünfzehn Jahre alt, sie war hübsch und schlank, sie trainierte und lief durch die Wälder und im Stadion. Bei Tisch nahm sie nur ein oder zwei obligatorische trockene Brotscheiben zu sich. Die Eltern redeten auf sie ein, sie reagierte nicht und wurde zusehends dünner und schwächer. Der Film zeigte bewegende Bilder, die mir nicht mehr aus dem Kopf gingen. Das Mädchen heulte vor Hunger. Kraftlosigkeit erfasste ihren Körper, aber sie lief und rannte weiter, bis sie eines Tages in der Badewanne zusammenbrach. Erschöpfung bemächtigte sich ihrer und sie kam ins Krankenhaus. Man versuchte sie künstlich wieder hochzupäppeln, aber es war zu spät. Ihr Körper war zu ausgepowert, zu viel war ihr das Training, zu wenig das Essen gewesen. Sie hatte gegen die Natur gehandelt und starb mit dem Gedanken im Kopf, dass sie zu dick sei. Schritt für Schritt war sie dem Tod entgegen gejoggt, so lange, bis keine Energie mehr in ihr war und auch die künstliche Ernährung zu spät kam. Die Krankheit, der sie erlag heißt 'Anorexia nervosa' — Magersucht. Vor allem junge Mädchen zeigen

solches Verhalten. Man vermutet, dass sie nicht erwachsen, nicht Frau werden wollen und durch ihr Hungern verhindern, dass ihr Körper die weiblich-mütterlichen Konturen annimmt. Sie wollen Kind bleiben und wenn sie keine Hilfe oder Verständnis finden, dann kann es so enden wie in diesem Film, mit dem Tod!
Ich war nun aber kein Mädchen, dass nicht Frau werden wollte, sondern ein sportbegeisterter Junge, der den muskulös-sehnigen durchtrainierten Körper eines Erwachsenen haben wollte. Ich passte nicht in die Beschreibung des typischen magersüchtigen Kindes und dennoch hatte ich all jene Symptome, die mich mit dem anorektischen jungen Mädchen gleichsetzten. Auch ich hätte es soweit getrieben wie im Film gezeigt. Irgendwo wäre ich auf der Laufstrecke liegen geblieben. Ich glaube jedoch, dass hinter alledem eine ganz andere Botschaft steht: Das Hungern war ein Signal, eine Art 'Sehet-her', ein 'Auf-sich-aufmerksam-machen', ein Ruf nach Zuwendung und Liebe, ein Schrei nach Leben. Ich wollte, dass man mich auch mit den dicken Beinen liebte, die ich nun mal hatte. Ich wollte hören: "Leonard, deine Beine sind nicht zu dick, im Gegenteil, du bist schlank und trainiert." Und obwohl ich dies oft als Antwort hörte, drang es nie bis zu mir vor, so dass ich allein blieb mit meinen dicken Beinen und dem unförmigen Gesäß und meinem nervtötenden Hunger, dem Hunger nach gutem Essen, Hunger nach Liebe, nach Leben und Licht, ja es gehörte eine enorme Disziplin und Willenskraft zu dem Leben, das ich damals führte. Die regelmäßigen Trainingsläufe machten die anderen auch, aber sie gönnten sich danach meist etwas Gutes und waren eins und zufrieden mit ihrem Körper. Ich aber quälte mich gerne und wenn alle am Berg nach Luft japsten, dann legte ich noch zu und zog vorbei, egal was mein Körper meldete. Ehrgeiz und Wille kannten kein Aufgeben.
Heute kann ich mir nicht mehr vorstellen, wie es mir gelang, dieses extreme Lauftraining zu absolvieren, ohne genügend Nahrung und Energie zu mir zu nehmen. Ich

weiß nur, dass die Kräfte in mir ungeheuer stark waren. Hätte ich sie nicht gegen mich, sondern für mich arbeiten lassen, hätte ich sicherlich Großes leisten können.
Stattdessen marterte ich mich selbst und die Erschöpfung, die sich einstellte, wurde zu einem Begleiter, den ich zu mögen begann.
Mein bester und treuer Freund Phillippe — er ist zwei Jahre jünger als ich und wir kennen uns schon seit Kleinstkindertagen war genauso sportbegeistert wie ich. Immer wenn wir uns trafen, dann wurde Fußball gespielt oder um den See gelaufen und die dazu benötigten Zeiten verglichen. Phillippe hatte das umgekehrte Problem: Er aß für eine ganze Kompanie, sein Vater sagte immer: "Für Phillippe einkaufen zu gehen ist sinnlos, wir lassen die Leberwurstbrote jetzt frei Haus per Lkw liefern!"
Phillippe hatte großes Talent als Mehrkämpfer, er war Sprinter und vor allem Weitspringer. Er sprang irgendwann einmal traumhafte sieben Meter sechsundzwanzig weit, musste aber schon früh aufhören, weil seine Knie nicht mehr mitmachten. Was er an Talent besaß, hatte ich mir durch hartes Training erworben. An meinem elften Geburtstag war Phillippe mein einziger Gast. Es gab Spiegeleier auf Toast, ein Essen, dass ich mir 'gönnen' konnte. Ich war am Ende meiner Kräfte angelangt, das Training hatte mich ausgelaugt, das Hungern begann mich zu zermürben und forderte nun ersten Tribut. Ich fühlte mich schwach und leer, spürte instinktiv den Ernst der Lage, war aber weiterhin ohnmächtig etwas an meinem Verhalten zu ändern. Das Geburtstagsessen stand vor mir, der beste Freund war da, aber ich konnte nichts essen. Mein Magen war wie eingeschrumpft, er war klein geworden. Obwohl mir der Zusammenhang zwischen gesunder, regelmäßiger Ernährung und körperlicher Leistungsfähigkeit einleuchtete, war ich nicht imstande umzulenken. Zu sehr nagte der Hunger in meinem Innern, er konnte nicht gestillt werden und betäubte mich regelrecht.

Was auch später an Sorgen und Nöten, an Tiefen und Problemen in meinem Leben war, Phillippe ist bis heute nicht von meiner Seite gewichen, nie hat er mich im Stich gelassen, nie mir den Rücken gekehrt, ist immer Freund, immer einfach da, wenn ich ihn brauche. Phillippe hat mich dann überredet, doch etwas zu essen, so dass wir noch zu unserem Fußballspiel kamen.
Was waren das für bläulich kalte Tage, Tage ohne Licht und Wärme. Oft bin ich ins Bad gegangen, um mir unter dem warmen Wasserstrahl die Hände zu wärmen. Sie waren blau, weil Energie und Leben fehlte, ich fror am ganzen abgemagerten Körper. Vom Hungerwahn ergriffen, kämpfte ich gegen einen mir immer schwerer vorkommenden Alltag an: Mein Wille war imstande, mich zu Grunde zu richten. Es war als hätte sich eine ungeheuer starke Kraft gegen mich gerichtet, eine Kraft, die in mir wohnte und doch nur Sinn bringt, wenn sie in Einklang mit mir arbeitet, eine Kraft, die mich zu Großem befähigen kann. Sollte sie es schaffen, mich in die Knie zu zwingen?
Bei den Wettkämpfen hatte ich anfangs große Erfolge gehabt. Einmal ging ich an den Start, obwohl meine Milz weh tat. Die Seite schmerzte sehr, aber ich wollte siegen und lief dennoch mit. Die Schmerzen wurden stärker, unerträglich, wie Feuer. Aber aufgeben? Das gab es nicht, niemals! Weil ich damals eigentlich einer der Besten war, mir nur oft die Energie fehlte, wollte ich diesmal allen zeigen, was in mir steckte. Ich lief weiter und lief und lief, der Schmerz stach mir durch die Milz, aber ich lief weiter und ließ die anderen weit hinter mir, kam als Sieger ins Ziel, weil mein Wille unbesiegbar war.
Weihnachten kam — für mich ohne Plätzchen, ohne Kuchen, Lebkuchen und feines Essen. Weihnachten mit Hunger im Magen und ein Weihnachtsmorgen ganz allein beim Joggen am Berg. Bereits damals ergriff mich eine tiefe Trauer und Einsamkeit. Nur war ich zu der Zeit noch zu stark, zu sehr Kind und Sonnyboy, um mich dieser Depressivität wirklich

hinzugeben. Und doch hatte ich mich verlaufen, verirrt in einem Labyrinth des Hungers und des Zwanges, hatte mich verfangen in einem Netz aus Leere, Kälte und Trauer. Mein Körper funktionierte nur noch, weil ein unbeugsamer Wille ihm Befehle gab, die er zu befolgen hatte, doch auch die allerletzte Energie schmolz dahin. Wie ein Schneemann in der Frühlingssonne begann ich mich in einem Gefühl aus Hunger, Leere und Willen aufzulösen.
In der Schule war ich trotzdem kein schlechter Schüler. Wenn ich auch nicht an die hervorragenden Leistungen meines Bruders heranreichte, so waren meine Ergebnisse für das, was mir an Energie und Zeit noch blieb, sehr beachtenswert.
Mein Bruder war schon immer ein kleines Genie gewesen. Er konnte einfach alles, wusste zu allem eine Lösung, durchschaute die Dinge sehr schnell. Meine Mutter erzählte, dass er schon mit vier Jahren damit beschäftigt war, seinen Wecker auseinander zu bauen. Es war so ein Wecker mit Mickymausohren, ohrenbetäubend laut beendete er allmorgendlich die Nacht. Eines Morgens baute ihn Bernhard auseinander. Er legte dazu alle Einzelteile auf den Teppich. Als meine Mutter ins Spielzimmer kam, rief sie: "Warum hast du den Wecker kaputt gemacht?" — "Macht nix, ich bau ihn wieder zusammen", sagte der Kleine und meine Mutter staunte nicht schlecht, als ihr Sohn den Wecker ein paar Augenblicke später wieder läuten ließ.
Als meine Tante einmal zu Besuch kam, schenkte sie meinem Bruder einen Bausatz. Es war ein brauner Buggy mit Elektroantrieb. Sie sagte noch: "Es ist wohl eher was für größere Jungens, aber vielleicht kann dein Papa dir ja bei der Elektrik helfen." — Für zwei Stunden war mein Bruder nicht mehr zu sehen und als er danach aus dem Zimmer kam, ließ er stolz den Buggy durch Küche und Wohnzimmer rollen. Er hatte eine Gabe, alles Technische schnell zu erfassen. Er musste alles auseinandernehmen und wieder zusammenfügen. Als später die ersten Computer auf den

Markt kamen, lötete er an den Platinen rum und schrieb kleine Programme.
Bei der Bundeswehr sollte er Lkws und Panzer reparieren. Er war darin völlig unerfahren und die Jungs, die gerade ihre Mechanikerlehre gemacht hatten, wollten dem weltfremden Abiturienten nun zeigen, wie man so etwas richtig macht. Doch Bernhard wurde ihr Lehrer und zeigte, wie's geht, erklärte wie es funktioniert. — Einer brachte es auf den Punkt: "Bernhard, ich hasse dich." — "Warum denn, ich habe doch nichts Böses getan?", wollte mein Bruder wissen. "Weil du einfach alles besser kannst, auch ohne es gelernt zu haben." So wurde er für den Rest der Zeit Fahrer des Kommandeurs, aber sein Verständnis für Technik und Zusammenhänge ist bis heute oft verblüffend geblieben.
Es war nie einfach gewesen, neben diesem Bruder, der auch noch fast vier Jahre älter war, bestehen zu können. Anstatt auf ihn stolz zu sein, sah ich in ihm den Rivalen. Dabei musste ich niemals gegen ihn antreten, denn er war eine andere Klasse als ich.
In meiner Schulklasse fühlte ich mich anfangs wohl, gehörte ich doch zum ersten Jahrgang mit Mädchen an der Franz von Assisi-Schule. Mein Bruder wurde noch in einer reinen Jungenklasse groß und hatte lange Probleme damit, dass es in seinem Schulleben keine Mädchen gab.
In meiner Klasse fingen damals einige an, heimlich zu rauchen und sie brachten Bierflaschen mit zum Unterricht, reichten diese weiter und kamen sich ungeheuer stark vor. Ich erzählte zu Hause davon und wie es der Zufall wollte, war genau an diesem Tag ein Elternabend. Meine Eltern hatten nie Probleme, heikle Themen anzusprechen und einige Eltern fielen wohl aus allen Wolken, als sie erfuhren, was ihre Kinder so alles trieben. Heute ist es vielleicht nichts Außergewöhnliches mehr, aber damals an der konservativen Franz von Assisi-Schule undenkbar, unduldbar.
Am nächsten Tag gab es ein Donnerwetter. Alle wurden zum Direktor zitiert. Es wurden Standpauken verteilt und

Verwarnungen ausgesprochen. Von diesem Tag an war ich bei meinen Klassenkameraden unten durch. Alle, selbst die Mädchen riefen mich 'Kameradenschwein' und 'Verräter'. Dabei hatte ich bloß meinen Eltern erzählt, was in der Schule los war. Ich wollte niemandem etwas Böses damit antun, und an den unglücklichen Termin des Elternabends hatte ich nicht gedacht.

Der Schlimmste von allen war ein gewisser Thomas Scheib. Wenn ich durch mein Laufen und Hungern eine gewissen Hang zum Masochistischen in mir verspürte, so war Scheib mit Leib und Seele Sadist. Insofern passten wir gut zusammen. Scheib war Schwimmer und ein Riese. Ich war Hungerkünstler und damals klein und schmächtig. Seine Methoden waren einfach, aber wirkungsvoll. Wenn der Lehrer an der Tafel stand und etwas anschrieb, schlug Thomas mir mit voller Wucht auf die Schulter. Er traf dabei mit verblüffender Genauigkeit immer genau den Punkt, der am meisten weh tat. So wurde ich mit der Zeit immer schüchterner und traute mich kaum noch Paroli zu bieten. Er fing auch an, psychisch auf mich Druck auszuüben, und ich ließ ihn gewähren. Er spielte ein schlechtes, unfaires Spiel mit mir, und ich hätte ihm schon frühzeitig das Handwerk legen müssen, aber ich ließ es dennoch zu und hatte von nun an viele Gegner: Die Stoppuhr, den großen Bruder, den Hungerwahn und den sadistischen Thomas Scheib.

Doch ich war zäh, es sollte lange dauern, bis Scheib sein Ziel erreichte. Mein Leben kostete damals viel Energie und ich hatte immer weniger Möglichkeiten, den Akku wieder aufzuladen. Vielleicht, wenn Phillippe da war, wenn wir Freunde oder die Familie zusammen in Ferien waren und mein Humor wieder ein wenig aufflackern durfte. Aber wenn Humor gekelterte Lebensfreude ist, dann hatte ich nicht mehr viele Flaschen in meinem Keller. Die Kreise wurden immer enger und die Situation unerträglicher. Ich war in der Sackgasse und alle Wege da wieder rauszukommen, schienen ebenfalls verschlossen zu sein. Das erste Mal in

meinem Leben spürte ich so etwas wie Ohnmacht in mir. Unendlich stark, unbeugsam im Willen und doch war alles gegen mich gerichtet, bereit mich zu zerstören.
Scheib war massig und hatte damals schon einen Hang zum Schwammigen. Er stopfte Laugenstangen und Schokolade in sich hinein, trank viel Cola und Fanta, während ich das ständige Hungergefühl als Begleiter brauchte.
Es war die Zeit, als wir den 'Caesar' übersetzten. Wir hatten einen hünenhaften Lateinlehrer, der wohl beinahe zwei Meter groß war und mindestens Schuhgröße Zweiundfünfzig hatte. Wir nannten ihn 'Goofy' . Er war ein gutmütiger Kerl. Bei ihm kam ich endlich in Latein auf einen grünen Zweig. Ich habe nicht vergessen, wie er einmal die Tafel mit der linken Hand hochschob, wobei er wohl etwas zu schwungvoll zur Sache gegangen war und seine enorme Körperkraft nicht einkalkuliert hatte, so dass die Tafel aus der Führung rutschte. Goofy reagierte schnell, und mit seiner riesigen Rechten hängte er sie wieder ein, als wäre nichts passiert: "Kann jedem mal passieren, wusste mich mal wieder nicht zu beherrschen." — Wir mussten alle lachen ... In diesem Augenblick traf mich der harte Schlag von Scheib genau an dem Punkt, wo es am meisten schmerzte. Doch kein Schrei, kein Laut kam über meine Lippen. Ich wusste mich zu beherrschen.
Dann die Sommerferien im Zeltlager. Scheib war auch dabei, er saß neben mir im Bus und drangsalierte mich. Ich ließ es zu oder versuchte erfolglos mich zu wehren.
Schon früh hatte ich mich in Mädchen verliebt. Zuerst in Eva, die Tochter einer Schulfreundin von meiner Mutter. Damals spielten wir mit Bauklötzen und Spielzeugautos. Als dann Eva zu Besuch kam, schloss ich mich in mein Kinderzimmer ein, um ihr nicht zeigen zu müssen, dass ich in sie verliebt war. Das Ganze endete in einem großen Spektakel. Die Folge war, dass Eva heulend mit ihrer Mutter nach Hause ging. — Nach außen fehlte mir der Mut, mich zu meinen Gefühlen zu bekennen, aber innerlich war ich erfüllt von Sehnsucht nach Liebe.

Später im KSJ-Lager folgte die erste zarte platonische Liebe und die ersten schlaflosen Nächte. Gefühle, die neu waren und niemand da, mit dem man reden konnte.
Einmal waren wir mit der Schule ins französische Juragebirge gefahren und hatten dort eine schneereiche Skifreizeit verbracht. Ich stellte damals einen neuen Schulrekord über 25 Kilometer auf und am letzten Tag gewann ich auch den Biathlon. Wir warfen mit Schneebällen auf leere Colaflaschen, die auf Skistöcke gestülpt waren. Wer die meisten Flaschen traf und am schnellsten zum Ziel lief, der hatte gewonnen.
Als ich von der Skifreizeit nach Hause kam, es war der Tag vor meiner Konfirmation, wartete nicht der savannabeige BMW 520i meines Vaters auf mich, sondern ein silbergrauer BMW 3.0 csi — damals mein Traumwagen. Mein Vater hatte auf einem Chirurgenkongress in Berlin seinen alten Freund Jochen Staedler wiedergetroffen. Dreißig Jahre zuvor waren die beiden zusammen in einem verträumten DDR-Landstädtchen auf die Oberschule gegangen. Jochens Vater war der Chefarzt des dortigen Krankenhauses gewesen. Er war Chirurg und schon relativ früh in den Westen gegangen. Die beiden hatten sich aus den Augen verloren, aber sie waren beide Unfallchirurgen geworden. Mein Vater entdeckte Jochens Adresse per Zufall im Teilnehmerverzeichnis eines Ärztekongresses. Er war es wirklich!
Ich war nach meiner Geburt nicht getauft worden, und nun wurde dies am Tag der Konfirmation nachgeholt. Jochen wollte mein Pate sein, und Hella, die Frau von Frederik, wurde meine Patin.
Damals begann eine rege Freundschaft zwischen den Staedlers und uns. Jochen hatte eine sehr hübsche Tochter. Wibke war kaum ein Jahr jünger als ich. Natürlich verliebte ich mich in sie. Wir begannen uns Briefe zu schreiben und jedes Mal, wenn ein Brief von ihr im Briefkasten lag, da war für Augenblicke die Welt für mich wieder in Ordnung. Ich weiß nicht, ob sie mich auch geliebt hat, ich weiß

auch nicht, ob sie damals überhaupt schon das Gefühl der Liebe kannte. Ich weiß nur, dass wir uns vom ersten Augenblick an gut verstanden haben. Mit ihr machten Spiele wie Mensch-ärgere-dich-nicht oder Puzzle-Legen wieder Spaß, und ich träumte dabei von einer Umarmung oder einem ersten Kuss. Mit Wibke hatte ich ein Kleinod gefunden, das mir erlaubte, für kurze Zeit all das zu vergessen, was mich bedrängte.

Scheib trieb es derweil auf die Spitze, seine Schläge wurden fester und der Schmerz traf mich jedes Mal tief. Kein Laut kam über meine Lippen. Niemals heulte ich oder machte wie sonst üblich auf mich und die Situation aufmerksam. Kein Lehrer nahm sich der Sache an, kein Kamerad, der zu mir hielt. Keiner half mir beim Einsammeln des Inhalts meines Ranzens, der durch Scheibs Hand aus dem dritten Stock in den kalten, verregneten Pausenhof fiel. — Ich war allein.

Ich hatte lange still gehalten und viel ertragen, nie den Mut gefunden, mich richtig zu wehren. Doch einmal, da konnte ich mich nicht mehr beherrschen. Der aufgestaute Zorn, die Demütigungen und Schläge der vergangenen Jahre, sie entluden sich in einem Kampf, bei dem es kein Pardon gegeben hätte. Wie eine Hyäne fiel ich über den hünenhaften Klassenkameraden her. Er merkte viel zu spät, dass ich es diesmal ernst meinte. Er flog über drei Bankreihen und fiel zu Boden. Danach drängte er mich an die Wand, ich drückte mich von dort mit aller Kraft ab, so dass er abermals, diesmal jedoch mit meinem eisernen Klammergriff am Hals über Schultische und Stühle stürzte, Ranzen und Mäppchen fielen zu Boden, Stifte zerbrachen und Brotbeutel flogen umher. Ich schrie ihn an: "Ich bringe dich um, wenn du nicht endlich aufhörst." Wie ein Gewittersturm entlud sich mein aufgestauter Zorn, all die Demütigungen der letzten Jahre suchten Genugtuung. Als ich ihn im Schwitzkasten hatte, war ich drauf und dran, ihm die Gurgel zuzudrücken, und ich denke, er wäre nicht mehr

heil davon gekommen, wenn nicht ein paar größere Kameraden dazwischen gegangen wären. Aber all dies brachte wenig, und führte mich erst recht in die Sackgasse. Nur die Liebe zu Wibke war eine positive Kraft in meinem Leben.
Die Winterferien verbrachten wir zusammen in Davos. Wenn Wibke mir auch nahe war und sie sogar nur eine Tür weiter schlief, so blieb sie dennoch unnahbar, fern und unerreichbar. Wir waren den ganzen Tag zusammen und an Silvester fuhren wir alle mit den Schlitten die vereiste, kurvenreiche Straße von der Almhütte hinunter ins Dorf. Wir hatten dort gefeiert, bei Kerzenlicht und Käsefondue das neue Jahr begrüßt und nun glucksten und kicherten alle auf den schnell bergab gleitenden Schlitten den Hang hinunter. Wibke saß vor mir, doch meine Liebe blieb ein Geheimnis.
Für die Sommerferien wurde eine Reise an die Mecklenburger Seen geplant. Dorthin, wo unsere Väter damals gemeinsam auf die Oberschule gegangen waren. Wiederum hatte ich ein genau definiertes Ziel vor Augen: Ein halbes Jahr noch und ich würde meine geliebte Wibke am großen See von Plau wiedertreffen.

5

Als die Sommerferien nahten, war mein Akku leer. Ich stand oft, den Tränen nahe, auf dem Weg zwischen Schule und zu Hause und wusste nicht mehr, wo ich nun hin sollte. In der Schule war ich Außenseiter, ein Geächteter geworden. In den großen Pausen, die mir immer viel zu lang vorkamen, ging ich oft allein die Parkwege der Internatsschule entlang. Kaum einer, der mit mir sprach, kaum jemand, der sich für den nun still und zurückhaltend gewordenen Sonnyboy von einst interessierte. Im Unterricht saß ich nun ganz hinten, nicht etwa weil ich der schlechteste Schüler war, sondern

weil ich nicht auffallen wollte und Angst hatte, rot zu werden. Manchmal ärgerte ich mich, wenn der Lehrer Fragen stellte, auf die niemand eine Antwort wusste — außer mir. Ich schwieg jedoch, um nicht aufzufallen.
Zu Hause versuchte ich meine Emotionen darüber loszuwerden. Ständig gab es Streit und Zwist mit Bernhard. Fast täglich endete das Mittagsessen mit einer wilden Rauferei. Dabei ging es brutal zu, so dass meine Mutter eingreifen musste, damit wir nicht zu Schaden kamen. — Einmal geriet ich so sehr in Zorn, dass ich eine Beißzange nach meinem Bruder warf. Sie traf ihn im Rücken und er blutete. Bevor ich meine Tat so richtig begreifen konnte, warf mich meine Mutter aus dem Haus. Sie wollte mich nicht mehr sehen. Ich bereute meine Tat, aber des Hauses verwiesen zu werden, tat weh, denn eigentlich war mein ganzes Problem meine Suche nach Anerkennung und Freundschaft. Nach Zuneigung und Liebe sehnte ich mich, während um mich herum nur Chaos und Streit waren.
Damals spielte ich oft mit dem Gedanken, einfach von zu Hause abzuhauen. Jetzt war mir die Entscheidung abgenommen worden, ich war rausgeflogen. Aber ich kam nicht weit, denn der savannabeige BMW meines Vaters fuhr mir entgegen und Papa nahm mich in seine Arme. Als er sah, wie hilfesuchend ich vor ihm stand, sagte er tröstend: "Mach dir mal keine Sorgen, das bringen wir schon wieder in Ordnung."
Meine Mutter war eine sehr resolute Frau, die alles durchorganisierte und die Zügel fest in der Hand hielt. Sie bestimmte fast immer, was zu tun war, aber eben nur fast. In einer Situation, in der alles aus dem Ruder zu laufen schien, meldete sich mein Vater zu Wort. Seine schlichtende Art wirkte oft Wunder.
Meinen Eltern ging es damals finanziell sehr gut. Mein Vater war Teilhaber einer Privatklinik geworden. Er stand mit seinem Freund Jochen Staedler im OP und die beiden operierten gemeinsam eine Hüfte. Wenig später erschien

ein Artikel über ihn in der Zeitung und wohin ich auch kam, überall wurde auf die operativen Fähigkeiten meines Vaters hingewiesen. Zugegeben, ich war stolz, einen solchen Vater zu haben.
Wir kauften ein Segelboot, einen sechs Meter Küstenkreuzer namens 'Tilloc', was auf bretonisch 'kleiner Felsen' heißt. Um das Boot zu ziehen, schafften wir einen stratosblauen Landrover an. Es war ein wunderbar uriges Automobil, hinten gab es seitlich zwei Bänke, so wie in den alten Armeejeeps, und das Ersatzrad thronte auf der Motorhaube. Nur selten schaffte er mehr als hundert Stundenkilometer, aber dafür war er ungemein geländegängig. — Ich erinnere mich an einen Nachmittag, an dem mein Vater nacheinander siebzehn Wohnwagen aus schlammigem Terrain zog. — Wenn man in den Wagen stieg, dann hatte man stets das Gefühl, unterwegs in den Dschungel oder die Sahara zu sein. Wir hatten zweifelsohne einen Wagen erstanden, mit dem man sich durch Dick und Dünn bewegen konnte.
Die letzten Schulwochen gingen kriechend langsam vorbei und meine Kräfte sowie mein Durchhaltevermögen schwanden zusehends.
Am Tag der Bundesjugendspiele wusste ich, dass ich es geschafft hatte: Das Schuljahr war vorbei und die herbeigesehnte Ferienzeit lag vor mir. Schon bald würde ich meine Wibke wieder sehen. Vielleicht können wir uns diesmal näherkommen, dachte ich.
Dann der Zeugnistag. Ich war versetzt worden, hatte trotz aller Probleme bestanden. Die Spannung wich von mir und ich fühlte Leere und Einsamkeit. Eine bleierne Müdigkeit und Kummer ergriffen mich. Da war keine Kraft mehr, kaum noch Wille zum Gegenhalten. Kurz hinter der Haustür brach ich dann zusammen. Mir kamen die Tränen. Alles begann sich zu drehen und ich fand keine Worte. "Papa, ich kann nicht mehr, ich halte das nicht mehr aus, der Scheib terrorisiert mich, ich weiß nicht mehr, wie's weitergehen soll." — Mein Vater versuchte zu trösten, doch es half

nichts, die Welt brach zusammen. Zu lange hatte ich aus- und standgehalten, jetzt war ich leer und hatte nichts mehr entgegenzusetzen. Unfähig, damit fertig zu werden, quollen Wortfetzen aus mir hervor. Meine Eltern verstanden mich, aber auch sie konnten mir damals nicht helfen. So schluckte ich und ging ins Bad, um mir die Tränen aus dem Gesicht zu waschen.

Wenn ich sagte, dass Phillippe ein treuer Freund ist, darf ich einen anderen großen Freund nicht vergessen. Ich begegnete ihm an einem verregneten winterlichen Sonntagnachmittag, als ich in der Plattensammlung meiner Eltern stöberte. Schon früh hatte mich mein Vater mit der Mechanik seines Dual-Plattenspielers vertraut gemacht. Bereits als kleiner Junge konnte ich mir die Märchenplatten selbst auflegen. Sonntagnachmittags, wenn mein Vater völlig ermattet vom Dienst heimkam und auf dem Sofa döste, da hörte ich mit Kopfhörer meine Lieblingsplatten.

An einem dieser Nachmittage fiel mir eine Platte in die Hände, die ich noch nie zuvor gesehen hatte. Neugierig zog ich die Vinylscheibe aus dem weißen Futteral und als die Nadel auf den Rillen zu tanzen begann, las ich auf dem Cover: 'Ich bin aus jenem Holze geschnitzt' — und hörte ihn zum ersten Mal: Reinhard Mey. Es war Liebe auf den ersten Ton. Für mich war es der Beginn einer langen, wenn auch einseitigen Freundschaft. Bald kannte ich all seine Lieder auswendig. Ich traf ihn oft in Gedanken, seine Stimme beruhigte und seine menschlich-humorvoll-ernsthaften Liedtexte sprachen mir oft aus der Seele. Er hat mich, ohne es zu wissen, oft getröstet. Und auch heute bin ich immer noch auf seine neuesten Lieder sehr gespannt und muss gleich in den Musikladen, wenn eine Neuerscheinung ansteht.

Zunächst ging es für zwei Wochen mit Phillippe und seinen Eltern nach Südtirol zum Wandern und dann in die Provence zu Tante Rachel und Onkel Fred.

Frühmorgens stiegen wir in den alten, grünen Citroën CX, unterwegs ulkten wir viel und beim Toben bemerkte ich,

dass meine Beine nun die langersehnten männlichen Konturen annahmen.
In der Provence wohnten wir in einem alten Steinturm hoch über dem Vaaretal. Inmitten eines Olivenhains hatten Rachel und Fred ihr Zuhause; sie waren Aussteiger und Selbstversorger.
Rachel war eine hervorragende Köchin. Ihre Geheimnisse waren ihr Gemüsegarten und die Sonne des Südens, die den Kräutern und Zutaten ihrer Speisen ein besonderes Aroma gaben. — Rachel hatte eine Schwäche für Katzen. Sie beherbergte damals dreißig. Einmal soll ein später Gast an ihren Kühlschrank gegangen sein, um seinen Hunger zu stillen. Er fand dort einen Topf mit Gulasch, wärmte sich einen Teller voll auf und am nächsten Morgen lobte er die Köchin ... es war aber kein Gulasch gewesen sondern Katzenfutter!
Wir tobten uns aus, jagten die Wege entlang, spielten Fußball und Boule, badeten in den kühlen Bassins der Gebirgsbäche. Und weil gerade Weltmeisterschaft war, verbrachten wir die Abende in der Dorfkneipe. Einmal saßen wir auf dem Boden vor einem Tisch, weil die Kneipe überfüllt war. Die einheimischen Männer, die schon eine ganze Batterie leerer Flaschen vor sich stehen hatten, freuten sich gerade ungemein über einen Anschlusstreffer, weshalb sich ein schwerer Hagelregen aus Flaschen und Gläsern über uns ergoss.
Die Tage dort ließen meine Sorgen verblassen. Wir hatten alle viel Spaß zusammen. Einmal begegneten wir einer giftgrünen Schlange, die sich auf einer Oliventerrasse sonnte. Wir dachten, es sei eine Viper und liefen vor Schreck den Weg zum Haus zurück,
"Ach, die grünen sind doch harmlos", klärte Fred uns auf.
Hoch oben über dem Flusstal thronte eine alte Festung. Einmal machten wir uns auf den Weg zu der Zitadelle. In den alten Räumen waren die Wände mit Herzen, Namen und Jahreszahlen vollgemalt und ich stellte mir vor, wie

Liebespaare dort eng umschlungen ihre Zärtlichkeiten ausgetauscht hatten. Ich musste an Wibke denken und stellte mir vor, wie ich ein paar Jahre später mit ihr zusammen auf dem Motorrad hierher zurückkommen würde. Genau hier würden wir unser Nachtlager aufschlagen und unsere Jugend und den Sommer genießen, eng umschlungen. "Hey, Leonard, was ist los mit dir? Träumst du oder was? — Wollen wir nicht runter ins Dorf, ein Eis essen?" — Philippes Stimme holte mich wieder in die Wirklichkeit zurück.
Seine Eltern brachten mich mit dem Wagen nach Bozen, von wo aus ich den Zug nach Hause nehmen wollte. Auf dem Weg dorthin machten wir eine Pause und sprangen in den kühlen Gardasee. Anschließend gab es Eis für die Kinder und Kaffee für die Eltern.
Später in Bozen der große Bahnhof — Abschied von Phillippe. Der Zug setzte sich in Bewegung. Das erste Mal allein auf so langer Strecke. Die Sonne schien durchs Abteilfenster und ich aß die belegten Brote. Ich war unterwegs nach Hause und unterwegs in die zweite Ferienhälfte, wo ich Wibke wiedertreffen würde. Freunde hatten uns ihr Bootshaus mit einem Segelboot angeboten. Nach dem Umsteigen in München ging es schnell weiter gen Norden. Bald sah ich den heimischen Bahnhof wieder. Meine Eltern erwarteten mich. Sie sahen gut erholt aus. Zur Begrüßung hatten sie mir eine große Wundereistüte mitgebracht. Ich war froh, wieder zu Hause zu sein. Schon in ein paar Tagen sollte es endlich losgehen, Richtung Nordosten, zum See und zu Wibke.
Ich las noch immer viel. Die ganze Dorfbibliothek habe ich gelesen, die Bücher aus dem Arbeitszimmer meiner Mutter, Romane, Biografien, alles was ich finden konnte. Beim Lesen ließ ich mich gerne in die aufsteigende Bilderwelt treiben. Fantasien entstanden aus einfachen Buchstaben. Und Wortketten fesselten mich an spannende Lektüre. Viele Bücher leben noch heute in mir fort. Bilder, Figuren und Geschehnisse, genau beschriebene Orte und Handlungen

verblassen kaum in meiner Erinnerung. Sie waren damals eine Welt, in die ich flüchtete, und es war vielleicht keine schlechte Welt, zumal die Realität oft nicht schön war.
Der Landrover war bis unters Dach bepackt. Hinten war kein Platz mehr für mich, so dass ich vorne auf dem Notsitz Platz nehmen musste. — Frühmorgens, an einem wunderbaren Julisommertag, ging es endlich los in Richtung Mecklenburger Seenplatte. Endlich war ich unterwegs zu Wibke. Schon bald würde ich sie wieder sehen.
Als wir bei Sonnenaufgang an einem Autobahnrastplatz kurz anhielten, um unseren Tee zu trinken, da sah ich einen Lastkraftwagen lichterloh brennen. Irgendwie spürte ich instinktiv, dass noch keine Hilfe unterwegs war. So lief ich zur SOS-Notrufsäule und meldete den Unglücksfall. Erst als wir die Sirenen der Helfer kommen hörten, konnten wir beruhigt weiterfahren. Mittags kamen wir nach Halle, wo wir meinen Onkel besuchen wollten. Onkel Hermann war schon oft zu Besuch bei uns im Westen gewesen. Er durfte die DDR verlassen, weil er schwer krank war. Tante Lisa hatte mit ihm zwei Söhne. Sie wohnten am Stadtrand von Halle in einem Plattenbau in der fünften Etage. Die Wohnung war klein und eng, überall standen Bücher. Zeitungen lagen auf der Couch. Sein ganzer Stolz war ein Schallplattenspieler mit dem er seine 'Klassiker' hören konnte. In der Wohnung lag ein unbeweglich-undurchdringlicher Dunst von Gebratenem und Kartoffeln, brauner Soße und Vanillepudding, ein Geruch, der wohl niemals mehr aus der Wohnung verschwinden wollte.
Das Schicksal meines Onkels hatte mich immer bewegt, kein leichtes Los, das er gezogen hatte. Eigentlich war er Opernsänger. Ich hatte ihn bewundert, als er manchmal auf Besuch zu uns in den Westen kam und kleine Hauskonzerte gab. Mein Vater erzählte, wie Hermann damals die Aufnahmeprüfung zum Konservatorium bestand und ohne Abitur einen Studienplatz bekam. Er war zweifellos begabt, er konnte viele Opernpartituren auswendig und hatte eine

schöne deutliche Stimme. Ich bin sicher, er hätte was daraus gemacht, wenn nicht jener schicksalhafte Novembermorgen Anfang 1960 in Ostberlin gewesen wäre, als er von einem Volkspolizist verhaftet wurde, weil er angeblich ein amerikanischer Spion war. Und wenn Hermann auch nicht im Traum an Spionage dachte, so war die Sache klar, ohne Gerichtsverfahren, ohne Anhörung, internierte man ihn zusammen mit 'schweren Jungs' — zwei Jahre Knast mit Stehklo. Zehn Sitzmöglichkeiten für fünfzehn Zelleninsassen waren untragbar für den sensiblen jungen Mann, denn der Schwächste musste immer dran glauben. Hermann konnte das nicht überwinden und litt noch lange nach der Entlassung an den Folgen seiner Internierung.
Als mein Vater damals im August 1961 in den Westen ging, war Hermann dort bereits Arbeiter in einer Fabrik. Er hatte aber im Westen nicht Fuß fassen können und ging dann zurück zu den Eltern nach Mecklenburg. Und wenn er auch mit meiner Tante Lisa eine Familie gründete, so war er doch vom Schicksal gezeichnet. Es folgte eine Odyssee durch verschiedene Kliniken. Er erhielt Elektroschocks und viele Sorten Psychopharmaka. Auch die beginnende soziale Enttäuschung hatte ihn schwer gezeichnet. Der so sensible und begabte Mann hatte seine Chance nicht nutzen können und war damals, gerade mal wieder von den Ärzten neu 'eingestellt', Nachtwächter bei den Leuna-Chemiewerken geworden. Wenn er auch 'gescheitert' war, so hatte ich stets seinen Lebenswillen bewundert, seine Art, nicht aufzugeben, wenn es auch oft bitter geschmeckt haben mochte. Wenn er auch oft tief fiel, so stand er immer wieder auf und wagte den Neuanfang. Sein ehemals athletischer, schlanker Körper war fett und schwammig geworden, in den Kliniken wurde man teilweise 'gemästet' und die 'klassischen' Psychopharmaka produzierten vor allem Hungergefühle und Durst. Sie stellten ruhig und meinem Onkel blieb nichts von alledem erspart. Aber er durfte in den Westen, und so hatte ich ihn kennen gelernt, bewundert und lieb gewonnen.

Als wir nach Halle kamen, öffnete uns Tante Lisa die Wohnungstür. Sie war allein und wusste nicht, wohin ihr Mann gegangen war. So blieben wir zu einem kurzen Imbiss, und schon ging es weiter zum See.
Als wir die staubige, schmale Kopfsteinpflasterstraße zum Seeufer entlang fuhren, da wuchs in mir die Spannung: War sie schon da? Wie würde sie sich verändert haben? Wie sollte ich sie begrüßen?
Wir sollten in einem zum Teil selbst gezimmerten Bootshaus wohnen, das einem Schulfreund meines Vaters gehörte. Über der Wassergarage befand sich ein Schlafraum, in dem ich nächtigen konnte, unten war genügend Platz für meine Eltern. Für die Staedlers gab es etwa fünfhundert Meter weiter ein kleines Uferhaus mit Seeblick, das einem anderen Schulfreund gehörte.
Als wir unser Gepäck verstaut hatten, machten wir uns gleich auf den Weg zum Strand. Dabei führte uns der Weg an dem besagten Ferienhäuschen vorbei. Vor dem Haus stand ein Ford Scorpio mit Westnummer; sie waren also schon da.
Große Freude stieg in mir auf, die jedoch nicht so sehr nach außen dringen durfte. Niemand sollte wissen, wie sehr mein Herz in Wallung geriet, als Jochen, Heide und Wibke uns auf dem schmalen Trampelpfad, der das Uferhaus mit dem Strand verband, entgegenkamen. Jochen hatte seine nasse Badehose in der Hand und das Badetuch in Boxermanier über die Schultern gehängt. Ihm folgte Heide, und dann ... dann kam Wibke!
Sie trug braune Shorts und ein weißes T-Shirt mit einem großen Snoopy-Bild drauf. Ihre noch nassen, schulterlangen, hellblonden Haare fielen ihr ein wenig strähnig ins Gesicht. Als sie mir die Hand gab, röteten sich ihre Wangen. Auch ich war verlegen. Gerne hätte ich sie zur Begrüßung herzlich umarmt, aber vor all den anderen fand ich nicht den Mut dazu.
Auch die Eltern schienen die Verlegenheit zu bemerken, so dass meine Mutter das unangenehme Schweigen brach:

"Seht nur, Wibke ist seit dem Davosurlaub eine richtige junge Dame geworden." — Jochen erwiderte: "Du bist aber groß geworden, Leonard. Ja, in dem Alter legen die Jungs mächtig zu." — Die üblichen Sprüche zur Begrüßung, dachte ich. Ein flüchtiger Blick auf Wibkes Gesicht verriet mir, dass sie dasselbe dachte. Dabei fielen mir ihre kleinen runden Brüste auf, die sich unter dem Snoopy auf dem noch nassen T-Shirt abzeichneten.
"Ich habe Kaffee und Kuchen vorbereitet", lud uns Heide ein. Wir Kinder setzten uns anstandshalber kurz mit unter den Sonnenschirm auf der Terrasse vor dem Uferhaus, aber dann verabschiedeten wir uns, um uns unten im See zu erfrischen. Es war unerträglich heiß gewesen, den ganzen Tag im Auto, im Stau auf der Autobahn und an der deutsch-deutschen Grenze, danach in Halle bei Onkel Hermann, und nun war ich endlich angekommen, um mit Wibke ins kühle Nass einzutauchen. Endlich war es soweit. "Komm versuch mal, ob du das kannst", trieb mich Wibke an und ließ mich ein prächtiges Delfinschwimmen sehen. Sofort verstanden wir uns wieder. Ich musste ihr hinterher schwimmen, sollte sie fangen, und wir tauchten um die Wette. Wibke war verdammt wendig und flink im Wasser, es schien, als sei sie für Augenblicke zur Nixe geworden. Sie lachte und kicherte und wir zwei waren zwar nur ganz kurz, aber doch ganz und gar für einen Moment auf einer Insel der Freiheit. Wir spielten ausgelassen und frei. Gerne hätte ich einfach meine Arme um sie gelegt und ihr gezeigt, wie gern ich sie hatte. Aber was wäre, wenn sie anders fühlte als ich, wie würde sie reagieren?
Wir hatten ganz die Zeit vergessen. Als unsere Eltern nach uns riefen, bemerkten wir erst, dass die Sonne schon als dunkelroter Feuerball in den See zu sinken begann. Meine Aknenarben waren ganz blau von dem kalten Wasser und auch Wibkes Lippen schimmerten etwas bläulich. "Jetzt aber schnell, es wird bald dunkel", hieß es dann, und wir verabschiedeten uns. Meine Eltern waren schon im Bootshaus.

An jenem Abend schlief ich voller Freude und glücklich ein. Die lange Fahrt hatte mich müde, das Toben mit Wibke glücklich gemacht.
Am nächsten Tag fuhren wir alle zusammen in das kleine verträumte Landstädtchen, wo unsere Väter gemeinsam dreißig Jahre zuvor die Schulbank gedrückt hatten. Wir besuchten den alten Schullehrer Sellmann, der sich über seine ehemaligen Schüler freute. Er war stolz auf deren Karrieren und das, was sie aus ihrem Leben gemacht hatten. Ich ging derweil mit Wibke bummeln. Es gab nicht viel zu kaufen, die Auswahl war außergewöhnlich spärlich. Für jemanden, der wie wir an den Westüberfluss gewöhnt war, schien es ärmlich, aber wir mussten ja unsere obligatorischen fünfundzwanzig Mark Zwangsumtausch-Geld unter die Leute bringen. Später, im Fond des großen Ford saß ich neben Wibke. Sie zog einen Riegel Schokolade aus ihrer Hosentasche und bot mir die Hälfte an. Während ich das Stückchen Süßigkeit aus ihren Händen nahm, sagte sie: "Ich kann Schokolade essen soviel ich will, ich werde nicht dick. Ist das nicht schön?" — Erst jetzt erkannte ich ihre wirkliche Schönheit, ich sah ihre unaufdringlich beginnende Weiblichkeit, ihr feines Gesicht, aus dem Klugheit und Schönheit sprachen, ihre himmelblauen Augen und ihre tadellosen weißen Zähne, die mich immer anblitzten, wenn sie mir zulächelte. Ihr hellblondes, schulterlanges Haar und ihre Art zu sprechen hatten etwas Bezauberndes.
Und doch war sie noch Mädchen, gerade mal vierzehn Jahre alt, ein Jahr jünger als ich und wohlbehütet, unnahbar, Freundin und dennoch unbekannt und mir fremd. Ich steckte das Stückchen Schokolade in den Mund und zerknüllte das Alupapier zwischen den Fingern. "Du hast ja einen ganz verschmierten Mund", sagte sie und nahm ein Taschentuch hervor, um mir die Lippen sauberzumachen, aber ich ließ es nicht zu und nahm selbst das Tuch. — Von nun an war ich in einer ständig wachsenden Spannung. Ich deutete ihre Gesten, unser ausgelassenes Spiel und ihr

bezauberndes Lächeln als Erwiderung meiner Liebe. Sollte sie etwa das gleiche glückliche und ebenso herzzerreißende Herzklopfen verspüren wie ich? Sollten ihre Hände genauso von Schweißausbrüchen heimgesucht und zittrig sein? Was mochte sie gefühlt haben, als wir nebeneinander auf der Rückbank des Scorpio saßen?
Es zog ein Gewitter auf, schwarz und energiegeladen drängten uns die nahenden Regenwolken ins Haus. Wir Kinder spielten Monopoly, die Eltern lasen und musizierten ein wenig. Es war schon dunkel geworden, elektrisches Licht erhellte den Wohnraum des Uferhauses, meine Eltern waren längst zurück zum Bootshaus gegangen, das Brettspiel fesselte uns beide an den Fußboden. Längst war die Stunde vergangen, die meine Eltern mir noch eingeräumt hatten, als Jochen von seinem Buch aufschaute: "Leonard, wenn du möchtest, dann kannst du ja heute Nacht hier schlafen. Ich habe noch einen Schlafsack, und Wibke hat bestimmt auch nichts dagegen — oder?" Ein kurzes "Au ja, dann können wir ja noch ein wenig weiter spielen", kam aus ihrem Munde (sie war am Gewinnen). Und so war klar, dass ich bleiben würde. Dann beendete der Vater doch irgendwann das Spiel. Es wurde unterbrochen und fein säuberlich auf die Seite geräumt. Dann ging Wibke ins Bad, während ihre Mutter das Nachtlager richtete, für Wibke auf dem Sofa, für mich mit einer Isomatte auf dem Teppich davor. Wibke kam frisch gekämmt aus dem Bad. Ich war schon in meinen Schlafsack gekrochen. Draußen prasselte der Regen gegen die Fenster des kleinen Hauses. Der Wind hatte den See stark aufgewühlt, und im Mondlicht erkannte man kleine Schaumkronen auf den Wellen. "Jetzt möchte ich nicht da draußen sein." — "Ist ungemütlich und kalt geworden, aber hier drin ist es schön", waren unsere letzten Worte. Dann schlief sie ein, und nur ein gleichmäßiges Atmen und zeitweiliges leichtes Stöhnen zeugten noch von Wibkes Anwesenheit. Ich selbst machte kein Auge zu. Eine innere Spannung ergriff von mir Besitz. Der Mond stand voll und

klar am Himmel. Der Regen hatte nachgelassen. Regentropfen rannen die Fensterscheiben herunter, der Wind war still geworden. Die Turmuhr schlug. Jochen ging zur Toilette, und Wibke drehte sich im Schlaf zu mir. Ich konnte ihre Konturen erahnen und erkannte im Dunkeln ihr Gesicht. Wie friedlich sie dort vor sich hin schnaufte, wie schön das blonde Haar ihr ins Gesicht fiel. Dort lag sie, kaum einen Meter von mir entfernt, schnorchelte sie durch ihre Träume. Wie gern hätte ich sie zärtlich berührt, wie gern hätte ich ihr Haar gestreichelt. Aber nein, das konnte ich nicht, das war unmöglich, sie schien mir auf einmal Kilometer weit entfernt zu sein, unnahbar, entrückt lag sie neben mir. Währenddessen zogen die Situationen des Tages akribisch genau an mir vorüber. Keine Geste, kein Wort, keine Betonung war mir entfallen, und ich versuchte das Erlebte zu deuten — ob sie etwas für mich empfand?
Wenn es etwas anderes als Kameradschaft war ... war es Freundschaft? — Was ließ mich nicht schlafen, was spannte mein Inneres so sehr, dass ich zu zerspringen glaubte? War das denn Liebe? — Wie konnte sie nur so tief und fest schlafen, während ich mich zermarterte und mit tausend Gedanken im Kopf und dem Herz voller Gefühle keine Ruhe finden konnte?
Die Turmuhr schlug wieder und wieder, die Zeit verging langsam und die Gedanken kreisten unaufhörlich, fanden kein Ende, keine Lösung, keinen Ausweg und raubten mir den Nerv. Währenddessen lag Wibke nun ganz still und ruhig atmend in ihren Kissen. Was war nur mit mir los, was war geschehen?
Vögel kündigten das Morgengrauen an und der See erwachte ganz friedlich und glatt in den ersten Sonnenstrahlen des Sommermorgens. Mir war klar, dass ich kein Auge zugetan hatte. Die Spannung war nicht von mir gewichen, aber ich fühlte mich erschöpft, war müde vom Nachdenken und unfähig, mit den Gefühlen und der Gedankenflut in mir zurecht zu kommen. Da schlug nebenan ein Laden auf, ich

hörte, wie Jochen sich dehnte und den Morgen begrüßte. Kurz nach der Toilette stand er dann im Wohnzimmer und rief: "Aufstehen ihr Faulpelze, kommt ihr mit schwimmen?" Ich tat so, als hätte er mich gerade geweckt. Auf keinen Fall sollte jemand von meiner durchwachten Nacht erfahren. Das musste ich mit mir selbst ausmachen. Was war schon eine schlaflose Nacht? In meinem Alter kann man so was verkraften, das steckte ich doch locker weg.
Da erwachte auch Wibke, sie schlug die Augen auf und streckte die Arme in die Höhe. Sie gähnte und begann sich die Augen zu reiben, langsam und schwerfällig richtete sie sich auf, und wir gingen gemeinsam zum Strand. Es war noch kühl, nach dem Gewitter schien auch das Wasser noch frischer zu sein. Wibke zierte sich anfangs und ging nur scheu hinein. Zu sehr schien ihr noch die mollige Bettwärme auf der Haut zu haften. Jochen war schon längst im tiefen Wasser als ich zaghaft versuchte, Wibke ein wenig nass zu spritzen. Sie wurde ärgerlich, worauf sie vorzog, doch den Schritt zu wagen, und so tauchten wir gemeinsam in den morgendlichen See ein.
Anschließend lief ich zu meinen Eltern. Sie frühstückten auf der kleinen Seeterrasse und begrüßten mich mit einem: "Na, wo kommst du denn her?"
"Das Gewitter war sehr heftig und da bin ich bei Jochen geblieben", erwiderte ich und fügte gleich hinzu: "Nachher wollen wir dann mit dem Faltboot raus fahren, Wibke und ich."
"So so, Wibke und ich", hörte ich meinen Vater sagen, aber ich erwiderte nichts.
Wenig später kam schon Wibke den Laufsteg zum Bootshaus entlang. Ihr blondes Haar war getrocknet. Sie hatte sich gekämmt und eine lange Strähne hing ihr ins Gesicht. Es war noch ein wenig frisch und sie hatte einen roten Rollkragenpullover über ihr T-Shirt gezogen. "Wollen wir eine Tour wagen?" — Ohne eine Antwort abzuwarten, nahm sie die Paddel aus der Wandhalterung und schweigend ließen

wir das Faltboot zu Wasser gleiten. "Nehmt das Spritzverdeck mit", rief uns mein Vater nach. "Haben wir doch", rief ich zurück und hielt den grauen Überzug hoch.
Ich saß hinten, von wo aus ich das Boot mit den Beinen lenken konnte. Wir paddelten recht flott aus der engen Einfahrt vom Ufer weg in tiefere Bereiche. Wir kamen an die Bobsiner Schleuse. Dort waren unsere Väter vor langer Zeit vergnügt von der Brücke ins Wasser gesprungen. Enten schnatterten laut und eine junge Schwanenfamilie begleitete uns. Unter Hängebirken und Trauerweiden ging es durch den Kanal und wieder zurück in den See. Es war ein wenig von der verträumten DDR-Natur-Romantik zu spüren. Es war idyllisch, hier schien die Natur völlig unberührt zu sein, als würde die Zeit an diesem Ort seit 30 Jahren stillstehen. Nur ganz wenige Motorboote tuckerten fern über den See. Einen Surfer zu sehen, das war schon eine Sensation.
Erschöpft hielten wir inne und ließen das Boot auslaufen. Die Ruder standen still und Wibke ließ ihre beiden Hände durchs Wasser gleiten. Sie bremste damit das Boot ab. Als es kaum noch Fahrt hatte, sagte sie, indem sie sich kurz zu mir hindrehte: "Sieh mal, das Wasser ist links wärmer als rechts, komisch, was?"
"Das kann doch nicht sein", erwiderte ich, "unmöglich!" Und ich hielt jetzt auch beide Hände ins Wasser. "Tatsächlich, du hast Recht, das Wasser ist unterschiedlich warm. Es kann nicht sein und ist dennoch so." Ich wollte ihr Recht geben, ich wollte ihr nicht widersprechen, obwohl es natürlich Humbug war. Wir einigten uns auf links wärmer als rechts oder war es doch rechts wärmer als links?
Mit einem Mal kam Wind auf und wir hatten alle Mühe, gegen den Wind fahrend das Ufer zu erreichen. Dort standen unsere Väter in Segeloveralls gekleidet und machten gerade die Jolle klar. "Toller Wind" sagte Jochen und "Kommste mit oder haste Schiss", begrüßte mich mein Vater und hielt mir eine Schwimmweste entgegen. Wibke war froh, an

Land zu sein, und ich stieg ins Boot. Es war eine wackelige fünf Meter fünfzig Jolle, ein Boot aus DDR-Produktion, ein Sportboot ohne Wenn und Aber.
Ich habe schon früh Segeln gelernt und kannte das 'Krängung-Haben', 'Gewicht-Machen' und das Kopf-Einziehen bei 'Klar zur Wende — Re' nur zu gut, aber ich war noch nie in einem DDR-Sportboot gesegelt. Schnell passierten wir den Kanal und die Schleuse. Das Boot nahm rasch Fahrt auf und Jochen saß am Steuer. Er war ein erfahrener Segler. Mein Vater und ich, wir machten Gewicht. Papa war im Trapez, er war angeleint. Jochen stand die Begeisterung ins Gesicht geschrieben, als er das Boot durch die Wellen führte. Es ist unbeschreiblich, das Gefühl, wenn ein Segelboot über die Wellen gleitet — einfach grandios! Wir flogen regelrecht über den See. Mit atemberaubender Geschwindigkeit rasten wir auf das andere Ufer zu. Es mögen gut zehn Kilometer bis dorthin gewesen sein. Wir passierten die Insel Werder, sausten an Fischreusen und Stegen vorbei, glitten über das aufgepeitschte Wasser, und das Boot kam ganz langsam aus dem Wasser. Es begann zu singen und mein Vater sagte in das pfeifende Geräusch hinein: "Jetzt kommt er raus, jetzt fängt die Gleitphase an. — Nur Fliegen ist schöner, aber auch nur fast."
"Ready to take off", sagte Jochen und wir vollführten zum zweiten Mal die Kehrtwende. Der Wind wurde böig und briste noch auf. Ein Reff einzubinden war unmöglich, denn wir hatten die Reffleine vergessen. Jochen ließ die Großschot los, das Boot tanzte im Wind, wobei es immer noch mächtig Fahrt machte. Aber der Wind wurde stärker und als Jürgen kurz nicht aufpasste, da passierte es. Eine unvorhersehbare Bö! Das Kräuseln der Wasseroberfläche kündigte ihr Kommen an. Sie brauste heftig auf uns zu. Als plötzlich das Segel vollen Druck bekam, war nichts mehr zu machen. Ein kurzer Aufschrei von Jochen und das Boot kenterte. Ich flog durch die Luft und landete in dem kühlen Seewasser, kam als Erster wieder hoch, schnappte nach

Luft und sah sogleich Jochen auftauchen. Er spuckte Wasser und fing sogleich an nach meinem Vater zu suchen: "Bist du okay?", rief er mir zu, aber mein Vater war nirgends zu sehen!
Es mochten zehn Sekunden verstrichen sein, als wir sehr unruhig wurden. Er musste doch irgendwann auftauchen oder was war geschehen? — Mein Vater hatte sich mit der Trapezleine in der Takelage verfangen und konnte nicht auftauchen.
"Wenn uns nicht bald was einfällt, dann ist Gernot verloren", sagte Jochen.
"Aber was können wir denn tun?" — Da fiel mir auf einmal mein Seglermesser ein: Es war ein Geschenk meines Großvaters gewesen und war bisher nie gebraucht worden. Ich zog es aus meiner Tasche, öffnete es und hielt es aus dem Wasser. "Was ist das?", wollte Jürgen wissen, und schon war ich unterwegs zum Mast, tauchte mastabwärts, tastete mich hinunter, wo wir meinen Vater vermuteten. Das Wasser war trübe, aber wie durch ein Wunder traf ich beim ersten Versuch direkt auf meinen Vater, der verzweifelt versuchte sich freizumachen. Er fühlte, wie ich neben ihm unter Wasser war, hielt still und streckte mir seine Hand entgegen. Ich gab ihm das Messer, er packte zu und schnitt sich von den Leinen los. Wir tauchten beide auf, mein Vater japste nach Luft. Jochen kam und half ihm, über Wasser zu bleiben. Das Messer war ihm aus der Hand gefallen und irgendwo zwischen Wasseroberfläche und Grund unterwegs, aber es hatte mehr als seinen Dienst getan. "Kriegst ein neues", sagte Jochen und schüttelte den Kopf.
Wir richteten das Boot auf. Es war nicht ganz einfach. Nach ein paar missglückten Versuchen gelang es uns dennoch. Mein Vater erholte sich ein wenig. Er hatte rote Backen. Wir waren durchnässt bis auf die Haut. Er sagte nur: "Haste gut gemacht, Leonard." — Aber ich war völlig fertig, als wir wieder ans Ufer kamen. Die durchwachte Nacht machte sich bemerkbar. Die Spannung wollte nicht von mir

weichen. Zum Aufwärmen gab es Kaffee und schwarzen Tee. Ich trank mehrere Tassen. Das war ein Fehler, denn ich bekam Herzrasen. Anschließend machten wir Feuer für ein großes Grillfest.
Wir waren gerade beim Essen, da tauchte Onkel Hermann auf. Er sagte nicht viel, nur dass er es bedaure, uns nicht in Halle begrüßt zu haben und uns noch einmal sehen wollte. Er machte sich heißhungrig über die reichlich vorhandenen Grillsteaks her. Es war ein gemütlicher Abend. Die Kinder der Schulfreunde waren gekommen, um uns 'Westkinder' kennen zu lernen. Wir hatten kleine Schokoladengeschenke mitgebracht, was sie begeisterte. Bald packte mein Vater die Gitarre aus. Jochen begleitete ihn mit der Mundharmonika und die anderen sangen ein altes Volkslied. Ich sah zu Wibke herüber. Sie aß gerade ihren Nachtisch. Ich verspürte ein starkes Gefühl von Zärtlichkeit in mir aufsteigen. Gerne hätte ich ihr meine Liebessehnsucht gestanden, meinen Arm um sie gelegt. Es klang weiter zu mir herüber. Ich formte die Worte des Liedes stumm mit meinen Lippen: "Dat du min Leevsten büst, dat du woll weest. Kumm bi de Nacht, kumm bi de Nacht. Segg wo du heeßt. Kumm bi de Nacht, segg wo du heeßt ... " Mir lief der Schweiß von der Stirn.
Die acht Tassen Kaffee, die ich zuvor getrunken hatte, taten den Rest.
Wibke saß neben mir auf dem Steg. Es begann dunkel zu werden und die heiße Glut des Grillfeuers zeichnete sich gegen den Hintergrund des nahen Waldes kontrastreich ab. Das Feuer leuchtete, und es schien, als habe es auch Leben in sich. Wir sahen beide in die Glut. Kleine Flammen regten sich am Rande und züngelten an dem frisch nachgelegten Holzkloben empor, um sich seiner zu bemächtigen, ihn aufzulösen und anschließend wieder zu verschwinden. Feuer war doch etwas Sonderbares. Seine Wärme und Kraft waren für alles Leben auf der Erde unverzichtbar. Was wäre ohne Feuer, ohne Wärme und Licht? — Dabei war es aber auch

immer unberechenbar, gefährlich, bedrohlich, zerstörend und vernichtend. Wibke begann zu kokeln und stocherte konzentriert in der Kohle. Ich sah sie an. Wir blieben beide schweigsam. Das Lachen der Erwachsenen drang zu uns herüber. Es klang blechern und schien nicht in die Idylle des abendlichen Sees zu passen. Ich malte mir aus, wie ich es ihr sagen könnte. Tausend Möglichkeiten schwirrten in meinem Kopf durcheinander, wie ich ihr meine Liebe gestehen könnte, aber es fehlte mir an Mut. Ich scheute mich, meine Gefühle zu bekennen und blieb stumm.
Der Abend glitt an uns vorüber. Es wurde Nacht und Wibke zeigte mir die Sterne. Wieder eine Möglichkeit, ihr zu gestehen ... vorbei. Karl-Heini, einer der Jugendfreunde meines Vaters, hatte zwei Töchter. Sie blieben zur Nacht im Bootshaus. Wir lagen zu viert oben in dem kleinen Zimmerchen über der Bootsgarage. Die jüngere der Schwestern, Katrin, sagte noch: "Jetzt bist du der einzige Junge. Fühlst du dich als Hahn im Korb, Leonard?" — Bald wurde es still. Auch unsere Eltern waren in dem Raum unter uns leise geworden und kurze Zeit später brachen die Freunde auf. Trabbis sprangen an und Türen wurden zugeschlagen. Ich hörte ein fernes "Tschüss", und die Geräusche verstummten allmählich. — Wibke lag direkt neben mir, nur durch das dünne Baumwolltuch der Schlafsäcke getrennt, unbeschreiblich schön und ruhig und dennoch unnahbar. Einzigartig, vertraut und doch fremd, unerreichbar und weiblich. Ich konnte wieder kein Auge zutun. Die Gedanken begannen zu kreisen, der Tag mit seinen Ereignissen und dem Höllenritt auf der Jolle zogen an mir vorbei. Die Spannung wurde unerträglich, ich war hellwach und wusste nicht, wo mir der Kopf stand, zweifellos, sie hatte ihn mir verdreht!
Ich hatte viel Ehrfurcht vor der Weiblichkeit, vielleicht zu viel, gestand ich mir ein, denn ich hätte niemals gewagt, mich ihr unerlaubt zu nähern oder ihr etwa übers Haar zu streichen und ihre Wangen zu berühren. Ich bemerkte ein unstillbares Verlangen nach Wärme und Zärtlichkeit in mir

aufsteigen, Liebessehnsucht nach einer Umarmung, einem zarten Kuss, einem Ich-verstehe-dich und Ich-mag-dich.
Ich konnte der Anspannung nicht entkommen. Es gab keinen Ausweg. Ich begann innerlich vor Liebe zu zerbrechen. Mein Herz schien sich vor Schmerz aufzulösen, es schlug jetzt unregelmäßig, und ich hatte den Eindruck, dass es zerbrechen will. Schon begannen Gedanken und Bilder sich meiner zu bemächtigen, war ich verloren in einer Welt, die vor kreisenden Bildern und Ängsten keinen Ausweg mehr kannte. Ich begann zu zweifeln, an mir, an allem Schönen, was ich letzte Woche erlebt hatte und an was ich geglaubt hatte. Alles schien unter den immer stärker hämmernden Zweifeln und Gedanken in meinem Kopf zu zerfließen. Der Leonard rieselte sich selbst durch die Finger. Ich hörte die Mädchen neben mir leise atmend schlafen. In welchen Träumen sie wohl gerade waren? Sie rührten sich nicht. Meine Anspannung steigerte sich ins Unerträgliche.
Wahnhaft erfasste mich der Gedanke, dass alles nur ein abgekartetes Spiel wäre, in dem es darum ging, mich hinters Licht zu führen. Wibke tat nur so, als interessiere sie sich für mich und sollte mir so ein Gefühl von Wärme und Zuneigung vermitteln, ein Gefühl, das ich schon lange vermisste. So war alles, was von ihr ausging, ihr Lächeln, das mich so begeisterte, ihr glucksend fröhliches Ins-Wasser-Eintauchen und auch das einträchtige Monopolyspiel, all das war nur vorgetäuscht, alles, einfach alles war vorbereitet und abgekartet, und das nur, um mir ein lang ersehntes Liebeserlebnis zu geben. — Aber würde sie sich für so etwas hergeben? — Warum sollte sie so etwas gegen ihre Gefühle tun? Nein, es konnte nicht sein, das war unmöglich. Aber die Erwachsenen hatten doch alles organisiert, schon bei der Begrüßung am Strandweg war es klar, nichts war echt gewesen. Man glaubte mich hinters Licht führen zu können ... alle Situationen wurden in mir wieder lebendig, auch längst vergessene, entfallen geglaubte Bilder zeigten sich wieder, und es schien mir, als passe eins ins

andere, als hätte alles auf diesen Tag hingeführt, alles war nur passiert, um mir eine nicht existierende Liebe vorzuspielen, alles passte in die Schablonen meiner Zweifel! Mir wurde unheimlich zu Mute. Ich war hellwach und stand unter einer unerträglichen Spannung. Krämpfe suchten meinen rechten Oberschenkel heim und ich wagte nicht, mich zu bewegen. Ich hörte keine Turmuhr mehr schlagen, ich nahm nicht die Vöglein war, die den Tag ankündigten, und die ersten Sonnenstrahlen des Sommermorgens schienen mich nicht begrüßen zu wollen. Ich fühlte mich wie in einem Krimi, vage hinter allem einen Sinn ahnend, und mein Körper war matt und ausgelaugt von der Spannung, die sich ständig mehr aufbaute und nicht mehr von mir weichen wollte.
So kam der neue Tag. Die Welt hatte sich über Nacht verändert. Als ich die Hühnerleiter des kleinen Schlafzimmers hinunterkletterte, traf ich meine Mutter, die sich gerade die Zähne putzte: "Was ist denn mit dir los, wie siehst du denn aus. Hast du etwa schlecht geschlafen?", fragte sie mit einer leicht mit Zahnpasta belegten Stimme. Ich wusste nichts zu antworten, aber zweifellos hatte sie alles bemerkt. Sie kannte meine Gedanken, und es war alles vorbereitet und man hatte sich gegen mich verschworen, schoss es mir durch den Kopf.
Die anderen hatten sich schon versammelt, um zum morgendlichen Schwimmen aufzubrechen, keiner durfte etwas bemerken, so täuschte ich Ruhe vor, während es in mir brodelte, tat unbekümmert, als ich zu zerbrechen drohte. Alles schien wie verhext, die Bemerkungen der anderen und die gesagten Worte passten haargenau zu meiner Idee von dem abgekarteten Spiel ...
Wibke kam auf mich zu und wollte mich ins Wasser tunken, und plötzlich meinte ich auch bei ihr einen raffinierten Hintergedanken zu erkennen Ich spürte etwas Aufgesetztes und Gespieltes in ihren Gesten und ich wich ihr von nun an aus. Alle bemerkten die Veränderung in meinem Verhalten,

ich wirkte verstört und hörte schon: "Was ist bloß mit dem Jungen los" und "Er sieht so verändert aus" — aus den Mündern meiner Mitschwimmer flüstern. Hinter meinem Rücken berieten sie sich schon über die nächsten Schritte ihres Planes, zweifellos hatten sie sich gegen mich verschworen.
"Papa, ich muss mit dir reden", drang es aus mir heraus.
Mein Vater schaute von seiner Zeitung auf: "Was hast du denn mein Sohn?"
"Ach nichts."
"Geht's dir nicht gut?", fragte er mich geradeheraus und schenkte sich Kaffee nach.
"Ich kann es nicht sagen, aber ... "
"Aber was?", fragte er mit etwas fordernden Tonfall.
"Nun, ich habe mich verliebt."
"So, verliebt", sagte er wie nebenbei, "in wen denn?"
"Ja, also", ich brachte es nicht heraus.
"Etwa in Wibke? Hat sie dir den Kopf verdreht?"
"Woher weißt du das", wollte ich wissen.
"Ja meinst du etwa, ich bin blind?", warf mein Vater ein.
Nun war es endlich heraus, jetzt war es endlich ausgesprochen, ich war verliebt und sterbenskrank vor Spannung und wusste mit all dem nicht umzugehen.
Es war zu heftig, zu unkontrollierbar und ich wusste keinen Ausweg.
"Jochen meinte, du seiest ein wenig einsam", sagte meine Mutter, die bisher schweigend mit am Tisch gesessen hatte und nun abzudecken begann.
Da! Das passte genau! Alles war geplant, man wollte mir etwas vorspielen, nichts war echt, kein Lächeln, keine Geste von ihr war echt. Sie steckten alle unter einer Decke. Sie wollten mich täuschen, hinters Licht führen, keinem war mehr zu trauen, sie waren meine Feinde, alle!
Am nächsten Tag sollte es nach Hause gehen. Wibke war für mich nun endgültig außerhalb der Möglichkeiten. Plötzlich rückte sie von mir ab, sie konnte mit alledem nichts

anfangen, und wenn sich auch in mir eine ungeheuere Liebesglut entzündete, ich unstillbare Sehnsucht und das Bedürfnis nach ihrer Nähe und ihrer Weiblichkeit in mir verspürte, so war sie nun endgültig für mich als Freundin unnahbar fern und fremd geworden. Ich liebte sie mit meiner ganzen flammenden Jünglingsleidenschaft und war kaum imstande, ihr noch in die Augen zu sehen. Alles, was zwischen uns an Verständnis und junger Freundschaft gewachsen war, schien mir zerstört, zerbrochen und unwiederbringlich verloren.
Und so war es auch, wir wechselten von da an kein Wort mehr. Zum Abschied nur ein müder Händedruck, kein Kuss, keine Umarmung, kein Lächeln oder verständnisvolles "Mach's gut". Nur ein einfaches "Tschüss" begleitete mich auf dem Weg zum Auto. Ich werde es ihr erklären, ich werde ihr schreiben, kreisten Gedanken in meinem Kopf, mein Schädel brummte, die Nerven waren blank, und mir war speiübel.
Die Heimfahrt gen Westen dauerte ewig. In meinem Kopf sammelten sich die Beweise für meine Idee von dem vorbereiteten Spiel, alle Bilder und Situationen waren in mir lebendig, ich war hellwach und doch erschöpft und müde. Ich versuchte Vernunft zu bewahren und konnte mich doch der Spannungen und Widersprüche in mir nicht erwehren. Jede Geste von Wibke, jedes Lächeln und jedes Wort versuchte ich auf die Goldwaage zu legen und alles deutete auf einen Krimi hin, in dem sich alle gegen mich verschworen hatten. Man wollte dem armen Leonard ein lang ersehntes Gefühl von Liebe vermitteln. Wibke empfand nichts für mich, ich war es eigentlich nicht wert, ich hatte keine Liebe verdient, war eines Kusses nicht würdig, aber mit der vorbereiteten, abgesprochenen Sache am See wollte man mir zeigen, wie es sein könnte. Man wollte mir etwas zeigen, was für andere real war, aber nicht für Leonard, denn Leonard hatte keine Liebe verdient, er war nicht würdig geliebt zu werden, so sollte er es spüren. Aber ich hatte sie durchschaut, das Spiel war aus.

Gleichzeitig schmerzte das Gefühl einer unglücklichen Liebe. In meiner Brust klopfte mein unermüdliches, untröstliches, sich hoffnungslos nach Liebe sehnendes Herz. "Ich werde ihr schreiben, ihr alles beichten", durchbrach ich das Schweigen, doch mein Vater meinte nur altklug: "Da werden noch ganz andere Mädchen in dein Leben kommen, sei nicht traurig, Leonard." — Seine Worte sollten beruhigen, trösten, und doch verhalfen sie dem Feuersturm in mir noch zu mehr Glut und Hitze. Wibke, nur Wibke wollte ich, nur sie konnte meine Schmerzen lindern und sie schien mir in der Vorstellung nun noch schöner und begehrenswerter geworden zu sein, doch sie war ... "Wollen wir noch einen kurzen Abstecher nach Potsdam machen?", holte mein Vater mich in die Realität zurück. "Sanssouci wollte ich immer schon mal sehen", entschied meine Mutter. — Ich hatte anderes als Königshäuser im Sinn und als wir mit dem vollgeladenen Landrover die Ausfahrt Potsdam nahmen — mein Vater fuhr die Kurve etwas zu zügig, da sah ich ein Blinklicht, es war das rechte Blinklicht des Autos vor uns und ich sah in ihm eine besondere Bedeutung. Es stach mir in die Augen, es schmerzte meine blanken Nervenbahnen und es schien mich warnen zu wollen. Ein Abschleppwagen kreuzte unsere Spur. Im Schlepp hatte er einen alten Skoda, wieder ein Blinklicht, aber diesmal nicht als Blinker, sondern als großes Licht auf dem Dach.
"Papa, was sollen hier die ganzen Blinklichter?"
"Wie meinst du das?"
"Die ganze Zeit schon häufen sich die Blinklichter."
"Ach was, das meinst du bloß, hier gibt es auch nicht mehr Blinklichter als anderswo."
Als wir in Sanssouci ankamen, kaufte mein Vater ein Parkticket und drei Eintrittskarten. Im Schloss war es angenehm kühl. Wir mussten die bekannten Filzpantoffeln über unsere Schuhe streifen, damit der blank gewienerte Parkettboden keinen Schaden nahm.
Große, hohe und helle Räume, prunkvolle Bilder an den Wänden, goldverzierte Spiegel und rote Absperrkordeln, die

von goldfarbenen, halb hohen kleinen Masten mit runden Standfüßchen gehalten wurden. Ein Schild auf dem *No entry* stand verhinderte, dass eine Gruppe aufgeregter fernöstlicher Fototouristen es sich auf dem königlichen Himmelbett gemütlich machte. Ein rotes Schild zeigte an, dass Fotografieren hier verboten war. Ein als Lakai verkleideter Verkäufer bat eine Reihe von Fotopostkarten zum Kauf an. Ein Wächter machte einen Herren mit Hut und schwarzen Anzug darauf aufmerksam, dass in dem Schloss das Rauchen nicht gestattet sei, eine üppige Dame im roten Sommerkleid zerrte zwei kleine Jungen durch die Flure, ihr kleiner untersetzter Ehemann versuchte das Drittgeborene mit dem Fläschchen zu trösten, was ihm jedoch nicht gelang, so dass er unruhig wurde und etwas unbeholfen das kleine Kindchen in den Kinderwagen verfrachtete.
Meine Nerven lagen blank, meine Haut war unverändert dünn geblieben, mein Hirn lief auf Hochtouren, verknüpfte und kombinierte, Bilder zeigten sich, alles strömte auf mich ein, als Gedanke, Bild, Vorstellung, Fantasie und Gefühl ließ es mir keine Ruhe. Alles hatte plötzlich eine besondere Bedeutung, alles passte in meine Schablone von dem abgekarteten Spiel, alles hatte einen tieferen Sinn, alles eine besondere Bedeutung.
Von Potsdam nach Hause waren es noch zehn Stunden. Überall waren Baustellen, Absperrbaken mit Blinkleuchten, sie sollten vor zu hoher Geschwindigkeit warnen. Ein Schwertransporter mit einem riesigen Brückenteil auf dem Hänger hatte drei Blinkleuchten über dem Schild mit *Convoi exceptionel* machte eine kurze Verschnaufpause auf der Kriechspur. Baken trennten den linken Fahrstreifen vom rechten, und da fuhr ganz langsam eine große Kehrmaschine über die staubige Betondecke einer gerade fertig gestellten Brücke. Nun schon im Dämmerlicht sah ich überall Blinklichter, Signalfarben. Rot, weiß-rot und orange leuchteten mir die Warnsignale entgegen. Überholte uns ein Wagen, so stach mir der Blinker in die schlaflosen Augen,

blanke Nerven meldeten mir den nahe liegenden Wahnsinn. Er trachtete nach mir und ich hatte ihm nichts entgegenzusetzen, nirgends fand ich mehr Halt. Für das, was nun in mir stark wurde, gab es keine Worte mehr, und immer, wenn ich versuchte, mich meinen Eltern mitzuteilen, da schien es mir so, als ob wir nicht mehr die gleiche Sprache sprächen.
Irgendwann spät abends kamen wir völlig ermattet zu Hause an.
Ich hatte nun schon drei Nächte kein Auge mehr zugetan, meine Nerven waren gespannt und lagen blank, mein Innerstes, mein Bauch drohten zu zerspringen, und ich war am Ende — und doch fand ich keinen Schlaf, die Gedanken kreisten unaufhörlich — um Wibke, um die Gesten, Gespräche und die Situationen der letzen Zeit. Alles war fotografisch gespeichert, alles bis ins Detail präsent, und auch im Bett ließen mir die Dinge keine Ruhe. Ich entwarf Briefe an Wibke, zerknüllte sie wieder, begann von neuem, war unzufrieden und getrieben, wälzte mich hin und her, stand auf, um Papier zu holen und bemerkte eine ungeheure Erschöpfung nahen, war jedoch unfähig mich ihr hinzugeben.
Als ich morgens das Radio einschaltete, hörte ich gerade den Verkehrslagebericht: "Ein Schwertransport mit Überbreite behindert den Verkehr auf der A6 in Richtung ... " Wieder passte alles, in Gedanken sah ich die Blinklichter und als dann Musik gespielt wurde, da passte es erneut: Bob Dylan sang sein heiseres "Everything is broken" ... zweifellos, man hatte sich gegen mich verschworen, es war ein gigantisches, abgekartetes Spiel.
Gegen Mittag schickte mich meine Mutter mit dem Fahrrad in die Stadt, um die Urlaubsfotos entwickeln zu lassen. Als ich den Berg hochfuhr und ein wenig fester in die Pedale trat, da sah ich sehr deutlich meine Oberschenkelmuskulatur hervortreten, beinahe so, wie auf dem Foto von Rudolf Harbig. — Endlich! Mein Training hatte Erfolg gehabt, so mochte ich meine Beine.

Das mit den Fotos bekam ich gerade noch hin. Als ich zu Hause vom Fahrrad stieg, zitterten meine Beine vor Anstrengung. — Meine Haut war dünn geworden. "Du siehst aber schmal aus, mein Jung", kam mir Frau Herz gut gelaunt entgegen. Sie machte gerade unser Haus ein wenig wohnlicher und wischte im Flur Staub vom Garderobenschrank. Sie war dazu auf eine Leiter gestiegen, und als sie gerade die alte Kienzle-Uhr mit dem 'Üb-immer-Treu-und-Redlichkeit-Glockenspiel' aufzog, da sagte sie mit dem großen Schlüssel in der Hand zu mir herunter: "Musst mehr essen, Jung, zwei, drei Portionen, damit de was auf die Rippen kriegst. Sieh mich an" ... und sie musste lachen, und mein Vater, der die Szene beobachtet hatte, mischte sich ein: "Das mit dem Hunger ist ja überwunden."

Ich wusste auf einmal nicht mehr, wann ich die letzte Mahlzeit zu mir genommen hatte, war es nun ein, zwei oder gar drei Tage her, aber ohne den so dringend benötigten Schlaf und mit dieser Spannung in mir konnte ich mich an keine Mahlzeit erinnern. Nervtötend nagte Hunger in mir, dennoch brachte ich nichts runter. Unfähig zu essen, verließ ich die Küche und versuchte mich abzulenken.

So oft ich auch versuchte, mich meinen Eltern mitzuteilen, es gelang nicht, sie begriffen nichts, sie verstanden den Kern der Sache nicht. — Aber sie bemerkten schon sehr bald, dass die Sache aus dem Ruder zu laufen begann. Wenn ich auch verliebt war, unglücklich und leidenschaftlich, so war das noch lange kein Grund ... Erneut hatte ich das Gefühl, dass mein Körper sich auflösen würde. Ich hatte lange nicht mehr geschlafen, meine Schläfen schmerzten und es hämmerte ein unrhythmisches, spannungsgeladenes Herz in meiner Brust, der Kopf dröhnte und meine Gedanken drehten sich wie Mühlräder unaufhörlich um Wibke.

Ich verlor meinen Rhythmus. War es nun morgens oder abends? Warum gibt es morgens schon warmes Essen? — Die Ferien müssen doch bald zu Ende sein, dachte ich, wusste aber nicht das Datum. Alle Uhren standen auf dem

Kopf, die Zeit war angehalten und in mir brauste ein Sturm aus Angst und Liebe. Ich versuchte zu ordnen, ich fand nur noch Chaos, es gab kein Entkommen. Ein wildes, ungezähmtes Tier machte sich in mir stark, entfesselt und hungrig suchte es nach Nahrung und fand, was es brauchte: Einen kleinen, einsamen, eingeschüchterten Jungen, der um seine nackte Existenz bangte ... Erneut zersprang die Welt, obwohl ich noch alle Einzelheiten genau wahrnahm, so war es, als hätte sich mit einem mal eine Wand zwischen mir und der Außenwelt aufgebaut. Wie durch getönte Scheiben sah ich alles ganz genau und war Gefangener meiner selbst, doch unfähig einzugreifen oder zu ordnen.
Wir gingen in den Wald Himbeeren suchen. Wir redeten, mein Vater sprach, meine Mutter sprach ... ich wollte alles erklären, suchte nach Worten und doch verstand mich keiner, die Welt war mir entglitten, die Spannung hatte sich bis ins Unermessliche gesteigert, und ich war der Realität entrückt. "Leonard, wir wissen nicht mehr, was wir tun sollen", fing meine Mutter an. "Ich sehe, wie du leidest, ich glaube, du bist krank, wir werden Hilfe holen."
"Hab keine Angst, es gibt Hilfe, du wirst schon sehen", fügte mein Vater hinzu. Er packte zu Hause meinen Waschbeutel und ein paar Kleidungsstücke in die Sporttasche, die ich zwei Jahre zuvor beim Mohrenkopfwettessen gewonnen hatte. Meine Mutter saß bereits am Steuer des Landrover. Als wir das Gepäck verstaut hatten und ich auf dem Notsitz Platz genommen hatte, sagte mein Vater: "Ich habe für vierzehn Uhr einen Termin bei Professor Wolf bekommen. Kannst du dich noch an ihn erinnern?"
Natürlich konnte ich mich an ihn erinnern, er war doch der Vater von Hanna, Wendelin und Sebastian. Er hatte mit meinem Vater studiert und war unser Nachbar gewesen. Nun war er Direktor des Landeskrankenhauses.
Während der Fahrt sprachen wir kein Wort miteinander. Als wir in den Parkweg einbogen sah ich zum ersten Mal die Mauern dieses ehrwürdigen alten Gebäudes.

Ein großes Portal mit Säulen und einer bunt beglasten Rosette ragte über die Eingangstreppe, wilder Wein kletterte um die Brüstung eines Balkons, und hölzerne Klappläden verliehen dem Gebäude etwas Wohnliches. Ein Pförtner grüßte uns, er schien informiert zu sein ... die massive Eingangstür war schwergängig und quietschte ein wenig beim Öffnen. Ein großes Treppenhaus führte auf die Etage des Zimmers mit dem Balkon. Unsere Schritte hallten in der großen Halle wieder und Sonnenstrahlen fielen durch die bunten Scheiben der Rosette. Orangerot leuchtend sah ich in ihr eine untergehende Sonne. Wir kamen an eine Tür mit der Aufschrift *Sekretariat.* Mein Vater klopfte und wir traten ein. "Der Herr Professor wartet schon", sagte eine in Aktenbergen versunkene Sekretärin, die sich sogleich erhob, meinem Vater die Hand schüttelte und mit den Worten "Herr Dr. Bruckner, wenn ich nicht täusche" an der Verbindungstür klopfte.

"Ja, bitte", erhob sich eine männliche Stimme, anschließend öffnete sich die Tür und Prof. Wolf stand vor uns. "Mensch, Gernot, das ist aber schön, dass ich euch mal wieder sehe", begann er.

"Leider ist der Anlass ein trauriger, unserem Leonard geht es nicht gut", sagte mein Vater mit ernster Miene.

Der Professor war ein sympathischer, ruhiger Mann, Mitte bis Ende Vierzig. Er hatte kurzes, dichtes schwarzes Haar und trug einen Vollbart. Er hatte tadellose Zähne, und eine kleine Lesebrille verlieh ihm Autorität. Er trug keinen weißen Kittel, sondern stand mit Pullover und Jeans vor uns. Sein Gesicht verriet Intelligenz und Offenheit. Es war Mittwochnachmittag und er hatte eigentlich keine Sprechstunde, aber für uns war er dennoch da. Mir fiel sofort ein Reinhard Mey-Plakat auf, das hinter seinem Schreibtisch an der Wand hing. — Auch das passte zu meiner Idee vom abgekarteten Spiel: Auch er war also informiert!

Der Professor reichte uns kleine, eiskalte Schweppesfläschchen aus einem Kühlschrank, der draußen auf dem Balkon seinen Platz hatte. Dann holte er aus einen Schrank neben der Tür edle Gläser herbei, nahm einen Flaschenöffner aus der Schreibtischschublade und öffnete die leise zischenden Fläschchen. Er schenkte uns ein, begann bei meiner Mutter und als er sich endlich in seinem Schreibtischsessel niederließ, bediente er auch sich selbst. "Zum Wohl", und wir alle tranken die kühle Limonade. Die Hände über dem Bauch gefaltet, wand er sich mir zu: "Nun, was ist mit dir, Leonard?"

"Nichts, ich bin verliebt, verliebt, unglücklich und hoffnungslos verliebt." Der Gedanke an Wibke schmerzte sehr. — "Wenn es nur das wäre", meldete sich meine Mutter zu Wort. "Leonard hat nächtelang nicht mehr geschlafen. Er steht unter einer schrecklichen Spannung und redet von Sachen, die wir nicht verstehen. Wir haben Angst, dass er krank wird."

"Stimmt das, was deine Eltern sagen?"

Zuerst wollte ich es nicht zugeben, dann sah ich aber doch ein, dass ich, wenn überhaupt, dann hier und bei diesem Mann Hilfe und Rat finden konnte: "Ja, ich schlafe nicht mehr, bin innerlich getrieben und angespannt, wie aufgewühlt und — ich löse mich auf."

Der Professor überlegte kurz. Auf seiner Stirn traten kleine Falten hervor, als er sagte: "Wenn du leidest, dann muss dir geholfen werden, das geht aber nur, wenn du einverstanden bist und mitarbeitest. Ich kann aber hier nichts für dich tun, bei uns gibt es nur Erwachsenenstationen, für Kinder und Jugendliche gibt es eine Extrastation auf dem Campus in H., gleich bei euch um die Ecke. Wenn ihr wollt, dann telefoniere ich jetzt mit dem Kollegen, Oberarzt Dr. Knoten. Ich kenne ihn gut."

6

Ich erinnere mich noch an eine grün-weiß karierte Bettecke und einen großen, bärtigen Pfleger, der mir eine Spritze gab. Dann versank ich in einem bläulichen Nebel, Schlaf begann mich zu umhüllen, die Spannung löste sich allmählich und ich verschwand in traumloses Niemandsland. Balsam umfloss die blanken Nerven und der Horizont wurde ganz weit und offen. Traumlos lag ich da in einem Kinderkrankenbett. Endlich Ruhe, endlich schlafen, keine Signale und Blinklichter mehr, kein Spiel mehr mit meinen Gefühlen. — Nur das dumpfe Nichts umgab mich noch und mein armer gemarterter Körper bekam endlich, was er brauchte: Schlaf.

Ich schlief zwei ganze Tage lang und als ich erwachte, da drückte mich die Blase. Ich schlug die Augen auf und es war stockdunkel. Ich versuchte mich aufzurichten, es gelang mir jedoch kaum, mein Kopf schmerzte und in den Schläfen hämmerte es wie wahnsinnig. So versank ich wieder in Schlaf und schreckte irgendwann aus einem Albtraum wieder auf. Mein trockener Mund und ein starker Durst mussten mich geweckt haben. Die Sonne schien durch die Fensterscheiben, es war stickig und unerträglich heiß im Zimmer. Weit entrückt, verschwommen und verzerrt sah ich meine Mutter auf der Bettkante sitzen. Sie legte einen kalten Waschlappen auf meine Stirn und als sie mein Erwachen bemerkte, sagte sie: "Sieh mal, er wacht wieder auf, er kommt wieder zu sich." Dabei drehte sie den Kopf ein wenig und sah zu einer zweiten Person, die etwas entfernt, am Fußende des Bettes stehen musste. Erst als eine Vertrauen spendende, mir wohl bekannte Stimme sich an mich wandte, erkannte ich meinen Vater: "Wir haben dir Eis mitgebracht und auch eine ganze Dose von den dänischen Butterkeksen, die du so gerne isst."

Ich wollte sagen: Oh, Mann, habe ich einen Durst! — Aber was war nur los? Ich konnte nicht sprechen, meine Zunge

war wie verkrampft, unbeweglich und fremd lag sie mir im Rachen und es gelang mir einfach nicht, mich zu artikulieren! Doch meine Mutter schien mich dennoch zu verstehen und schenkte Sprudelwasser aus einer Flasche ein, die auf dem Nachtisch stand und reichte mir das Glas. — Aber ich war außerstande mich zu erheben und mein erster Trinkversuch ergoss sich auf meinen Pyjama.
"Gestern ging es ihm besser", hörte ich meine Mutter sagen. — "Das sind die Medikamente", ertönte Vaters Stimme. "Es ist so gewollt", fügte er nach einer kurzen Pause hinzu. Aber ich erinnerte mich an kein Gestern, ich wusste von keinem vorherigen Besuch meiner Eltern. Nebel umhüllten meine Gedanken und die Erinnerungen waren nun langsam, blass und unbedeutend — keine Blinklichter mehr, die mich anblinkten und zum Assoziieren aufforderten, und auch die Gedanken an Wibke waren nun seltener geworden. Stattdessen war dort eine bleierne Müdigkeit, eine abgründige Leere, mein immer trockener Mund, die krampfende Zunge und eine nur verschwommen wahrgenommene Welt um mich herum, die weit entrückt war, und die ich kaum noch verstand. Mühsam versuchte ich die Augen offen zu halten und mein Vater beugte sich zu mir runter: "Leonard, wir sind bei dir, du brauchst keine Angst zu haben."
Da klopfte es zweimal kurz an die Tür und eine junge, sympathische Krankenschwester trat ein. Sie hielt ein Tablett mit einer Wasserkaraffe und vielen kleinen Becherchen drauf. Sie suchte wohl das Feld, auf dem mein Name stand, kam näher und versuchte zu lächeln: "Leonard muss seine Nachmittagsmedikation einnehmen. Hier sind die Tabletten." Ich schluckte und sofort krampfte sich mein ganzer Rachen, die Zunge lag schwer im Hals. — "Und hier der Saft." Dabei legte sie geübt ihre Hand hinter meinen Kopf und half mir, mich kurz aufzurichten. "So, das geht ja schon wieder ganz gut", sagte sie noch und war sogleich aus dem Zimmer.
'Bitte, geht noch nicht, lasst mich bitte nicht allein', wollte ich sagen, aber es gelang mir einfach nicht, meine Stimme

zu aktivieren, die Worte sanken unausgesprochen in mein Inneres zurück, doch meine Mutter schien mich auch so zu verstehen. "Wir bleiben noch ein paar Minuten bei dir und morgen kommen wir auf jeden Fall wieder, mein Lieber."
Und erneut tauchte ich ab in mein nebelverhangenes Meer aus Vergessen. Kummer und Schmerz schienen für Augenblicke betäubt. Ich vergaß mich selbst und die Welt, aber die Worte meiner Mutter hatten mir Trost gespendet. Ich war also in meiner armseligen Lage nicht verlassen, nicht allein, sondern meine Eltern waren da, sie standen an meinem Bett und hielten Wache, auf sie konnte ich mich immer verlassen. Damals spürte ich zum ersten Mal in meinem Leben, was es bedeutet, wirklich geliebt zu werden. Es war mir noch nie zuvor so bewusst geworden, wie bedingungslos, umfassend und stark die Liebe war, die meine Eltern mir entgegenbrachten. Diese Liebe stellte keine Fragen, brauchte keine Antwort und verlangte niemals mehr, als einfach da zu sein. — Immer, wenn meine Eltern mich besuchten, konnte ich diese Liebe spüren und oftmals war es das Einzige, was mir noch blieb.
Irgendwann später wurde ich geweckt. Es war frühmorgens, die Schwester trat ein und rief: "So, aufstehen, junger Mann, es gibt in wenigen Minuten Frühstück, aber vorher gehen wir noch unter die Dusche." Noch schlapp und ungelenkig vom langen Liegen, ging ich zum Waschbecken, nahm die Seife aus der Ablage und das Handtuch vom Haken, zog meinen Morgenmantel über und begab mich in den Waschraum. Das Wasser war unangenehm kalt und es trug, soweit dies möglich war, dazu bei, dass ich ein wenig wacher wurde. Zum ersten Mal seit Tagen zog ich mich wieder an, schnürte die Turnschuhe und begab mich, von einer Schwester begleitet, in den Essenssaal.
Die Station war nicht groß, zwanzig, vielleicht auch fünfundzwanzig Kinder und Jugendliche im Alter von fünf bis neunzehn Jahren waren hier unter ärztlicher Aufsicht.

Eine Schwester schob einen großen, silberfarbenen Wagen vor sich her. Alle Kinder stürzten sich sogleich auf den Wagen und es war klar, dass sich in dem Wagen das Frühstück befinden musste. Doch alles Rufen und Schreien, alles Betteln und Vordrängeln führte nur dazu, dass eine Schwester aus dem Stationszimmer kam und rief: "So aber nicht, oder wollt ihr etwa heute kein Frühstück?" — Alle Kinder wurden mit einem Mal still, einige balgten noch, zwei Jungen hatten einen Flummi gefunden und mussten ihn sich zuwerfen, der Gummiball prallte gegen den Eisenwagen und verursachte einen lauten Knall. Die Schwester schimpfte und drohte damit, das Essen nicht auszugeben. Als schließlich alle versammelt waren, öffnete sie doch die Schiebetür des Wagens und begann die Tabletts zu verteilen. Als Neuer war ich zuerst dran. Sie las meinen Namen von dem beiliegenden Zettel ab und drückte mir das Tablett mit dem Frühstück in die Hand. Es wog schwer in meinen Armen, denn die Teller waren mit einem Eisendeckel versehen. Ich trat in den Speisesaal und suchte mir einen Platz. Die Tische waren noch leer und da es offenbar keine Tischordnung gab, setzte ich mich ans Fenster.
Vorne im Raum standen große Thermoskannen mit Tee und Kakao, auf meinem Tablett stand eine leere Blechkanne. Ich ging nach vorne, um sie zu füllen.
Inzwischen waren die anderen Kinder nachgekommen, der Saal begann sich zu beleben. Irgendwem fiel das Tablett aus der Hand und ein kurzes "Du hast mich gestoßen, Idiot", führte zu einer kleinen Rauferei. Der Pfleger ging dazwischen und schon bald saßen alle recht friedlich auf ihrem Platz und aßen ihre Brote oder das Müsli, tranken ihren Tee oder Kakao und eigentlich bemerkte man kaum, dass hier kranke Menschen versammelt waren.
Ein etwas magerer, dunkelhaariger Junge setzte sich zu mir. "Wie heißt du?"
"Leonard und du?"
"Ich bin Fernand aus Luxembourg."

"Und warum bist du hier?", wollte er noch wissen.
Ich stutzte, denn was sollte ich ihm sagen? Ich konnte ihm doch unmöglich meine ganze Geschichte erzählen. So nahm ich einen kräftigen Schluck Kakao und sagte: "Weil ich verliebt bin, hoffnungslos und unglücklich verliebt."
"Ach, bei mir ist es etwas anderes ... ich habe plötzlich nichts mehr gegessen, so wurde ich immer dünner, und als ich vor zwei Monaten hierher kam, da wog ich nur noch zweiunddreißig Kilogramm."
"Und jetzt"?
"Was und jetzt ?"
"Na, was wiegst du jetzt?"
"Jetzt wiege ich neununddreißig Kilo und der Arzt sagt, wenn ich vierundvierzig Kilo wiege, dann darf ich nach Hause zu meinen Eltern nach Luxembourg", wobei er das Luxembourg bewusst französisch betonte.
Der große, bärtige Pfleger kam herein. Ich erkannte ihn sofort, denn er hatte mir ja diese große Spritze verpasst. Nun stand er da mit dem Tablett und den vielen Wassergläschen vor sich. Er hatte sich so in die Tür gestellt, dass er den ganzen Raum überblickte und niemand konnte an ihm vorbei den Raum verlassen, ohne vorher seine Medikamente eingenommen zu haben. Sein Gesichtsausdruck verriet Gutmütigkeit und Verständnis, aber auch Ernsthaftigkeit. Fernand und ich waren die letzten. Alle anderen hatten ihre Tabletts in den silbernen Essenswagen zurückgestellt, es war gerade noch Platz für unsere beiden Teller.
Der große, bärtige Pfleger kam zu uns herüber und gab mir die Hand: "Ich bin der Pfleger Georg."
Ich versuchte zu lächeln. "Hier gibt es noch ein wenig Nachtisch für euch." Er hielt mir den kleinen Plastikbecher mit den Tabletten hin. Ich schluckte und nahm dann auch den Saft. "Was ist das eigentlich für'n Zeug?", wollte ich wissen.
"Nun, das waren zehn Milligramm Valium und achtundsiebzig Tropfen Haloperidol."
"Schmeckt widerlich."

"Ich weiß, aber der Doktor hat es so angeordnet. Glaub mir, es ist besser so."
"Bitte stellt die Stühle hoch", sagte er noch, und Fernand war schon dabei, die Tische abzuwischen. "Ich habe diese Woche Tischdienst", meinte er, und ich begann die Stühle hochzustellen. Meine Arme waren ganz schwach und ohne Spannung, und ich hatte Mühe, die massiven Stühle hoch zu wuchten, aber ich gab nicht auf und als es geschafft war, sah ich Fernand lächeln: "Danke, das ist wirklich nett von dir."
"Keine Ursache", gab ich zurück, als eine laute, deutliche Schwesternstimme durch den Gang rief: "Visite!! — Alle auf die Zimmer!! — Visite!!" Und schon hörte man Türen schlagen und Stühle rücken, dann rollte ein Aktenwagen aus dem Stationszimmer in den Flur und Pfleger Georg, Schwester Annemarie und zwei junge Herren in Jeans und Pullover standen um den kleinen Wagen herum, besprachen sich, schlugen Akten auf, blätterten darin und klopften schließlich an die oberste Tür im Gang.
"Sollen wir zusammen auf ein Zimmer gehen?"
"Warum nicht?", antwortete ich und Fernand meinte noch im Weggehen: "Ich will es mal bei der Visite ansprechen."
Ich ging in mein Zimmer und wartete. Noch lag ich in dem großen Einzelzimmer, direkt neben dem Stationszimmer. Auf der Tür stand in großen roten Buchstaben INTENSIV.
Der kurze Ausflug zum Frühstück hatte mich so müde gemacht, dass ich, sobald ich mich auf 's Bett gelegt hatte, erschöpft einschlief.
Kurze Zeit später wurde ich durch ein beherztes Klopfen geweckt, die Tür ging auf, allen voran wurde der Aktenwagen ins Zimmer geschoben, es folgten der Pfleger Georg, die Schwester Annemarie, und schließlich traten auch die beiden Doktoren ein. Oberarzt Dr. Knoten erkundigte sich nach meinem Befinden. Er sah in die Akten, besprach sich mit Stationsarzt Dr. Meisel, ordnete die Medikation für den kommenden Tag an, und weil ich viel zu müde und erschöpft war, hatte ich weiterhin nur einen Wunsch: Schlafen!

Die Kinder und Jugendlichen mussten in Gruppen zu je acht Personen in die Beschäftigungstherapie oder, wenn sie schulpflichtig waren, wurden sie von Lehrern in Kleinstgruppen zu zwei oder drei Personen so unterrichtet, dass es ihnen nach dem Krankenhausaufenthalt möglich war, wieder direkt in ihre Schulklassen zu gehen. Auch für mich war das geplant, aber noch war es zu früh für so etwas Anstrengendes. Die Tatsache, dass ich es geschafft hatte, mich zu waschen und anzukleiden, war schon ein großer Erfolg. Mein Dämmerzustand wurde durch einen lauten Schrei und dann durch ein Wimmern und Brüllen auf dem Gang jäh beendet. Ich lief sogleich zur Tür und versuchte zu erfahren, woher die Unruhe kam.
Ein etwa fünfzehnjähriger Junge war eingeliefert worden. Er lief aufgeregt hin und her, lief im Kreis, den Kopf nach unten gewandt und schrie dabei unaufhörlich immer wieder: "Alles verseucht, ihr habt mich verseucht, ihr habt mich verseucht, alles verseucht, ihr ... " Dann brach er ab und fing an zu wimmern. Dr. Knoten hatte nun seinen weißen Arztkittel übergezogen und Pfleger Georg schloss gerade die Tür zum Stationszimmer auf. Die rote Liste lag aufgeschlagen auf dem Tisch, die Schwester zog gerade eine Spritze auf. — Die Mutter des Jungen stand daneben und sagte immer wieder: "Ich kann nichts mehr für dich tun, lass mich jetzt bitte gehen!"
Der Junge wurde aggressiv und schrie durch den ganzen Korridor: "Ihr habt mich verseucht ... ", und sein Rufen erstickte in einem Anfall von Tränen und Wut. Er war sehr unruhig und brachte die ganze Station in Aufruhr.
Der Oberarzt lief eilig in sein Behandlungszimmer, Georg nahm den Jungen bei der Hand und Schwester Annemarie nahm sich der Mutter an, die den Versuch machte, den Aufnahmebogen für ihren Sohn auszufüllen.
Ich hatte mich wieder auf mein Bett gelegt, als kurze Zeit später der Pfleger hereinkam und sehr eilig zu mir sagte: "Leonard, du musst umziehen. Du kommst zu Fernand ins

Zimmer." Der Neue wurde reingeführt und er war schon bedeutend ruhiger. Er legte sich sogleich in ein frisches, weißes Bett und es wurde wieder still auf der Station.
In dem neuen Zimmer war es wohnlicher, als auf der Intensivstation. An den Zimmerwänden durfte jeder sein Lieblingsbild oder ein Foto aufhängen und Fernand hatte sogar einen Kassettenrecorder.
Die Tage vergingen. Als meine Eltern mich zum ersten Mal wach antrafen, freute sich meine Mutter sehr. Dann durfte ich am Wochenende zu Besuch nach Hause. Zuerst nur stundenweise, dann auch über Nacht — es war eine Wohltat, nach Hause zu dürfen. Auch wenn es nur für ein paar Stunden war, so war es dennoch ein wenig Balsam und Heimat, die Trost spendeten. Meine Mutter kochte feine Speisen und wir aßen draußen auf der Terrasse. Am Sonntagabend ging es dann zurück in die Klinik. So blieb es einige Wochen lang. Die Schule hatte längst wieder angefangen, und weil ich darauf drängte und den Anschluss nicht verpassen wollte, wurden die Medikamente nach und nach reduziert. Ich wurde wieder wacher und acht Wochen nach meiner Einlieferung war es soweit: Dr. Knoten rief mich zum Abschlussgespräch zu sich rein: "Leonard, du weißt selbst am besten, was mit dir los war", begann er. "Nimm noch eine Weile die Medikamente und versuche einfach wieder in dic Schule zu gehen und ein normales Leben zu führen. Von Zeit zu Zeit können wir uns dann zum Gespräch treffen. Dann kannst du mir berichten, wie es dir ergangen ist." — "Ich weiß, dass du es schaffen wirst, wieder ganz gesund zu werden", fügte er noch hinzu.
Als mein Vater mich abholte, war meine Tasche schon gepackt. Gestiefelt und gespornt stand ich dort an der Tür der Kinder- und Jugendpsychiatrie und war heilfroh, dort wieder wegzukommen. Fernand musste noch bleiben. Wir hatten uns gut verstanden und waren aber beide der Meinung, dass es nur ein Ziel geben kann: Den Weg hier raus wieder nach Hause und in die Schule.

An dem gleichen Abend kam auch mein Bruder Bernhard aus Amerika zurück, und wir hatten uns viel zu erzählen. Wir waren alle sehr froh, wieder beisammen zu sein.

7

Mein Klassenlehrer hatte mich in der Klinik besucht, und in einigen Fächern hatte ich ja Unterricht gehabt. Aber acht Wochen Klinik waren eben acht verlorene Schulwochen, und die ersten Klassenarbeiten waren schon geschrieben. So hatte ich etwa vier Wochen Zeit, um den Anschluss zu finden. Meine Mitschüler waren zunächst sehr zurückhaltend und aufmerksam, aber bald schon vergaß man den Vorfall, und auch Thomas Scheib begann wieder mit seinen schlechten Späßen und seinem Drangsalieren.
Mein Körper hatte sich durch die Tabletten-Kur und das viele Liegen verändert. Die Muskulatur hatte an Spannung verloren und ich fühlte mich aufgeschwemmt und viel zu dick. Besonders meine Beine gefielen mir nicht mehr. In meinen Augen waren sie zu dick, und zu wenig sah man die männlichen Konturen. So fing ich wieder an, mich zu kasteien und versuchte verzweifelt, durch Training und wenig Essen meinen Körper zu verändern. Ich wollte schlank und muskulös sein, und da die Medikamente den Appetit anregten und den Stoffwechsel verlangsamten, gelang mir das nur mit äußerster Disziplin und einem permanenten Hungergefühl.
In den Herbstferien flogen wir nach Korsika. Freunde von uns besaßen dort ein Haus bei Bonifacio in den Bergen. Die Frau war Korsin und der Mann Berliner. Er war damals ein Kollege meiner Mutter, und es war sehr nett von ihnen, uns das Anwesen für ein paar Tage zu überlassen. Wir starteten in Deutschland bei diesigem Schmuddelwetter, und als in Korsika die Flugzeugtür aufging, empfingen uns achtundzwanzig Grad und Sonnenschein.

Korsika tat gut. Wir hatten ein kleines Auto gemietet und erkundeten die Umgebung, fuhren nach Bonifacio, gingen in St. Julia im Meer baden, besichtigten kleine Häfen und bestaunten die Segeljachten, kauften Früchte bei alten Bauern in verträumten Bergdörfern oder entspannten uns auf der Terrasse bei Lektüre und kalten Getränken. Dann lernten wir die Mutter unserer korsischen Freundin kennen. Sie war eine echte Korsin und bewohnte, viele Serpentinen entfernt, in Borivoli ein kleines Natursteinhaus. Sie war wahrhaftig echtes korsisches Urgestein. Sie hatte einen starken Akzent und rollte das 'r', so dass ihr Französisch für mich eher nach Italienisch klang. Sie war klein und hatte dichtes graues Haar, ihre Augen funkelten in einem von Falten und Furchen gezeichneten Gesicht. Sie war damals noch voller Leben. Beim Reden gestikulierte sie aufgeregt, mit beiden Armen und Händen umzeichnete sie die Dinge, von denen sie gerade sprach, und sie schien niemals müde zu werden. Ihr jüngster Sohn war Jäger und sie zeigte uns stolz seine Doppellaufflinte und meinte in seinem unverwechselbaren Dialekt: "Dans le machia il y a beaucoup de sangliers — il faut les chasser pour avoir une bonne casscroute."
Hoch in den korsischen Bergen hatte die Oma eine kleine Hütte, die sie uns unbedingt zeigen wollte, auch sprach sie von einem fantastischen Blick übers Meer und schon schnürte sie die Schuhe und packte allerhand Speisen und Getränke in einen großen Armeerucksack. Flink wie ein Wiesel nahm sie den steil ansteigenden Weg, wir konnten ihr kaum folgen. Dabei sprach sie unaufhörlich, meinem Vater erklärte sie alle ihre Wehwehchen, sie sprach von "estomac" und "mal au ventre" und "crise cardiac" ... Mein Vater verstand zwar kein Französisch, aber er kannte die lateinische Terminologie, die das Französische wieder aufnimmt. So konnte er wenigstens zum Teil verstehen, was sie sagte. — zumindest nickte er immer verständnisvoll und kommentierte ab und zu die Ausführungen der Oma mit "oui, oui", "ah", "oh" oder einem zustimmenden Nicken.

Oben in der Hütte machte sie schnell ein Feuer im Kamin, dazu spaltete sie ein wenig Holz und im Nu war auch der Tisch gedeckt: Eine Wildschweinkeule, Baguette, Butter, Käse, Wurst, Tomaten, Schinken und eine Flasche Rotwein zog sie aus ihrem Rucksack und lud uns zum Essen ein: "Il faut manger une bonne casscroute", lud sie uns ein. Nach dem Essen musste sie eine "siesta" machen, und wir genossen den weiten Blick über die Berge und pflückten ein wenig Rosmarin und Thymian.
Einmal mieteten wir ein Segelboot mit Skipper. Der Skipper hieß Joseph und war ein junger, sportlicher Mann von vielleicht dreißig Jahren. Sein Boot war eine Neun-Meter-Sportjacht ohne Motor, und es machte schon bei einer leichten Brise mächtig Fahrt. Joseph kannte die Meerengen und Untiefen, er kannte auch sein Schiff und wollte uns zeigen, wie schnell es war. Der Wind briste auf und in der Ferne konnte man im Dunst Sardinien erkennen. Die Wellen kamen von schräg Backbord her und der Wind drehte nach Achtern. Joseph setzte den Spinnaker und das Boot begann zu summen und glitt über die See. Er ließ mich kurz das Steuer halten ... es war ein tolles Gefühl. Oft hatte ich vom Segeln auf dem Meer geträumt ... Dann übernahm er wieder. Auf einmal briste es auf und der Wellengang von der Seite nahm zu, und das Boot begann heftig zu schlingern. — Mein Vater blickte skeptisch am Mast empor und sagte zu meiner Mutter: "Sag ihm, dass er den Spi bergen soll. Der Wind ist zu stark und kommt zu ungünstig zu der heftigen Dünung, das ist gefährlich!"
Meine Mutter wies also den Skipper auf die Gefahren hin, doch Joseph zeigte nur auf den Geschwindigkeitsmesser, der mittlerweile neun Knoten anzeigte, und er schien berauscht von der Geschwindigkeit. Da kam eine besonders große Welle in Kombination mit einer starken Windböe und als das Boot stark schlingerte, da riss der große rote Spinnacker mit einem Ruck längs entzwei. Ritsch machte es und aus Josephs Gesicht wich die Begeisterung, und nach einem

kurzen Schock erkannte er seine Dummheit. Er schien mir sehr entsetzt zu sein und barg die Überreste seines Segels. Er ärgerte sich und schimpfte ein wenig. Dann ging es weiter, und wir ankerten bei einer Insel. Um an Land zu kommen, mussten wir jedoch das letzte Stück schwimmen. Es gab dort einen Leuchtturm und viele spinnenartige Krebstiere, die wie hochbeinige Vogelspinnen aussahen, und natürlich hatte ich Angst, und schwamm hastig zum Boot zurück. So machten wir uns auf den Rückweg, und zum Abschied gab mein Vater Joseph ein paar Franc mehr, damit er sich einen neuen Spi kaufen konnte.

Der Urlaub war zu Ende und zu Hause herrschte graues Herbstwetter. In der Schule kam ich wieder einigermaßen zurecht, nur Scheib ließ weiterhin nicht von mir ab, und ich fand immer noch nicht den Mut, mich zu wehren. Kleinlaut, schwächlich und schüchtern versuchte ich den Schulalltag zu meistern. Obwohl ich krank gewesen war und mich alles andere als wohl fühlte, schaffte ich das Klassenziel ohne Mühe.

Dieser Thomas Scheib hatte durchaus Mitschuld an meiner Misere. Sicherlich war meine Krise auch Ausdruck meiner nicht leichten Pubertät, aber die seelisch-körperliche Unterdrückung durch diesen sadistischen Klassenkameraden war wohl dennoch einfach zu viel für mich, so dass ich am Ende der zehnten Klasse das einzig Richtige und Rettende tat: Ich beschloss, die Schule zu wechseln. Was hatte ich zu verlieren? Schlechter konnte es mir nicht mehr gehen. Für meine neuen Mitschüler war ich ein unbeschriebenes Blatt und so hatte ich alle Chancen, besser behandelt zu werden. Doch dann ging es erst mal in die Sommerferien. Ich besuchte einen Sprachkurs in Folkstone, lernte nette Jugendliche kennen, sah London, Canterbury und Oxford, Cambridge und Dover, hatte eine gute Zeit, und als ich gesund zurück kam, waren alle froh.

Den zweiten Teil der Ferien verbrachte ich mit den Sportskameraden in der Bretagne in la Baule. Dort hatten wir ein

Treffen mit den französischen Leichtathleten, und natürlich gab es dort auch nette Mädchen, für die ich innerlich schwärmte, und dennoch tat mir dieses Gefühl eher weh, als dass es mich beglückte, denn ich traute mich damals kaum, meine Emotionen zu artikulieren, geschweige denn daran zu glauben, dass es möglich sein könnte, dass ein Mädchen sich für mich interessiert. Stattdessen begann ich wieder mich und meinen Körper zu hassen. Ich fand mich wieder zu dick und mir waren die Beine nicht muskulös genug. Die Sommerferien gingen vorbei und der erste Schultag nahte.

Meine Eltern hatten damals ein Wochenendgrundstück in Lothringen erworben. Das Areal war viertausend Quadratmeter groß und an einem See gelegen. Dieser See hieß *Etang du Stock*, Stockweiher und war circa hundert Kilometer von unserem Haus entfernt, das heißt mit dem Auto hatte man circa eineinhalb Stunden über Land zu fahren, um in das kleine Paradies zu gelangen. Auf dem Grundstück standen viele Bäume, es gab ein gemütliches Holzhaus mit Seeblick und Holzofen, ein Plumpsklo, einen Schuppen, eine Schmiede, einen Grillplatz, ein Volleyballfeld und einen dreirädrigen Traktor mit Mähwerk und Anhänger, Baujahr 1948, der zunächst mit Petroleum gestartet werden musste, um dann mit Diesel zu fahren. Man musste ihn ankurbeln und sein Dreiganggetriebe war noch nicht synchronisiert. Aber er ging durch dick und dünn und natürlich machte es viel Spaß damit zu fahren. Dann gab es noch einen selbstgebauten Eissegler, einen Motorschlitten und ein Windrad, das den Strom für elektrisches Licht lieferte. Die größte Attraktion war jedoch eine Petroleumkraftmaschine mit Schwungrad aus dem Jahre 1914. Sie hatte drei Liter Hubraum aus einem Zylinder und startete auch mit Petroleum und lief dann mit Diesel weiter. Sie anzuwerfen war eine lange Prozedur. Man brauchte etwas Sachverstand und kräftige Arme, aber wenn sie dann endlich lief, blubberte und stampfte sie kraftvoll vor sich hin

und produzierte je nach Wunsch 220 Volt oder auch 380 Volt Strom. Sonst hatten wir dort keinen Strom, und damals liebten wir eher das sportlich-spartanische Leben als den Luxus.
Der Mann, der dies alles geschaffen hatte, war ein Unikum. Ursprünglich war er Metzger gewesen und hatte es sich so eingerichtet, dass er nur drei Tage die Woche zu arbeiten brauchte. Den Rest seiner Zeit bastelte und tüftelte er auf seinem Grundstück. Er war ein genialer Autodidakt, der vom Schrott aus drei alten defekten Kühlschränken einen neuen machen konnte, der dann auch funktionierte.
Er hatte gute Ideen und war geschickt, aber er war auch Trinker und hatte eine Schnapsnase. Er hatte damals in Portugal ein Stück Land erworben und wollte nun mit seiner Frau dorthin auswandern. So profitierten wir von seiner Situation und dieses gut bestückte Grundstück wurde unser Ruhedomizil, unser Nervenbalsam und kleines Ferienparadies.

Ich kam in die Klasse 11c des Humboldt-Gymnasiums, und außer der unangenehmen Situation, die jeder Neuling durchmacht, wenn er morgens vom Direktor vor der Klasse präsentiert wird, brachte mir der Schulwechsel eigentlich nur Gutes. Meine neuen Klassenkameraden wussten nichts von meiner Erkrankung.
In der neuen Klasse gab es einen Jungen, der etwas klein und dicklich war. Er hieß Reinhold und obwohl er ein guter Schüler war, wurde er von den Mitschülern gehänselt und ausgetrickst. Aber lange nicht so bösartig, wie man es mit mir getan hatte. Die Rolle des Außenseiters war also schon vergeben und ich wurde gut aufgenommen.
Im Herbst war einen Fahrt nach England geplant. Wir sollten eine Woche in Cornwall im Schullandheim verbringen und dann Oxford, Canterbury und London besuchen. Obwohl ich ja gerade aus England zurückkam, fuhr ich natürlich mit.

Als wir spät abends von Ostende aus mit der Fähre übersetzten, schwankte und schlingerte das große Schiff so sehr, dass sich einige übergeben mussten und seekrank wurden. Draußen war schwere See, und die Brecher schlugen hoch bis gegen die Scheiben des Oberdecks. Es musste Windstärke acht bis neun gewesen sein, die dort draußen tobte, und im Salon flog das Geschirr durch die Luft, landete scheppernd auf dem Teppichboden, und wir bekamen den Tipp, es liegen zu lassen, denn es würde ja sowieso wieder fallen.
Damals hatte ich noch wenig Selbstvertrauen. Die Krankheit, der Misserfolg, die Ablehnung durch Wibke, die Unterdrückung durch Scheib und der Psychiatrieaufenthalt hatten mich schwer mitgenommen. Äußerlich mochte man es mir nicht ansehen, aber in mein Inneres waren Wunden geschlagen. Ich hatte Angst, wieder krank zu werden, und während ich versuchte, mich irgendwo festzuhalten, entglitt mir die orange Tablettenschachtel, die ich aus meinem Waschbeutel genommen hatte. Sie fiel zu Boden und Harald hob sie auf, dabei las er laut vor was auf der Schachtel stand: "Tegretal 400 Milligramm Wirkstoff Cabamazepin-Psychopharmakon." — "Wofür brauchst du solch ein Mittel?", war sogleich die Frage, die im Raum stand. Ich erschrak, denn meine Absicht war ja gewesen, nicht über meine Krankheit zu reden. Ich wollte ja nicht, dass die anderen von meinen Psychiatrieaufenthalt wussten und nun war es doch zu Tage gekommen, durch eine Unachtsamkeit und das Schlingern des Schiffes. "Hat dein Schulwechsel damit zu tun?", wollte Carsten wissen und einer rief vorlaut: "Also dann bist du ein Psycho!" Ich wurde rot und während ich noch überlegte, antwortete ich: "Ich hatte einen Zusammenbruch und damit ich nicht nochmals krank werde, muss ich das noch eine Zeit lang nehmen."
Damit war erst einmal alles geklärt und eine Flutwelle, die den ganzen Bug verschlang und das Vorderdeck unter Wasser setzte, lenkte die Aufmerksamkeit von mir ab. Eine

Mitschülerin musste sich übergeben und wurde ganz blau und grün im Gesicht.
Irgendwann kamen wir dann doch in Dover an, der Bus brachte uns nach Cornwall ins Schullandheim, die Symptome der stürmischen Überfahrt verschwanden allmählich aus den Gesichtern, aus dem Blaugrün wurde ein Weiß, und schließlich gab die Landluft den meisten ihre gesunde Gesichtsfarbe wieder.
Das Schullandheim war ein ehemaliges Landschloss mit einem riesigen Speisesaal. Zwei große, geschwungene Treppen führten von der Eingangshalle zu den beiden Wohntrakten, in denen Jungen und Mädchen getrennt untergebracht waren.
Das Essen war englisch — miserabel und kalorienreich. Abends durften wir in einem Pub unter Aufsicht Billard und Dart spielen, jedoch keinen Alkohol trinken.
Der Herbst war da und die Blätter fielen, es wurde nun schon früh dunkel und die Nächte waren schon sehr kalt. Morgens hingen dichte Nebel über der Landschaft, die sich nur langsam im Laufe des Tages auflösten, um schon gegen Nachmittag und bei Einbruch der Dunkelheit erneut das Land in einen grauen Schleier zu hüllen. Das vornehme Landschloss erinnerte an die alten englischen Kriminalgeschichten *Hound of Baskerville* oder an *Miss Marple*, die damals aus den alten Schwarz-Weiß-Filmen noch sehr bildhaft in uns Jugendlichen lebendig waren.
Wir waren in Zehnbettzimmern untergebracht, und wenn ich auch große Angst vor einem erneuten Zusammenbruch hatte, so waren meine neuen Klassenkameraden doch sehr freundlich und fair zu mir.
Reinhold wurde andauernd gehänselt, und als er eines abends in dem weiß gekachelten, schon etwas schmuddeligen Duschraum unter der Dusche stand und versuchte zu onanieren, wurde er von einem Mitschüler dabei beobachtet — natürlich wurde das an die ganz große Glocke gehangen. Alle schienen sich darüber zu amüsieren, natürlich war es

Reinhold peinlich, besonders vor den Mädchen schämte er sich. — Er tat mir Leid und ich erinnerte mich an die Zeit auf der Franz von Assisi-Schule, als ich von Scheib zum Außenseiter gemacht wurde. Aber ich konnte dem kleinen Reinhold nicht helfen und war froh, dass nicht ich der Gebrandmarkte war.

Zu dieser Zeit legte sich ein schwerer Kummer über mein Gemüt, ich war nicht mehr imstande ihn zu beherrschen, mein Kopf schien wie blockiert, ich schämte mich und redete immer weniger. Es schien so, als fasse ein bleiern-blaues kaltes Tier nach mir. Es war traurig und hatte riesige Pranken, und ich konnte mich nicht dagegen wehren, fühlte mich hilflos ausgeliefert, kannte damals noch nicht einmal seinen Namen. Es war nicht schwarz, sondern vor allem kalt und dunkelbläulich. Es trug zwei Namen: Depression und Melancholie. Zunächst hüllt es einen lautlos ein mit seinem bläulich-kalten Nebel und fängt einen dann mit seinem Netz aus Trauer und Tränen ... dann folgt die lange, dunkle Nacht.

Wenn man die Manie als ein Hoch betrachtet, dann ist die Depression das dazugehörige Tief. Während der Manie läuft der Kopf auf Hochtouren, die erhöhte Hirntätigkeit, die Anspannung und Hyperaktivität einer solchen Phase fordern regelrecht ein Tief, eine Zeit, in der die Flamme auf 'Sparen' gestellt wird, damit der Körper und das Gehirn sich von dem Stress der gerade überstandenen Manie erholen kann.

Beim morgendlichen Waldlauf fiel es mir zuerst auf. Ich konnte die Beine kaum noch bewegen, ich war unendlich müde, müde und ausgebrannt und außerstande Englisch zu sprechen. Mein Gehirn, das sonst so schnell war, wollte einfach nur noch Ruhe und ließ sich nur noch schwerlich für die einfachsten Dinge aktivieren.

Mühsam schleppte ich mich durch die Straßen und Gassen von London, erschöpft suchte ich schon früh abends gleich nach dem Essen mein Bett auf. Das lebhafte Kartenspiel

und die lauten Rufe der Klassenkameraden entfernten sich schnell, und obwohl das Licht im Zimmer brannte, war es für mich dunkel geworden. Die dicke Bettdecke vermochte mich kaum zu wärmen, und als morgens geweckt wurde, ängstigte mich die eisige Kälte des Waldlaufs. Obwohl er freiwillig war, ließ mein Ehrgeiz es nicht zu, dass ich ihn versäumte, denn Laufen und Training gehörten zu meinem Leben wie Essen, Trinken und Atmen.
Selbsthass stieg wieder in mir auf, einmal brachen Tränen aus mir heraus, ein Mädchen versuchte mich zu trösten und mich zu verstehen ... es tat immer gut, wenn man mit jemanden reden konnte.
Es folgte ein Wochenende in den Gastfamilien. Die englischen Schüler trugen alle ihre tadellosen Schuluniformen, Mädchen in Röcken und Jungen mit Schlips und Kragen begrüßten uns, und natürlich wollte ich nicht wahrhaben, dass mit mir etwas nicht stimmte. Ich aß kaum, und meine Gastfamilie hatte kein Verständnis für meine Müdigkeit und mein Schweigen. Auch die Frage, ob ich denn schon eine Freundin hätte, schmerzte mich sehr, nicht nur, weil ich sie verneinen musste, sondern auch, weil alle meinten, es sei an der Zeit, endlich eine zu finden ... Irgendwie brachte ich dieses Wochenende doch hinter mich. Die Leute waren von mir sehr enttäuscht, das konnte ich deutlich spüren, aber für mich gab es nur noch ein Ziel: nach Hause zu kommen.
Nach einer endlos langen Busfahrt und einer wesentlich ruhigeren Überfahrt mit der Fähre kamen wir über Ostende völlig übermüdet wieder nach Deutschland zurück.
Als sich die Bustür öffnete, um uns in die Herbstferien zu entlassen, standen die Eltern der Schüler zusammen und erwarteten uns im Licht einer Straßenlaterne. Auch mein Vater stand dabei und ich spürte seine Sorge, aber auch seine Erleichterung, als er mich in die Arme nahm. Ich brauchte nichts zu sagen, denn er wusste, was geschehen war. Ich war dabei in einem tiefen Meer von Traurigkeit

und Verzweiflung zu versinken, unfähig etwas dagegen zu unternehmen.
Er startete den Diesel des Landrovers und sagte: "Mama ist noch in Spanien, wir werden nach Lothringen fahren und du wirst sehen, wir machen dich in einer Woche wieder schulfit! — Bist mager geworden!", fügte er noch hinzu.

Alles Weh der Welt will wieder
nach mir greifen
und ich kann ihm nichts entgegenhalten.
Ja, ich kann es kaum begreifen
wie es bleischwer setzt sich auf mich nieder
und mich zwingt zum Innehalten.
Trauer fegt durch meine Glieder
Schnee und Frost und Eiseskälte
fällt auf meine Seele nieder.
Die Rose, die Musik und alle Liebe
leiden stumm Erstickungstod.
Und dennoch bleiben mir die Lieder
die der Höchste mir zu hören bot.
Von dort Oben tönt es zu mir rüber,
schenkt Hoffnung auf Erlösung,
ewigen Trost, Versöhnung.
... Vielleicht geht es doch vorüber
denke ich grad in meiner Not.

Zu Hause setzte er mich vor das Kaminfeuer und obwohl dessen Wärme nicht bis in mein Inneres dringen konnte, hatte ich das Gefühl, geborgen und sicher zu sein. Mein Vater legte Mozart auf und deckte mich mit einer Decke zu.
Am nächsten Tag ging es nach Lothringen. Unser Programm bestand aus frühem Aufstehen, Waschen mit kaltem Wasser, Gymnastik, Waldlauf, Gartenarbeit, gutem Essen, Lesen und für die Schule lernen, warmen, dampfenden Tee- und Kakao-Trinken und dann abends am warmen Ofen langsam müde werden. — Die Nächte waren schwarz und dunkel,

ich musste wieder mehr Medikamente nehmen, auch Antidepressiva; *Ludiomil* stand jetzt auf der Packung. Es wurde nun doch Spätherbst, und der Winter kündigte sich bereits an. Morgens beim Waschen im Freien war schon ein wenig Eis auf dem Wasser in der Wanne, und das Laub lag in dicken Schichten bunt auf allen Wegen.
Die Natur bereitete sich auf das große Abschiednehmen und Sterben vor. Der winterliche Tod stand hinter all den bunten Farben, und morgens bedeckte schon Raureif die Wiesen und Felder. Die wenigen kurzen Sonnenstrahlen mühten sich sehr, um mittags ein wenig Wärme auf das Land zu hauchen. Schnell ergriff die Dunkelheit Herrschaft über die herbstlich-vergängliche Landschaft, nur die Wärme der Glut im Kachelofen spendete ein wenig Hoffnung und Trost, und ein aufgeheizter Sack mit heißen Kastanien oder eine Wärmflasche begleitete uns in die tiefe, stille Nacht. So verging die Woche Herbstferien, und wenn auch die melancholischen Nebel nicht von meiner Seele wichen, so war ich am Montagmorgen tatsächlich schulfähig. Mein Vater hatte mir einen warmen Pullover und Winterstiefel gekauft, und natürlich fuhr ich jeden Morgen eisern mit dem Fahrrad zur Schule. Im November habe ich Fratzen in Kürbisköpfe geschnitten und mit Kerzen versehen. Wenn meine Mutter sie dann angezündet hatte, bevor ich nach Hause kam, freute ich mich immer schon, von Ferne das Leuchten der Gesichter zu sehen. An Weihnachten fuhren wir wieder nach Korsika, wo unsere Freunde mit uns feierten. Es war erstaunlich warm und Andre, er war ein Jahr jünger als ich, war ein netter Kamerad. Ich schlief sehr lange und fest, morgens erwachte ich nach zwölf Stunden Schlaf und war dennoch erschöpft. Nur langsam begann ich mich zu erholen und die korsische Sonne tat mir gut. So war ich auch nach diesen Ferien wieder schulfähig.
Ich freundete mich ein wenig mit meinen neuen Kameraden an. Sie luden mich ein, mit ihnen Handball zu spielen und zwei Mädchen organisierten kleine Sing-zur-Gitarre-

Nachmittage. Langsam taute das Eis. Ich erarbeitete zusammen mit Bettina, einer Mitschülerin, ein Referat, das sehr gut ankam, und überhaupt schien mich die Melancholie wieder zu verlassen.

Auch mein Leichtathletiktraining nahm ich wieder auf, und als ich im März meinen siebzehnten Geburtstag feierte, kündigte sich schon ein Frühlingserwachen an. — Interesse für Literatur erwachte in mir: Ich las zunächst die Bücher aus dem Schrank meiner Eltern und dann las ich in der Schülerbibliothek das, was mich interessierte. In der Schule lernten wir indessen die Textanalyse, Geschichte interessierte mich, Physik, Chemie, Erdkunde, Religion, Kunst ... alles machte wieder mehr Spaß, und es schien, als sei aus der Melancholie neue Kraft erwachsen.

Der Sommer kam, und ich machte bei vielen Sportfesten mit, lief 1.000 Meter, 1.500 Meter und trainierte Hochsprung. Wir waren eine Gruppe von Jungen und Mädchen, die begeistert drei Mal die Woche trainierten, und mein Körper nahm wieder die sportlich-männlichen Konturen an. Natürlich war ich längst in der Pubertät und den schlaflosen Nächten wegen Wibke folgten unzählige, unruhige Nächte wegen Julia, dem Mädchen aus der Sportgruppe. Spannung und Hoffnung erfüllten mich, ich war entflammt und verliebt und dennoch unfähig, es zu zeigen. So blieb es bei einem gemeinsamen Limo-Trinken und dem verstohlenen An-ihrem-Haus-vorbeifahren. Dabei loderte und schmerzte die Sehnsucht in mir, Sehnsucht nach Berührung und einer zärtlichen Umarmung, Sehnsucht nach Weiblichkeit und Wärme, Sehnsucht nach Julia. Im Schwimmbad brachte sie mir Delfinschwimmen bei, aber irgendwann erfuhr ich dann, dass sie mit Manuel 'ging'. — Es tat weh, die beiden Arm in Arm auf dem Pausenhof zu sehen, aber wenn der Schmerz auch heftig war, so war es nicht so einschneidend wie damals mit Wibke.

Darüber ging der Sommer vorbei, und ich kam in Klasse zwölf. Wir mussten Leistungskurse wählen und Grundkurse

belegen. Es gab bestimmte Kombinationen und Wahlmöglichkeiten. Ich nahm Deutsch, Französisch und Geschichte als Leistungsfächer.
Im Herbst fühlte ich wieder eine bedrückende Traurigkeit in mir aufsteigen, aber die Melancholie schaffte es nicht, mich aus dem Verkehr zu ziehen. Nachmittags besuchte ich oft Dr. Knoten zum Gespräch. Er gab mir wieder *Ludiomil*, und für ein paar Wochen bastelte ich nachmittags ein wenig auf seiner Station die Drachen mit, die wir dann im Herbstwind steigen ließen.
Eisern fuhr ich die sechs Kilometer jeden Morgen mit dem Fahrrad zur Schule und nachmittags wieder zurück.
Mittags suchten mich Weinkrämpfe heim. Tränenfluten erstickten meine Worte, und meine Eltern wussten nicht mehr weiter. Ich dachte an Selbstmord und las *Der Mythos von Sysiphus* von Albert Camus.
Eines Nachmittags kam mein Vater mit einem BMW 730i nach Hause, den er von der Werkstatt als Ersatz für seinen Wagen bekommen hatte, solange dieser in Inspektion war.
"Morgen haben wir einen Termin bei Prof. Müller-Küppers. Er ist ein Fachmann von internationalem Ruf, und ich habe dich für morgen beurlauben lassen."
Der große BMW machte weit über zweihundert Kilometer pro Stunde und surrte dabei nur leise vor sich hin. In Heidelberg suchten wir dann die alte Villa, in der der Professor seine Klinik haben sollte. Es war ein vornehmes Anwesen mit einem großen Garten. Efeuumrankt sah das rote Backsteingebäude mit den weißen Klappläden und dem Spielplatz im Garten eher wie ein Kindergarten aus. Doch das Emailleschild verriet uns: *Kinder und Jugendpsychiatrie Universität Heidelberg.*
Kindergeschrei und eine ganz in weiß gekleidete Oberschwester begrüßten uns. Wir waren angemeldet, mein Vater hatte ja persönlich mit dem Professor gesprochen. Im Wartezimmer lagen Legosteine, Memoryspiele, Matchboxautos, Puzzles und einige Zeitschriften für die älteren Besucher.

Eine junge Frau kam auf mich zu und begrüßte mich freundlich: "Du bist also der Leonard? Der Herr Professor möchte gerne, dass du diesen Bogen hier ausfüllst. Er wird dich dann gleich zu sich reinrufen."
Keine fünf Minuten später ging die schallisolierte Tür des Chefzimmers auf und ein Mann von etwa sechzig Jahren kam heraus. Er trug eine Lesebrille, war mittelgroß und hatte graue Schläfen. Seine Gesichtszüge verrieten Intelligenz, aber auch Gutmütigkeit, und er wandte sich direkt an mich: "Guten Tag, Leonard, ich will zuerst mit dir sprechen; die Eltern warten draußen, ich hole sie dann später rein." Dabei drückte er mich ein wenig mit dem rechten Arm an sich vorbei in sein Arbeitszimmer. Dort stand ein riesiger Schreibtisch, völlig überladen mit Blättern, Akten und Büchern. An den Wänden hingen Bilder von Segelyachten und die Sonnenblumen von van Gogh. Große Bücherregale mit Fachbüchern sowie Zeitschriften und ein runder Tisch mit vier Stühlen füllten den großen, hellen Raum locker aus. Er bot mir eine Limonade an, die ich dankbar nahm, und setzte sich dann zu mir an den Tisch. Er lehnte sich zurück und schlug die Beine übereinander, runzelte die Stirn und fragte schließlich: "Erzähl doch mal, was ist los mit dir?"
"Nun, bei mir geht es immer auf und ab. Mal bin ich total unter Spannung und hochaktiv, dann bin ich wieder traurig und wie gelähmt; die Ärzte sagen: Endogene Psychose im Jugendalter. — Verliebt bin ich auch oft und das natürlich fast immer unglücklich und hoffnungslos. Ich weine oft und weiß nun nicht mehr weiter."
Er runzelte wieder die Stirn und sah mich genau an: "Weißt du, Leonard, was *endogen* heißt?", fragte er mich.
"Ja, von innen kommend."
"Das ist richtig, aber weißt du, was es noch bedeutet?" — Ich verneinte. "Wenn wir Ärzte *endogen* sagen, dann meinen wir, wenn wir ganz ehrlich sind, dass wir nicht wissen, was es wirklich ist. *Endogen* sagt also, dass man nicht genau weiß, woher es wirklich kommt. — Es gibt dort zu viele

Faktoren, die eine Rolle spielen, als dass man sagen könnte: Hier die Tabletten und dann die Gesundung."
Dann ging er zur Tür und rief meine Eltern herein. Sie nahmen Platz und mein Vater wandte sich an den Professor: "Was meinen Sie, wird mein Sohn wieder ganz gesund werden? — Wird er wieder lachen und ein ganz normales Leben führen können?"
Der Professor wandte sich mir zu und sagte: "Ja, Leonard wird es schaffen, er wird den Weg 'da raus' finden, da bin ich mir sicher. Vielleicht wird es noch eine Zeit lang dauern, aber er wird es schaffen." Damit war die Sitzung beendet und der Professor wurde am Telefon verlangt.
Mit dem großen BMW fuhren wir dann weiter nach K. zu meinem Bruder Bernhard. Er hatte dort ein Maschinenbaustudium begonnen und wünschte sich nun einen Konzertflügel. Er hatte einen alten, gebrauchten Flügel im Keller eines Musikhauses entdeckt und meine Eltern ließen sich erweichen, ihm das große Klavier zu Weihnachten zu schenken. "Anstatt Auto", hatten sie gesagt, wobei sie ihm sicher nie ein Auto geschenkt hätten. Und so sah mein Bruder richtig glücklich aus, als wir im Caféhaus saßen und zusammen heiße Schokolade tranken. Auf einmal fing ich an zu weinen. Es kam einfach so über mich. Zuerst versuchte ich die Tränen wegzuwischen, aber dann kamen immer wieder neue die Wangen heruntergeflossen. Es war um vieles stärker als ich und ließ mich krampfen und weinen, und es gab kein Entkommen.

8

An einem nebeligen Novembermorgen fuhr ich wie immer mit dem Fahrrad zur Schule. Der Schulweg führte einen großen Berg hinunter in die Stadt. Da bemerkte ich, dass es diesen Morgen glatt sein könnte und fuhr langsamer. Weil ich aber spät dran war und wir eine Englischklausur schreiben wollten, beeilte ich mich dann doch. In der letzten Kurve vor der Schule passierte es dann: das Hinterrad brach aus, ich rutschte und fiel auf die vereiste Straße. Der Fall endete hart. Bei dem Versuch, mich wieder aufzurichten, bemerkte ich, dass die Hose zerrissen war, und aus einer großen Schürfwunde tropfte Blut. Auf einmal schmerzte das Bein. Ich versuchte mich zu beruhigen und schob das Rad bis zur Schule, stellte es in den Fahrradständer und schloss es ab. Natürlich kam ich zu spät. So lief ich eilends die leeren Flure entlang, nahm zwei Stufen auf einmal und meine Schritte hallten durch den leeren Korridor, der zum Sprachlabor führte. Ich hoffte sehr, dass das Tonband noch nicht lief. Vor der schweren, schallisolierten Tür hielt ich kurz inne, verschnaufte ein wenig, klopfte beherzt an und trat schließlich ein. Ich sah zum Lehrer, entschuldigte mich kurz und zeigte auf meine Wunde am Knie. — Das Tonband war noch nicht gestartet worden!

Alle saßen da, ohne ihre Unterlagen und schwiegen. Es war ganz still im Raum, keiner sagte was und als ich meinen Ranzen ablegte, flüsterte ich zu Jochen, meinem Banknachbarn: "Was ist los, schreiben wir heute etwa doch keine Arbeit?" — "Setz dich doch erst einmal", war die Antwort. Dann kam es schonungslos: "Nils hat sich umgebracht, er hat sich gestern mit einer Schrotflinte den Kopf weggeschossen. Deshalb fällt die Klausur aus."

Nils war für uns alle immer der Sonnyboy schlechthin gewesen. Er war groß und sah gut aus, war sportlich, schlank und hatte eine sehr hübsche Freundin. Er hatte wohlhabende Eltern und fuhr bereits kurz nach seinem achtzehnten Geburtstag einen schwarzen Sechszylinder BMW. Er war für mich das Abbild des sorgenfreien Jünglings, der alles hatte, und ich beneidete ihn heimlich um seine hübsche Freundin.

Und doch musste er mitten in seinem Glück sehr unglücklich gewesen sein, trotz der hübschen Freundin musste er

sich bitter einsam und verloren gefühlt haben. — Oder warum tut man so etwas? — Ja, plötzlich erinnerte ich mich, er hatte auf dem Weg zur Toilette, zwischen Tür und Angel ein paar Tage zuvor wie zum Spaß gesagt: "Dann bringe ich mich um ... ", aber es wurde überhört, und keiner dachte daran, dass man so etwas ernst meinen kann.
Einige machten sich Vorwürfe. Es gab einen Abschiedsbrief, in dem Nils einen seiner Lehrer beschuldigte, ihn schlecht behandelt und schlimmer noch, ihn so drangsaliert und unfair benotet zu haben, dass ihm kein anderer Ausweg geblieben wäre. Der Lehrer bekam große Schwierigkeiten und verließ die Schule, bekam dann einen Hörsturz und wurde frühpensioniert.
Mich traf es besonders, weil ich ja ständig selbst mit Gedanken an Selbstmord als 'Ausweg aus der Misere' spielte. Nur war ich immer noch mit der Hoffnung und dem Glauben an bessere Tage und das Erkennen eines Sinns hinter allem Leid beseelt und hatte es immer als Stärke empfunden, mich nicht umzubringen, sondern für bessere Zeiten zu kämpfen.
Zu der Beerdigung von Nils kam fast die ganze Schule. Ein schwarzer CX Kombi brachte den Sarg, und der Pfarrer — er hatte Nils ein paar Jahre zuvor konfirmiert — hielt die Grabrede. Natürlich sprach er von Nils hoher Intelligenz und seiner Aufrichtigkeit, seinem sonnigen Wesen, er verwies auf die große Tragik und die Endgültigkeit seiner Entscheidung. Alle zeigten sich zutiefst erschüttert. Er hatte sich im Elsass in einem Hotel eingemietet, ein opulentes Mal eingenommen, sich in sein Auto gesetzt und sich mit der Schrotflinte aus dem Waffenschrank seines Vaters den Kopf weggeschossen ...
Nils wurde beigesetzt und verschwand für immer aus unserem Leben. Anfangs war es noch leer auf seinem Platz und viele von uns wollten seinen Tod nicht wahrhaben. Aber irgendwann, als in der Schülerzeitung ein Nachruf erschienen war und seine hübsche Freundin wieder weniger

verheult aussah und schließlich sogar einen neuen Freund hatte, begann man Nils zu vergessen.
Heute denke ich, dass Niels nur nach außen hin ein Sonnyboy gewesen ist. Tief in seinem Innern war er eigentlich ein ganz anderer. Dort war er ängstlich, traurig, verwundbar und verzweifelt. Als er an den ersten Ergebnissen der Oberstufenklausuren deutlich bemerkte, dass er nur unteres Mittelmaß war, begann er vielleicht an seinem Selbstbild zu zweifeln und erlebte seine eigene Mittelmäßigkeit als etwas Fremdes, das er nicht akzeptieren konnte, weil es nicht zu dem großen Sonnyboy passte ... so drückte er ab und nahm die Wahrheit mit ins Grab. Für mich zeigte sein Tod, dass es nur eine sinnvolle Alternative gibt: das Kämpfen für bessere Tage. Jedem Selbstmord haftet auch der Verdacht einer Flucht an, einer Flucht vor den Schwierigkeiten, einer Flucht vor der Sinnlosigkeit und Leere der eigenen Existenz. Vielleicht interpretieren manche den Freitod auch als Schwäche und feiges Davonlaufen. Sicherlich aber hat Selbstmord nichts Heroisches, denn was uns im Leben immer herausfordert, ist Geduld zeigen, kämpfen, auf Sinn hoffen und beharrlich versuchen, Lösungen zu finden. Aber eine Lösung konnte ich selbst nie im Selbstmord entdecken, im Gegenteil, wenn ich mich für den Kampf entscheide, dann habe ich eine Chance, Wege aus dem Dunkel zu entdecken. Finde ich keinen Ausweg, so bleibt immer noch der Freitod. Wenn ich aber wirklich abdrücke, dann verliere ich nicht nur die Möglichkeit, bessere Tage zu erleben, sondern auch den Gedanken, dass Selbstmord auch noch möglich wäre ... der Gedanke kann helfen, aber niemals die Tat!
"Wir haben alle irgendetwas hier auf der Erde zu tun, wir müssen nur unsere Aufgabe herausfinden, und gnadenlos wird dann verlangt, sie zu bewältigen. Wir müssen lernen, mit uns selbst zurechtzukommen, ja, wir haben, wenn es von uns verlangt wird, keine andere Wahl, als den manchmal bitteren und schweren, mühseligen Weg der eigenen

Individuation zu gehen. Schmerzhaft und schwierig kann daraus Glück und Kraft erwachsen", sagte meine Mutter einmal zu mir.
Der Gedanke an Selbstmord erschien mir mit einem Mal sinnlos, und es erschien mir wie eine Sackgasse, ja, ich verstand mein eigenes 'Zu-feige-Sein' auf einmal als große Stärke. Aber die Antwort auf mein 'Es-doch-nicht-Machen' hieß letztendlich Leiden, Schmerz, und so ließ ich mich auf einen fast unvorstellbaren Kampf gegen meine Krankheit ein. Dies kostete bestimmt mehr Kraft und forderte mehr von mir, als ein einmaliges Abdrücken oder Schlucken und nun blieb mir keine Wahl mehr: Entweder durch den schwarzen Tunnel, durch alle Mauern und Schwierigkeiten hindurch, hin zum Licht, ins Glück und die Freiheit oder aber im Kampf sterben, stecken bleiben in dem Versuch einer Individuation[1]. — Es gab kein Zurück mehr.
Der Winter brach herein, und mir wurde wieder kalt und schwer. Verzweifelt versuchte ich mich am Kaminfeuer zu wärmen oder meine Hände in warmes Wasser zu tauchen, aber meine Seele fror dennoch in der großen erbarmungslosen Kälte einer bläulich-melancholischen Nacht. Unfähig, voller Angst und Zweifel, hasste ich mich selbst. Mein Körper erschien mir zu dick, zu schwach, und im Spiegel sah ich einen hässlichen Fratz. Am liebsten hätte ich mit Rattengift diesem 'lebensunwerten Etwas' ein Ende gesetzt.
Silvester verbrachte ich bei meinem Bruder in K. Seit einiger Zeit verstanden wir uns immer besser. Bernhard wollte mir helfen und las viele Psychologiebücher, die er dann an

[1] Individuation (lat. Individuare: sich unteilbar/ untrennbar machen), ist der Weg zu einem eigenen Ganzen. Dieser Prozess beinhaltet die Entfaltung der eigenen Fähigkeiten, Anlagen und Möglichkeiten. Sein Ziel ist die schrittweise Bewusstwerdung, um sich dadurch als etwas Eigenes und Einmaliges zu erkennen und zu verwirklichen. Es ist der schwierige Weg des Ganz-Werdens, das wirkliche Heil- und Gesundwerden.

mich weitergab, und überhaupt begannen wir einander zu schätzen und mein Zu-ihm-aufsehen verwandelte sich allmählich in ein 'schön-dass-du-da-bist'. An Silvester war eine Studentenfeier geplant, und mein dünnes Selbstbewusstsein forderte einen heftigen Weinkrampf inmitten von Perlwein und lustigen Studenten. Man nahm es zur Kenntnis, mein Bruder sprach ein paar Sätze und brachte mich dann in seine Wohnung. Heftige, schmerzhafte Weinattacken und ein Gefühl, als trage ich die Last der ganzen Welt in meinen Kopf, begleiteten mich ins neue Jahr. Bernhard kam erst am frühen Morgen zurück und fand mich total verweint mit angezogenen Beinen auf der Matratze liegend. — Wir unterhielten uns noch ein wenig, dann fielen wir beide in tiefen Schlaf.

Irgendwie ging der Winter dann doch vorbei. Der Frühling kam und ich gewann beim Landesturnfest, wurde zweiter über zweitausend Meter Hindernislauf und hatte den Führerschein gemacht. Ich durfte sogar mit den Autos meiner Eltern erste Fahrpraxis sammeln.

Einmal fuhr ich mit Vaters BMW nach Lothringen an den See. In einer Kurve kam ich etwas ins Schleudern, fing den Wagen jedoch wieder und kam ohne Unfall an.

Dann verlor ich den Autoschlüssel und mein Vater wollte mir den Landrover nicht geben, um den Ersatzschlüssel von zu Hause zu holen. Er meinte, ich müsste daraus lernen und so nahm ich am nächsten Morgen das alte klapprige Dreigang-Fahrrad aus dem Schuppen und machte mich auf den hundert Kilometer langen Weg nach Hause, nahm den Ersatzschlüssel aus dem Kommodenschrank, trank kurz einen Kakao und radelte die ganze Strecke wieder zurück. Insgesamt fuhr ich zweihundert Kilometer in gerade mal acht Stunden. Die ganze Nacht schlug mein Puls und ich hatte dennoch gezeigt, dass ich in der Lage war, für mich und den Schaden einzustehen. Manches ließen meine Eltern mich auf die harte Tour lernen, aber wenn ich in Not war, standen sie mir immer bei.

Die Sommerferien kamen und ich hatte meine Sportkameraden eingeladen. Robert, Jochen, Dirk, Katrin, Julia und mein Bruder zelteten mit mir auf unserer großen Wiese am See. Wir Jungen waren mit den Rädern gekommen und die beiden Mädchen wurden von Katrins Vater mit dem Auto gebracht, die Räder hatten sie hinten drin. Die Mädchen schliefen im Wohnwagen, und wir Jungs campierten im Vorzelt. Natürlich war ich in Julia verliebt, und wenn wir am Ufer des Sees in der Sonne lagen und auf Surfwind warteten, hätte ich ihr gerne den Rücken eingerieben ...
Die ersten Tage waren sehr lustig und wir grillten abends am Lagerfeuer Würstchen, spielten Volleyball und Badminton oder badeten im See. Wir hatten schöne Sommertage und viel Spaß. Dann aber kam eine Unruhe über mich — eine unerträgliche Spannung plus die unerreichbare Julia ließen mich nicht mehr schlafen. — Die Welt brach auseinander. Alles Lustige und Schöne der letzten Tage bedrohte mich nun, alle Situationen waren gleichzeitig in meinem Kopf lebendig, und der Boden unter meinen Füßen wurde weich. Ich glitt ab in eine Welt der Angst, verstummte und begann mich wieder zu hassen. Es war so wie damals mit Wibke an dem See in Mecklenburg, ich konnte es nicht mehr beeinflussen. Mein Vater holte mich mit dem Auto nach Hause. Alle schwarzen Autos waren für mich Leichenwagen, die meinen Sarg brachten, und ich sah, wie man mich holte ... Todesangst stieg in mir auf und in der Nacht war kein Schlaf zu finden. Die Vögel begrüßten den Morgen, und ich spürte, wie mein Körper sich auflöste. Ich lag in einem Gemisch aus Salzsäure und Blut. Die Säure drang in mich ein, und, obwohl mein Körper längst tot war, lebte ich immer noch. Zweifellos, ich hatte zu büßen, und dann platzte mein Herz, und ich lag in meiner eigenen Blutlache. Mein Vater trat ins Zimmer, zog den Rollladen hoch und öffnete das Fenster. Die Augustsonne schien herein und ich bemerkte, dass die Blutlache mein eigener Urin war: Ich hatte ins Bett gemacht! Meine Mutter schimpfte sehr und stellte die Matratze zum Trocknen in den Garten.

Zweifellos, man trachtete mir nach dem Leben, irgendwo waren die Rächer, die mich nun gnadenlos richteten, das Wasser war vergiftet und die Pizza würde meinem Magen den Rest geben ... Bis zur totalen Erschöpfung stellte ich mich diesen Todesängsten, und dann musste ich wieder zu Dr. Knoten. Medikamente brachten vor allem Entspannung in meinen Kopf, die Mühle mahlte langsamer und die Bedrohung ließ nach.
Ende Oktober wurde ich entlassen, und weil das Abitur vor der Tür stand, war ich in großer Sorge, ob ich es überhaupt schaffen könnte. Depression und Melancholie verlangsamten mein Denken, und ich gab leere Blätter ab, weil ich mir nichts mehr zutraute. Doch als mein Aufsatz über Goethes Faust mit 'sehr gut' bewertet wurde, gab mir das neuen Mut. Wir hatten damals mit Dr. Hassdenteufel eine Geschichtswerkstatt gegründet und ein historisches Theaterstück verfasst. Wir gewannen damit den ersten Preis, durften das Stück aufführen und bekamen tausend Mark in bar. Das Geld wurde durch vier geteilt. Harald hatte kleine Zeichnungen angefertigt, und so war ein kleines Buch entstanden. In der Adventszeit wurden wir dann sogar beim Rundfunk eingeladen und im Abendmagazin wurde von uns berichtet.
Aber im Januar stand das schriftliche Abitur an und ich hatte noch nicht die Kraft, irgendetwas zu lernen oder zu wiederholen. Ich war wieder zu spät aus der Klinik gekommen und dachte bereits daran, freiwillig eine Klasse zurückzugehen. Dr. Knoten verordnete mir wieder Antidepressiva. Ich saß bei ihm zum Gespräch und sagte: "Ich schaffe das alles nicht, ich bin zu dumm und zu wenig begabt. Am besten gehe ich freiwillig ein Jahr zurück, oder verlasse die Schule."
Dr. Knoten ließ das nicht gelten: "Ich weiß, dass es für dich doppelt schwer ist, aber warum freiwillig zurückgehen, wenn man es noch gar nicht versucht hat? Versuch es, nutze die Weihnachtsferien, um dich konsequent vorzubereiten. Ich werde die Dosis der Antidepressiva erhöhen und du wirst

sehen, du kannst es schaffen. — Wenn es daneben geht, dann kannst du immer noch zurückgehen und es nächstes Jahr noch mal versuchen! — Nimm es in die Hand! Bitte, Leonard!"

Dreizehn Jahre hatte ich auf diese Prüfung hingearbeitet, die über meine Zukunft entscheiden zu wollen schien. So lagen schon am ersten Ferientag meine Unterlagen vor mir auf dem Schreibtisch. Ich begann gewissenhaft und systematisch alles zu wiederholen und machte mir Aufzeichnungen über meine Arbeit. Ich lernte Tafelbilder, Jahreszahlen, las die Literatur in Deutsch und Französisch nochmals, strukturierte mir den Stoff selbst und prägte mir alles Wichtige ein. Dazu nahm ich regelmäßig die Tabletten ein, machte kurze Pausen, lernte aber sonst sehr konzentriert und versuchte alle Zweifel und Ängste weit von mir zu weisen.

Jeder hat ein wenig Angst vor einer großen Prüfung, aber ich wollte es schaffen, wenigstens einmal wollte ich allen zeigen, dass ich dem Schicksal und meinem Handicap zum Trotz die Stirn bot. Und obwohl ich es mir eigentlich nicht zutraute und doch viel versäumt hatte, stellte ich mich doch und nahm an den Tagen der Prüfung in der großen Aula Platz, um mein Abitur zu schreiben. — Dabei war ich vollgepumpt mit Psychopharmaka und tief in mir steckte die Verzweiflung und die kalte Angst zu versagen ... Aber dennoch gab ich kein leeres Blatt ab, sondern schrieb alles, was ich über Camus *Les Justes* wusste, über Brechts *Heilige Johanna der Schlachthöfe* und die Zeit nach dem Zweiten Weltkrieg. Ich ließ keine Frage aus. Mitte April bekamen wir die Ergebnisse und wirklich, ich hatte zwei sehr gute Zweien in Deutsch und Geschichte und eine Drei in Französisch. Jetzt fehlte nur noch das Mündliche, dann hätte ich bestanden!

Unglücklicherweise hatte ich mich in ein Mädchen verliebt, das nach der zehnten Klasse die Schule verlassen hatte und dann, als ich als 'Neuer' in die Klasse kam, auf ein Internat gegangen war, um dort das Abi zu machen.

Ich hatte Katja auf einer Party bei Susanne kennen gelernt. Sie war ein zartes, sehr hübsches rothaariges Mädchen. Sie war schlank, hatte Sommersprossen und war schon sehr deutlich auf dem Wege, eine wunderhübsche Frau zu werden. — Ich konnte meine Gefühle für sie nicht unterdrücken und bekam ihre Adresse von einer Schulfreundin, fasste mir ein Herz und schrieb ihr ins Internat einen Brief.
Sie antwortete mir und legte sogar ein Bild von sich bei. Ihr Vater war auch Arzt und irgendwie kannte ihn mein Vater sogar von früher. Die Familie war etwas versnobt und wohnte in einer riesigen Villa. Katja hatte es, wie ich auch, nicht leicht. Auch sie hatte Probleme mit Lehrern und Mitschülern gehabt, deshalb der Wechsel aufs Internat.
Sie faszinierte mich, und ich konnte nur noch an sie denken. Doch sie war nicht nur unnahbar und fremd, sondern sie lebte nun auch mehrere hundert Kilometer entfernt, und es gab keine Möglichkeit, sie näher kennen zu lernen.
Einmal verabredete ich mich mit ihr in einem Café, und während wir uns unterhielten, schlug mein Herz heftig und unregelmäßig, mal schnell dann wieder langsam und meine Hände waren zittrig und feucht vom Schweiß. Doch dann sah ich sie wieder ein halbes Jahr nicht mehr, und auch die Briefe gingen immer langsamer hin und her.
Ich lernte für die mündliche Prüfung und trainierte vier Mal die Woche, um mich abzulenken. Mein Körper nahm nun wirklich sehnig-männliche Formen an. Auch meine Beine waren nun sehr schlank und dennoch muskulös.
Die letzten Ergebnisse in der Schule waren sehr gut, so konnte ich ein wenig meine leer abgegebenen Blätter von Klasse zwölf ausgleichen. Aber für ein Einserabitur war es natürlich zu spät. Im Mündlichen schaffte ich eine Zwei. So sah dann auch mein Gesamtergebnis aus. Unter all den Schwierigkeiten stand nun: Bestanden!
Der Sommer war gekommen, und ich verspürte Aufwind. Mein Gesicht hatte nun kaum noch Pickel, und wenn ich in den Spiegel sah, dann erkannte ich manchmal doch, dass

dort kluge Augen aus edlen Gesichtszügen blickten, und es drängte sich natürlich die Frage auf, warum ich eigentlich keine Freundin fand. Eine Bekannte sprach meine Mutter an und sagte: "Dein Sohn hat sich aber gut entwickelt, er ist ja richtig hübsch und sieht sehr sportlich-durchtrainiert aus ... er hat sicher Glück bei den Mädchen."
Anstatt zu schmeicheln, schmerzte es mich. Am Vorabend der Abifeier versammelten wir uns mit Zelten und Schlafsäcken im Schulhof, machten ein großes Lagerfeuer und feierten in die Nacht hinein. Irgendwann tauchten alte KSJ-Freunde auf, die gerade an der *Franz von Assisi-Schule* ihr Abi gemacht hatten und brachten dieses atemberaubend schöne Mädchen mit. Sie war ein Jahr jünger als ich, blond und schlank. Als ich mich über den Rauch beschwerte, der mir, egal wohin ich mich auch setzte, immer ins Gesicht wehte, brach allgemeines Lachen aus. Als es wieder still war, sagte sie in die Runde, wobei sie mich mit ihren klaren blauen Augen ansah: "Setz dich doch auf meinen Schoß, sieh her, bei mir ist kein Rauch!" Ich stand auf und setzte mich zu ihr. Sie legte ihren Arm um mich und begann mich zu küssen. Ich war ganz perplex und erwiderte ihr Küssen anfangs nur ganz zaghaft. — hatte ich doch noch nie geküsst! — Wie ein kurzer, heller Funke hatte sie mich getroffen und gab mir für ein paar lichte Augenblicke Kraft und Leben aus dem Zauberelixier, das sie zweifellos besaß. Doch ich sah sie ebenso schnell verschwinden, wie sie gekommen war. Ich habe sie nie wieder gesehen, habe ihren Namen nie erfahren und doch hat sie mich getröstet und entschädigt, sicherlich für mehr, als nur für ein paar Augenblicke ...
Die Abiturrede von Harald — er hatte damals den Scheffelpreis gewonnen und war ein brillanter Redner, war sehr provokant und spielte zusammen mit dem kleinen Theaterstück, das wir vortrugen, auf die Tatsache an, dass Direktorenposten fast immer an die vergeben werden, die vor allem das richtige Parteibuch haben. Das brachte den

Direktor, der sich wohl angegriffen fühlte, auf die Palme. Er lief rot an, unterbrach die Rede, indem er Harald das Mikrofon wegnahm, und die ganze gute Stimmung war dahin.
Die anschließende Vergabe der Abizeugnisse war dann nur noch eine Formalität. Und wenn der Abend auch rein äußerlich verdorben schien, so waren wir doch alle überglücklich, endlich die Reifeprüfung bestanden zu haben. Trotz allen Schwierigkeiten gehörte ich an diesem Abend zu den Glücklichen.

9

Gleich ein paar Tage nach der Feier wollte ich mit einer alten Bekannten nach einer geeigneten Stadt zum Studieren Ausschau halten. Zur Bundeswehr musste ich zum Glück nicht, denn Dr. Knoten hatte mir ein Attest geschrieben, das vom Kreiswehrersatzamt ohne weitere Untersuchungen akzeptiert wurde. So fuhren wir mit einem alten VW-Käfer, Baujahr 1971, nach Freiburg, Passau und Tübingen. Tübingen beeindruckte mich mit seinen vielen kleinen Gassen, der alten Universität und den vielen Studentenkneipen am meisten. Ich wollte im Herbst Jura studieren und bewarb mich in Freiburg und Tübingen.
Die Freiheit nach dem Schulabschluss schien mich zu beflügeln. In diesem Sommer lief ich meinen Rekord über 1.500 Meter. Mein Körper war in Bestform. Ich war mager und sehnig geworden, hatte kein Gramm zu viel, eine Menge Ausdauer und war unermüdlich beim Training. Damals schaffte ich sechsundzwanzig Klimmzüge und joggte fast täglich viele Kilometer durch die umliegenden Wälder. Im Hochsprung schaffte ich ein Meter siebenundsiebzig, ich konnte genau über mich selbst drüberspringen.
Im Juni war ich bei meinem Freund Daniel zum neunzehnten Geburtstag eingeladen. Seine Mutter hatte einen

Zopf gebacken, der die Zahl zweihundertneunzehn darstellte. Sein Bruder Florian war gerade einundzwanzig geworden und so gab es einen Kuchen, der beide Zahlen gleichzeitig darstellte, der erste Teil die einundzwanzig Jahre des Bruders, der zweite Teil die neunzehn Jahre von Daniel. Es war eine nette Runde, und natürlich traf ich dort ein sehr hübsches und nettes Mädchen. Sie war hoch gewachsen, schlank und hatte dichtes, etwa schulterlanges braunes Haar. Sie hieß Mika und wir unterhielten uns den ganzen Abend. So lud sie mich gleich zu ihrem Geburtstag ein. Aber auch sie war unnahbar-weiblich und dennoch: Wenn sie auch noch fremd und unbekannt war, an diesem Abend schien es mir, als sei sie eine alte Bekannte oder meine Schwester.

Ich hatte mich erfolgreich als Ferienarbeiter in einer Fabrik beworben, die Kugellager herstellte, um mir ein wenig Geld zu verdienen. Morgens stand ich um halb fünf auf und fuhr dann die zehn Kilometer mit dem Fahrrad zu der Fabrik. Der Sommer schien mir Glück zu bringen.

Dann starb Onkel Hermann. Meine Tante Lisa fand ihn eines morgens tot in seinem Bett, eine leere Tablettenschachtel daneben. Eine Obduktion wurde von den DDR-Behörden nicht gestattet und so blieb unklar, ob es Selbstmord oder ein körperliches Versagen war.

Meinem Vater erschien sein Bruder damals lebensgroß im Traum. Am nächsten Tag erreichte uns die Nachricht von seinem Tod. Meine Eltern fuhren nach Halle zu der Beerdigung und blieben noch einige Tage bei Tante Lisa, um ihr beizustehen und bei den Formalitäten zu helfen.

Damals war die große Zeit von *Greenpeace* und den *Rainbow-Warriors*, ich wollte später nach dem Studium als Jurist an der Seite von *Greenpeace* für eine Welt kämpfen, in der wir leben können. Auch Mika war sehr für verantwortliches Handeln und bekannte sich zu dem Slogan *Taten statt warten.*

Damals erkannten wir noch nicht, dass es keine absolut richtige Handlungsweise und Einstellung geben kann. Auch *Greenpeace*, auch der Pazifismus und die so genannten *Alternativen*, hatten sie auch noch so gute Ansätze, waren immer dann, wenn sich aus ihren Ideen eine Ideologie zu formen begannen, auch nicht besser als ihre konservativ-althergebrachten Kollegen in Politik und Wirtschaft.
Natürlich ist Frieden besser als Krieg, wir alle sehnen uns nach einer Möglichkeit, uns frei und in Frieden entfalten zu können, aber das bedeutet sicherlich nicht, dass wir als erstes die Armee abschaffen müssen. Gedanken an die begrenzten Ressourcen auf der Erde und der Aufruf zu mehr Verantwortung und Überlegung bei unserem Handeln waren etwas, für das man sich einsetzen konnte.
Wir sammelten Unterschriften gegen Atommülltransporte und gegen die Verklappung von Dünnsäure, setzten uns gegen die Abholzung der Regenwälder ein und wussten genau, wie viel Liter Trinkwasser benötigt wurden, um einen S-Klasse Mercedes zu bauen. Mikas Vater wollte ihr zum achtzehnten Geburtstag ein Auto schenken. Sie lehnte ab und wünschte sich stattdessen ein neues Fahrrad. Auch ich wollte kein Auto und fuhr nur Fahrrad. Mika ging sogar soweit, dass sie im Winter an Scheiben der mit laufendem Motor dastehenden Taxis klopfte und die Fahrer bat, doch bitte den Motor abzustellen, weil die doch eine unnötige Umweltbelastung seien.
Mein Herz suchte nach Liebe und Sinn, meine starken Gefühle für Mädchen, für junge Frauen wie Mika oder Katja, waren jugendlich-überschwänglich, ich suchte nach der absoluten und großen Liebe, war voller Leidenschaft und tiefer Bewunderung und sehnte mich nach Antwort. Dabei verehrte ich, wollte Liebe schenken und war doch unfähig, mich zu öffnen, hatte Angst, nicht geliebt zu werden, ohne Antwort zu bleiben. — So brannte eine riesige platonische Liebesglut in mir, einem wilden Tier gleich, das mich oft zu zerfleischen drohte. Platonische Liebe forderte von mir

immer Schlaflosigkeit, schaffte unerträgliche Spannung und schließlich die totale Auflösung meiner selbst. Dennoch war diese platonische Liebe so ungeheuer leidenschaftlich, in allen Gedanken und mit meinen ganzen Gefühlen liebte ich, aber immer nur, um daran zu verbrennen, zu verbrennen in einem heißen Feuer aus Fantasie und Traum, einer Glut aus ungestillter Sehnsucht nach Weiblichkeit und Halt.
Katja war nun unerreichbar geworden: Es tat sehr weh, als ich eines Tages an ihrer Tür stand und ihre Mutter mir sagte, dass sie nicht zu sprechen wäre. Gerade die Tatsache, dass sie nicht selbst sagte, dass sie meine Liebe nicht erwidern könnte, tat mir doppelt weh. Sie ließ sich verleugnen und ich musste den Schmerz und meine Enttäuschung so hinnehmen, wie es nun mal war. Und gerade das fiel mir damals so schwer, denn ich wollte ja verändern und suchte eine Möglichkeit, die Welt sinnvoll und gut zu machen.
In Mika fand ich eine Freundin, die mich verstand und unterstützte, so ähnlich dachte wie ich. Natürlich gefiel sie mir sehr. Zum ersten Mal spürte ich, wie erotisch und begehrenswert sie war, schlank, langbeinig, hübsch, intelligent und weiblich, dabei aber auch Kumpel, Gleichgesinnte und eine gute Gesprächspartnerin. So konnte ich nicht anders, als sie zu verehren und sie auf meine Art zu lieben: platonisch.
Natürlich tat dies weh, denn jede jugendliche Liebe zwischen Mann und Frau dürstet nach Berührung, Tasten, Umarmung und Zärtlichkeit. Jede Liebe, die erotische Spannung schafft, möchte doch irgendwann Entspannung und Erfüllung in der Sexualität finden, um nicht in den platonischen Feuern zu verbrennen.
Die Ferienarbeit war einfach, ich hatte Kisten sauber zu machen und zu stapeln und Kugellager auf Fehler zu untersuchen. Doch mit der Zeit entglitt mir die Sache. Ich stapelte die Kisten nicht mehr nach Farben, sondern stellte sie in den Farben des Regenbogens auf die Paletten. Der

Meister war ein umgänglicher, ruhiger Mann, der jedoch kein Verständnis für meine neue Art des Stapelns hatte. So gab es eine Verwarnung, die ich jedoch kaum ernst nahm.
Mit Mika hatte ich den Film *Der große Diktator* von *Charlie Chaplin* gesehen und mit einem Mal schien sich in meinem Kopf alles zu verknüpfen. Ich glaubte, große Zusammenhänge zu sehen, zweifellos, in meinem Kopf ging alles schnell und konzentriert, Jahreszahlen, Französisch, Englisch, Latein, alles war parat, und ich fühlte mich als Teil eines riesigen Netzes, eines Universums, aus Gedanken, Fakten und Wissen. Fantasie bemächtigte sich meiner, ich kaufte Malstifte und zeichnete skurrile Bilder.
An jenem Abend hielt ich es kaum noch in meinem platonischen Käfig aus und wollte Mika irgendwie näherkommen. Ich wollte sie zum Abschied an mich drücken und sie zärtlich umarmen, aber dann fehlte doch der Mut, und im Licht der Straßenlaterne vor dem Haus ihrer Eltern kam es nur zu einem kurzen "Mach's gut, ich ruf dich an." Sie sagte noch "Schlaf gut" und steckte mir eine von ihr überspielte Kassette zu, mit Liedern von *Bob Dylan* und *Hermann van Veen*. Die Kassette wurde meine Lieblings-Kassette und tröstete mich ein wenig in meiner leidenschaftlichen, ungelebten, hoffnungslosen Liebe.
Damals wurde Deutschland Fußballweltmeister und draußen zogen grölende Fangemeinden durch die Straßen, veranstalteten Autokorsos und Hup-Konzerte. Aus vielen Fenstern hing die Schwarz-rot-goldene Flagge. In dieser Nacht fand ich wieder mal keinen Schlaf. Mika war in meinem Herzen, und ich wälzte mich in meinem viel zu warmen, sommerlich aufgeheizten Bett hin und her, stand mehrmals auf, um etwas zu trinken und legte schließlich die geschenkte Kassette ein. *Bob Dylan* sang *Everything is broken*, *It s a political world*, *The man in the long black coat* und *What was it you wanted*, dann sang *Herrmann v. Veen* sein *Hey kleiner Fratz* und *Ich hab ein zärtliches Gefühl* ... Wieder meinte ich hinter allem einen tieferen Sinn zu erahnen. In

meinem Kopf ging alles sehr schnell, und ich glitt ab in eine riesige Traumwelt. Dabei arbeitete mein Hirn auf Hochtouren, und ich konnte mich der Dynamik all dieser Gedanken, Gefühle und Einsichten nicht erwehren. Alles schien beschleunigt und voller Bedeutung zu sein und sprang dann weiter zu einem anderen Thema, wobei alles miteinander verbunden und sinnumwoben zu sein schien.

Völlig erschöpft machte ich mich gegen fünf Uhr auf den Weg in die Fabrik und kam gerade noch rechtzeitig zum Schichtbeginn. Die anderen waren genauso übernächtigt wie ich, und die Spuren der nächtlichen Freude über den gewonnenen Weltmeistertitel standen den meisten noch ins Gesicht geschrieben.

Meine Nerven lagen blank, und ich schaffte es nicht, mich auf die einfache Arbeit zu konzentrieren. Stattdessen erzählte ich wieder von *Greenpeace* und stapelte die Kisten erneut in den Farben des Regenbogens. Ich war sehr unruhig und auch eine erneute Verwarnung des Meisters nahm ich nicht ernst genug. So kam dann ein Herr im Anzug und versuchte mir klarzumachen, dass ich nach Hause gehen könne, denn meine Arbeitskraft sei hier nicht mehr erwünscht. Der Restlohn würde angewiesen, und er forderte mich auf, das Betriebsgelände umgehend zu verlassen.

Ich ging und hatte noch gar nicht so recht begriffen, was geschehen war. — Abends telefonierten meine Eltern mit mir und kündigten ihre Rückkehr an. Wir verabredeten uns für den nächsten Tag in einem großen Freibad. Sie wollten direkt von der Autobahn dorthin kommen, um ein wenig Abkühlung zu finden, denn es waren die heißesten Tage im Jahr.

Die Nacht kam, es war warm und stickig. Ich lag auf meiner Matratze und meine Gedanken kannten keine Pausen mehr. Dabei schien alles greifbar nah zu sein, und dennoch war die Welt entrückt, vernetzte sich, und in meinen Gedanken an Mika fand ich keine Erlösung. Unerreichbar und wunderbar weiblich lag sie in meiner Fantasie neben mir.

Ich wollte sie zärtlich umarmen und küssen, doch mein Herz schien zu zerbersten, Glut lief über meine Seele, und mein verdammtes Gehirn, dieses Gebilde aus einhundert Milliarden vernetzten Nervenzellen wollte einfach nicht mehr aufhören zu arbeiten.
Kein Schlaf, nicht eine Sekunde konnte ich abschalten, es war keine Ruhe zu finden. Der Morgen kam rasch und schon grüßte hell eine warme Sommersonne durchs Fenster. Ich vergaß zu essen und musste schon eine ganze Weile mit wenig und unregelmäßigen Mahlzeiten zugebracht haben, denn ich war sehr mager geworden. Aber ich war sehnig und man konnte jede Muskelfaser deutlich hervortreten sehen, all dies passte zu dem Ideal- und Wunschbild meines Körpers. Aber ich bemerkte noch nicht, wie ernst es um mich stand, denn ich stand bereits in Flammen, platonische Feuer und ein niemals enden wollender Strom von Gedanken, Gefühlen und Fantasien wollte mich verzehren, griff nach mir und meiner Seele.
Ich war vor meinen Eltern im Schwimmbad und wollte schon vorab ein wenig Abkühlung in dem etwas grünlichen Wasser finden. Ich stieg auf den Sprungturm, da sah ich meine Eltern durch das Drehkreuz am Eingang gehen. Dann lief alles wie in einem Film vor mir ab, so dass ich nichts mehr zu kontrollieren vermochte. Vor mir erschien der Sinn der Welt, Hitler und der Teufel und ich sprang kopfüber in das große Becken, kraulte schnell zu der großen Rutsche in die Mitte des Beckens, kletterte ohne die Füße zu benutzen an den eisernen Sprossen empor auf die Plattform, tat mir dabei sehr am Bauch weh und schlug mir schließlich auch noch das Knie auf. Blut quoll hervor und ein starker Schmerz betäubte mich. Kopfüber warf ich mich auf die Rutsche. Dann kämpfte ich gegen Hitler, war nicht er es gewesen, der das Schwimmbad der Gemeinde übergeben hatte? Damals, auf seinen Rundflügen durchs Reich, war er hier gewesen und ich erkannte eine starke Notwendigkeit ... ich hatte alles im Kopf parat, alle Zusammenhänge, Fakten, Daten, und ich

wusste genau ... Symbole traten deutlich in mein Bewusstsein, Hakenkreuze flogen durch die Luft, ich tauchte ein in das kühle Nass, blieb lange unter Wasser und schwamm einige Meter, zog eine kleine Blutspur hinter mir her und verspürte auf einmal eine starke Angst vor Haifischen. Symbole in meinem Kopf sprachen eine teuflische Sprache.
Schließlich tauchte ich wieder auf und mit einem Mal bemerkte ich, wie erschöpft ich war. Ich rang nach Luft und schwamm in Richtung Ufer. Mein Vater stand dort und wollte mich begrüßen. Ich fiel hin, stand wieder auf und war dabei wohl in einem Ameisenhaufen gelandet und begann plötzlich am ganzen Leib zu zucken. Hektisch und abgehackt waren meine Bewegungen und ich verlor die Kontrolle über meinen Körper ... ich war am Ende. Starker Kummer, Schmerz, Angst, Trauer und Verzweiflung bemächtigten sich meiner.
Der Bademeister hatte das ganze Schauspiel beobachtet und den Notarzt angefordert. Am Himmel war ein rasch näher kommendes und lauter werdendes Motorengeräusch zu vernehmen und ein Hubschrauber landete vor dem großen Tor des Schwimmbades. Mein Vater übernahm nun geistesgegenwärtig die Regie. Er schickte den Hubschrauber wieder weg und forderte einen Notarztwagen an. Immer noch zuckte ich heftig am ganzen Körper und schlug wie wild um mich, fand keine Ruhe und drohte in dieser verzehrenden Hyperaktivität zu verbrennen. Eine Gruppe Schaulustiger stand neugierig um uns herum, der Notarztwagen kam, mein Vater legte mir sofort eine Infusion und Valium rann rettend in meine Venen. Da lag ich nun auf der Trage und ganz allmählich kam Ruhe über mich, meine Bewegungen verlangsamten sich und die Muskulatur entkrampfte sich. Mein Vater blieb bei mir im Wagen und schon verschwamm alles um mich herum. Ich sah nur noch die Decke des Ambulanzwagens, die Infusion am Haken wackelte in den schnell gefahrenen Kurven hin und her, ganz langsam indes bewegte sich die klare Flüssigkeit

abwärts in meine brennenden Venen, mein Körper schien alles aufsaugen zu wollen, um das große Feuer in meinen Nervenbahnen zu löschen. Dann versank ich in einem großen Meer aus Gedankenlosigkeit und Vergessen.

Irgendwann kam ich wieder an die Oberfläche. Ich erwachte, aber um mich herum war alles schwarz und stockdunkel. Ich versuchte zu erforschen, wo ich war. Der Boden schien aus kaltem, harten Marmor zu sein und neben mir lagen gespenstisch einige leblose Körper in weißen Krankenbetten. Auch ich lag in einem solchen Bett. Es war totenstill in dem Raum, kein Schnaufen, kein Atmen, nichts war zu vernehmen. Ich hatte Angst, war dies das Ende? — War dies die Leichenkammer? — Aber ich lebte doch noch. Es fröstelte mich, und als ich versuchte mich aufzurichten, bemerkte ich, dass dies unmöglich war, weil ein großer fester Gurt straff über meine Brust gespannt war und auch meine Füße ließen sich nicht bewegen. Ich war festgeschnallt worden, fixiert.

Endlose Minuten vergingen und es war mir, als existiere ich nicht mehr. Kein Entkommen mehr, dachte ich, jetzt bist du drin in der großen, erbarmungslosen Mühle, sie werden dich zermahlen zu Staub und sie werden stärker sein als du ... Plötzlich näherten sich feste, entschlossene Schritte von draußen, die Tür ging kurz auf, jemand trat ein, machte jedoch kein Licht an. Er kam näher zu den Betten, schien dabei ein bestimmtes zu suchen, blieb schließlich an meinem Fußende stehen und sprach ganz deutlich in die Stille: "Leonard, bist du es?" — Ich wollte antworten, fand aber in meinem Innern keine Worte und keine Stimme ... Aber ich erkannte die Person: es war Dr. Knoten. Er kam zu meiner Rechten, fühlte den Puls, kontrollierte die Infusion und beugte sich dann ganz langsam zu mir runter, fasste schließlich meine Hand und flüsterte in mein Ohr: "Hab keine Angst, Leonard, ich hole dich hier wieder raus. — Du wirst sehen, alles wird wieder gut." Er streichelte kurz über meine mager gewordenen, jetzt schwach

und leblos daliegenden Arme. Dann verließ er, ohne sich nochmals umzudrehen, den Raum, und tiefe schwarze Dunkelheit umnachtete mich wieder.
Irgendwann kam erneut jemand, entriegelte ohne ein Wort zu sprechen die Bremsen des Fahrgestells und schob mein Bett aus dem Raum. Endlos lang erschien mir die Fahrt durch die Korridore der Klinik. Mein Blick glitt an der Decke entlang, die vorbeiziehenden Neonleuchten über mir waren das einzige, was ich sehen konnte. Der Pfleger sprach kein Wort. Wir hielten vor der Tür eines Fahrstuhls, er nahm einen Schlüssel aus der Westentasche und schloss auf. Das Bett und er passten gerade so hinein. Die Infusion hatte er schon vorher abgenommen. In meinem Arm steckte nun ein Butterfly, eine Leitung, durch die ohne erneuten Einstich jederzeit Valium oder andere Mittel den Weg in meine Blutbahnen finden konnten.
Wir fuhren mehrere Etagen nach oben und schließlich, als der Fahrstuhl anhielt, befreite die sich öffnende Tür uns von der bedrückenden Enge des Fahrstuhls. Immer noch war ich festgeschnallt. Ich zwang mich, ruhig liegen zu bleiben, denn jedes Aufbäumen wäre sinnlos und ein Fehler gewesen und hätte mir letztendlich nur geschadet.
Schließlich kamen wir auf eine Station, die sehr unruhig war, und ich wurde in ein Zimmer geschoben. Ohne ein Wort legte man mir neue Infusionen an. Der Gurt wurde endlich abgenommen. Als ich jedoch versuchte aufzustehen, kam ein riesiger, hünenhafter Pfleger und brachte mich sofort wieder in Liegeposition — und natürlich schnallte er mich wieder an. Wenig später kam ein junger Arzt. Er versuchte eine neue Stelle an meinem Arm zu finden. Dabei schien er sehr ungeübt, und obwohl meine Venen sehr deutlich hervortraten, gelang es ihm nicht, und so kam der Pfleger und legte eine neue Infusion.
Alles um mich herum versank in einem schweren Nebel, ich verlor jegliche Orientierung und war nicht mehr Herr meiner selbst. Manchmal kam ich zu mir, etwa dann, wenn

Hunger oder Durst mich quälten oder wenn ich gerade mal nicht fixiert war und mir an der Schranktür weh tat.
Meine Wahrnehmung war nur noch bruchstückhaft und die Medikamente schlugen voll an. Sie drückten mich regelrecht zu Boden und versuchten mich taub und blind zu machen. Ich war zum Spielball in einem gefährlichen Spiel geworden. Die Medikamente sollten mich zur Ruhe bringen, das Rad meiner Gedanken sollte endlich wieder ruhiger laufen und alle diese Emotionen sollten gedämpft werden, weil ich sonst drohte, mich aufzulösen, zu verbrennen und durch meine eigene Hirnaktivität zu schmelzen.
Ich wusste nicht, wie mir geschah. Mein Gleichgewichtssinn funktionierte nicht mehr, dadurch konnte ich nicht mehr laufen, aber auch Liegen war unmöglich geworden, und auf meinem Kopf lag ein großer schwerer Bleipanzer. Gleichgewicht suchend, lief ich im Gang umher und wurde immer wieder festgeschnallt. Oft tat ich mir weh und lief irgendwo gegen. Manchmal traf ich dabei einen anderen Patienten, aber schließlich sackte ich dann doch ins Bett, und der Film in meinem Kopf riss ab ...
Als ich wieder zu mir kam, war da meine Mutter und versuchte mich mit kleinen Brothappen zu füttern. Ich war aber kaum imstande zu kauen, geschweige denn zu schlucken.
Ich hörte meinen Vater sagen: "Er ist ja hier interniert wie im KZ und so mager habe ich ihn noch nie ... ", brach er ab und meinte nach einer kurzen Pause: "Was geben sie ihm denn bloß alles, es muss ja eine Wahnsinnsdosis sein, die sie ihm da verabreichen." — "Nun, sie müssen ihn ruhigstellen, sonst verbrennt er in seiner Hyperaktivität." Ich versank wieder in der Tiefe des künstlich hervorgerufenen Schlafes, und als meine Mutter mir später sagte, dass sie die Rainbow Warrior, das Schiff von Greenpeace, als Poster an die Wand über mein Bett gehängt hätte, da war ich nicht in der Lage, es zu sehen.
Ein alter Mann lag noch in meinem Zimmer und beschuldigte mich, seine Käseeckchen aus dem Nachttisch

geklaut zu haben, aber ich wusste doch überhaupt nichts von Käseecken! Es gab einen großen Krach und der alte Mann drohte mir mit dem Stock. Dann sackte ich wieder in mich zusammen und vergaß alles um mich herum. Erschöpfung suchte mich nun heim und ich wehrte mich nicht mehr gegen die Fesseln der Pfleger und die Tabletten und Infusionen der Ärzte.

Mein Vater suchte den Oberarzt auf. Er war ein kleiner, etwas dicklich-untersetzter Mann, ein Südländer mit etwas Akzent, und mein Vater fragte ihn: "Ich bin ja nun Kollege und auch Vater, können Sie mir sagen, was mein Sohn an Medikamenten bekommt?" — "Da müsste ich nachschauen, aber es geht sie wirklich überhaupt nichts an", meinte er. Damit war für ihn die Sache erledigt und mein Vater, eigentlich ein stoisch-ruhiger Mann mit viel Geduld, hätte ihn wohl am liebsten am nächsten Kleiderhaken aufgehängt.

Es gab nur zwei Pfleger und eine Schwester auf der Station, aber es lagen vierzig schwerstkranke, zum Teil sehr psychotische und auch leidende Patienten dort in den kleinen, unklimatisierten Zimmern. Es war ein Chaos und einer großen Universitätsklinik unwürdig. Mein Vater schrieb dem Chefarzt einen Beschwerdebrief, worauf dieser zurückschrieb: *Wir haben kein Geld für mehr Personal, beschweren sie sich doch bei der Regierung.*

Aber ich habe es dann doch noch geschafft, aus dieser Teufelsküche zu entkommen. Man lud mich in einen Rollstuhl und fuhr mich zu der Kinder- und Jugendstation von Dr. Knoten. — Der Doktor persönlich empfing mich auf dem Gang: Du wirst sehen, alles wird wieder gut, schien er sagen zu wollen, aber er nickte nur stumm und gab mir die Hand.

Meine Eltern besuchten mich und brachten eine selbst bemalte Postkarte von Mika mit, auf der ein Walfisch zu sehen war, der durch einen Regenbogen schwimmt.

Irgendwann habe ich dann, als ich mein Zimmer verlassen hatte und auf dem Weg zurück von der Toilette war, die

falsche Zimmertür erwischt, und erst als ich in dem fremden Zimmer stand, bemerkte ich es.
Da sah ich sie zum ersten Mal. Sie saß völlig ruhig, mit angezogenen Beinen in ein Kreuzworträtselheft vertieft, auf ihrem ordentlich gemachten Bett. Sie war sehr zierlich und gerade mal sechzehn Jahre alt. Sie war atemberaubend schön. Wie eine Prinzessin saß sie dort mit ihrem goldblonden Haar, den funkelnden himmelblauen klaren Augen, und sie hatte tadellose Zähne, die sich weiß zwischen ihren roten Lippen zeigten, wenn sie sprach. Sie war zartgliedrig, sehr schlank und nicht größer als einen Meter fünfundsechzig. Ihr schönes Gesicht verriet Intelligenz und sie trug ein kurzes leichtes Sommerkleid mit orangeroten Blümchen darauf.
Sie schaute von ihrem Rätselheft auf und fragte mit leicht französisch-luxemburgischem Akzent, wobei sie mich verführerisch anlächelte: "Sie wünschen?"
"Oh, entschuldige bitte, ich muss mich geirrt haben." Ich war ganz perplex und wollte mich wieder zur Tür hin bewegen.
"Aber nein, komm, setz dich doch ein wenig zu mir." Sie war sehr sanft und erzählte mir, dass sie Probleme mit dem Essen gehabt hatte, nun aber wieder essen wolle. "Wie heißt du eigentlich?", fragte sie mich schließlich.
"Leonard ... und du?"
"Diane", kam es über ihre Lippen, und es traf mich wie ein großer, spitzer Pfeil mitten ins Herz.
Damals erkannte ich die Gefahr noch nicht, die für mich von ihr ausging, erahnte noch nichts von der Tragweite und Tragik, die diese Begegnung bringen sollte. Ich war wehrlos und ihre liebreizende Art, ihr traumhaft schönes Bild und ihre gerade zart erwachende Weiblichkeit verzauberten zweifellos, es traf mich damals ein starker Strahl aus Licht und Liebe. Ungeheuere Kraft und faszinierende Schönheit gingen von ihr aus.
Zunächst gab sie mir neuen Mut und neue Kraft und so wurde Diane zu meiner nettesten Gefährtin und Kameradin.

Sie hatte Humor und Geist, wir lachten sehr viel und unsere Blicke trafen sich immer, wenn wir zusammen spielten oder miteinander sprachen und witzelten. Dabei konnte sie so hinreißend lächeln und ihre Augen versprühten einen betörenden Liebeszauber, der mich in die Sonne heben wollte, mich einfach packte und in seinen Bann nahm.
Diane war wie eine große, starke, tröstende Sonne, die wärmte und mich anstrahlte. Dabei erholte ich mich nun sehr rasch von den Folgen der schweren Krankheit. Als der September kam, stand meine Entlassung an, und am 26sten September war es dann endlich so weit. Ich kam nach Hause!
Diane war Luxemburgerin, ihr Vater hatte in H. und Paris studiert und ihre Mutter stammte aus Paris. Die Familie war sehr reich und sie hatten noch eine weitere, ebenfalls atemberaubend schöne Tochter, die in meinem Alter war. Ich glaubte damals fest daran, dass der Himmel mir Diane geschickt hatte, und sie gab mir zum Abschied ihre Adresse und ein kleines Foto von sich mit. Sie musste ja auch wieder zur Schule gehen und auf mich wartete ein Studienplatz in Tübingen. Ein paar Mal sah ich sie noch, wenn ich zu Dr. Knoten zum Gespräch kam, aber dann war sie doch irgendwann in Luxemburg verschwunden. Ich schrieb ihr Briefe und sie antwortete prompt. Es entwickelte sich eine Brieffreundschaft, und wenn ich auch ziemlich sicher bin, dass sie mich sehr gemocht hat, so blieben mir am Ende nur Schmerz, Trauer und ein ständiges platonisch brennendes Gefühl, das meine Seele zu zerreißen drohte.
Alle meinten, ich hätte mich gut erholt, und natürlich wollte ich keine Zeit verlieren und mein Studium in Tübingen. beginnen.
Als ich Mika wiedertraf, verstand sie nur schwer, was mit mir geschehen war. Sie hatte zuerst angenommen, dass ich mir im Schwimmbad das Bein gebrochen hätte, und konnte nun nur sehr schwer nachvollziehen, was wirklich geschehen war. — Aber ich mochte sie sehr und wir trafen uns oft.

Sie war eine sehr interessante Gesprächspartnerin und ich fand bei ihr alles, was ich mir von einer Freundin wünschte. Nur blieb eben auch diese Freundschaft platonisch und drohte mich zu verbrennen. Ohne Hoffnung auf Erlösung, Entspannung oder Erfüllung ging ich mit meiner so starken Liebessehnsucht in diesem Herbst zur Uni.

Die Tage des Sommers sind gezählt — Noch ist die Sonne brütend heiß, noch wünscht man sich um die Mittagszeit nichts sehnlicher als ein kühlendes Bad oder ein wenig Schatten. Doch die Tage werden schon wieder kürzer, die Nächte länger und kühler, der Zenit ist überschritten und alles bewegt sich auf Herbst, Vergänglichkeit, Schlaf, Rückzug, Ruhe, das Sterben zu.
Noch geht das alles sehr langsam und kaum merklich vonstatten, aber das Rad der Jahreszeiten dreht sich unaufhörlich weiter, dauernd die Position wechselnd, drängt es unaufhaltsam vorwärts und zieht so seine Bahnen durch die Zeit. So wie Tag und Nacht einander abwechseln und ineinander übergehen, genauso wechseln unaufhörlich und ohne Unterbrechung die Jahreszeiten einander ab und lassen wachsen, blühen, verwelken, absterben und ruhen, immerfort, endlos in ständiger Wiederholung.
Eines Tages, gegen Ende des Sommers, kündigte sich der Herbst an. Zunächst ganz leicht und leise, mit Tau am Sonntagmorgen auf den Feldern, dann mit einem roten und einem gelben Blatt auf der Wiese, und er lachte mit seinen Früchten in Gelb, Rot und Braun. Und schließlich ergriff er Besitz von der Welt mit seinen langen, kühlen Nächten und brachte der Natur den lang ersehnten Schlaf, die wohlverdiente Ruhe.
Nun weiß ich nicht, welches Ziel das meinige ist und ob es überhaupt Sinn hat, diesen angefangenen Weg weiterzugehen, ob ein Mensch überhaupt Mensch bleiben kann, wenn er sich einmauern, einparken, einsperren lässt, ob ich überhaupt weiter will, ob nicht der Herbst mich eines Tages mit

seinen gelben, roten und braunen Blättern, seinen feuchten Nebeln und den kühlen, langen Nächten einfach mitnehmen wird — zum Winter, zum Schnee, der Vergänglichkeit und dem Tod.
Ob ich dann den Sinn schauen werde, weiß ich nicht. Aber gewiss wird dieser Kuss kein Tod, kein Ende, kein Abschied für immer sein, sondern es könnte auch eine Erlösung, eine langersehnte Wohltat, eine Hingabe und vielleicht ein neuer Anfang sein? — Ein Zurück zum Ursprung, zur Mutter, zum Eigentlichen.

10

Von außen sah es so aus, als hätte ich alles gut überstanden, aber in Wirklichkeit war ich innerlich sehr schwer getroffen.
Es klopfte ein alter Freund meines Vaters an die Tür. Wir kannten ihn alle nur von Fotos und aus Erzählungen, er hieß Eckard Sobottka und hatte damals in der DDR mit meinem Vater Abitur gemacht. Er war ein sehr talentierter Läufer gewesen. Anfang der sechziger Jahre war er sogar DDR-Meister über die achthundert Meter Strecke geworden!
Eckard und mein Vater wollten kurz vor dem Mauerbau im August 1961 gemeinsam in den Westen. Eckard hatte sich jedoch bei einer Motorradtour eine schwere Nierenentzündung geholt und blieb in Rostock. Mit seinen damals 21 Jahren war seine vielversprechende Leichtathletikkarriere von einem Tag auf den anderen beendet gewesen. Zweifellos hätte er 1964 in Tokio ganz vorne mit dabei sein können, aber sein Arzt hatte ihm wohl sehr eindeutig erklärt: "Herr Sobottka, wenn Sie weiterhin Leistungssport machen wollen, dann bitte nur noch Schach spielen."
In seiner Wohnung standen alle Olympiabücher von damals bis heute ordentlich nebeneinander in der Schrankwand,

und es scheint ihm schwergefallen zu sein, ein solch frühes und abruptes Ende seiner Läuferkarriere zu akzeptieren. Auch das angefangene Medizinstudium brach er ab und heiratete seine Frau Gundel. Schon bald kamen zwei Söhne zur Welt. Eckard studierte Soziologie und wurde Bezirksleiter des Roten Kreuzes.
Wir waren gerade beim Kaffeetrinken auf der Terrasse, als der kleine blaue Trabant bei uns vorfuhr.
Eckard war damals ein temperamentvoller, großer, immer noch sportlich wirkender Mann von fünfzig Jahren. Er hatte nur noch wenige Haare, was man jedoch übersah, weil er eine sehr offene und freundliche Art hatte, die einen sofort vereinnahmte. Wenn er lachte, blitzten zwei Goldzähne aus seinem Mund.
Es war das erste Wiedersehen nach fast dreißig Jahren. Den beiden Freunden standen die Tränen in den Augen, denn keiner hätte je geglaubt, dass sie sich einmal wieder sehen würden. Sie hatten sich völlig aus den Augen verloren und eher zufällig hatte Eckard in einer Teilnehmerliste des Chirurgenkongresses in Berlin den Namen und die Adresse meines Vaters entdeckt.
Eckard hatte Nierensteine und wollte sich nun bei uns im Westen mit dem Nierensteinzertrümmerer behandeln lassen. Weil es in den neuen Bundesländern noch sehr wenige dieser Apparate gab und die Wartelisten entsprechend lang waren, hatte mein Vater ihm einen Termin besorgt, zumal er starke Schmerzen hatte.
Eckard erzählte gern und die letzten drei Jahrzehnte gaben genug Stoff. Er sprach auch von seinem fünfzigsten Geburtstag, als er beim Kaffeetrinken einen Herzinfarkt bekam. Mit einem Mal war ihm ganz schwarz vor Augen geworden, bis er dann jegliche Erinnerung verlor und erst nach acht Stunden Operation wieder zu sich kam. Er sagte mir damals, wenn er nicht mehr aufgewacht wäre, dann wäre es auch nicht weiter schlimm gewesen, nur habe er jetzt ein neues Leben geschenkt bekommen, für das er auch sehr dankbar sei.

Eckard kaufte sich einen Citroën BX GT. Er war mächtig stolz auf sein Westauto und nahm mich mit nach Rostock, weil ich einfach noch ein paar Tage Ruhe und Ferien brauchte, bevor es zur Uni gehen sollte.

Damals sah ich zum ersten Mal Warnemünde, die großen Werften, Rügen und all die anderen Orte, die ich ja nur aus den Erzählungen meines Vaters kannte.

Anfang Oktober ging ich dann nach Tübingen. Es war fast unmöglich, ein eigenes privates Zimmer zu finden, und erst nach langem Suchen und Überlegen fand ich dann einen Platz in dem großen Haus der Burschenschaft *Derendingia* direkt am Schlossberg. Das war eine große, alte Villa mit vielen Zimmern, einer Bibliothek, einem riesigen Festsaal, einer Küche, einer Turnhalle, die zur Disco werden konnte, und allerlei anderem Komfort.

An den Wänden hingen die Porträts der *Alten Herren*, der ehemaligen Burschen, die im Laufe der Jahre aktive Mitglieder gewesen waren und nun, in Amt und Würden und als im Leben erfolgreiche, alte Herren, die Burschenschaft vor allem mit Beiträgen und Spenden förderten, um so den Burschen ein angenehmes Studentenleben zu ermöglichen.

In Tübingen gab es viele Burschenschaften, Sängerschaften und andere Verbindungen. Zum Teil waren diese noch sehr konservativ eingestellt. Sie hielten an den Ideen und Traditionen von 1848 fest, weil sie sonst nicht mehr viel hatten, was sie von den anderen unterscheiden konnte. — Einige waren bestimmt auch deutschnational und propagierten als politisches Ziel ein Deutschland mit den Grenzen von Anno 1871. Aber die Burschenschaft *Derendingia* war eher moderat und liberal, und anstatt mit Degen oder Säbel aufeinander loszugehen, übte man miteinander Judo, wanderte an den Wochenenden und sang, oder man saß zusammen beim Bier.

Aber es war eben doch eine Burschenschaft, und die meisten alten Herren waren Juristen oder Mediziner. Bevor man ein richtiger Bursche werden konnte, musste man eine Zeit lang Fux sein. Füxe waren bei den so genannten

'Kneipen' für den Nachschub zuständig, sie mussten also die Burschen und die alten Herren mit frisch gezapftem Bier versorgen: "Füxe, Stoff", hieß es ständig und die Füxe sprangen sogleich, um Bier zu holen. Es war stets ein offenes Fass im Haus vorhanden und es konnte auch schon mal vorkommen, dass mitten in der Nacht eine Gruppe von einer anderen Burschenschaft, schon etwas angeheitert, an die Türe klopfte und Einlass oder nach einem Umtrunk verlangte.

Alle Bewohner des Hauses waren dann verpflichtet, aus ihren Zimmern zu kommen, um mit den angeheiterten Kameraden eine spontane 'Kneipe' zu feiern. — Wetttrinken, so genannte 'Hochkneipen' gab es auch. Dazu stellte man alle Stühle auf die Tische, und wer am schnellsten und am meisten trinken konnte, hatte gewonnen. Alte deutsche Lieder wurden gesungen, und die 'Aktiven' hatten bei allen Festivitäten die Uniform zu tragen, die Mütze und das Band mit den Farben waren ordnungsgemäß zu zeigen.

Wie gesagt, die alten Herren waren durchweg arrivierte, im Berufsleben sehr erfolgreiche Männer. Sie waren Staatsanwälte, Bundessozialgerichtspräsidenten, Chefärzte oder Professoren, und wenn ein Bursche einen Praktikumsplatz oder etwa eine Referendariatsstelle suchte, so konnte er natürlich immer einen *Derendinger* fragen und dieser setzte sich ein, den jungen Kameraden irgendwie zu vermitteln.

Frauen waren als Mitglieder natürlich nicht zugelassen, aber bei Festlichkeiten war ihre Anwesenheit durchaus erwünscht — mit Voranmeldung versteht sich ...

Meine Mutter brachte mich Anfang Oktober nach Tübingen, und ich war sehr froh, zunächst einmal bei den *Derendingern* wohnen zu können. Außerdem waren die Jungs wirklich nett, und ein Kommilitone, Meinrad, war ebenfalls hier gelandet, so dass wir oft zusammen zur Uni gehen konnten.

Überhaupt war es recht bequem, am Schlossberg zu wohnen, denn so konnten wir fast alle Wege zu Fuß machen.

Die Hörsäle waren übervoll, manche Zuhörer mussten auf den Fensterbrettern oder im Gang Platz nehmen und die Professoren thronten irgendwo dort vorne auf ihrem Katheter. Man musste sich sehr viel Mühe geben, wenn man auf einem der schlechten Plätze saß und trotzdem etwas verstehen wollte.
Ein Professor fuhr immer mit einem Jaguar V12 Souvereign direkt vor den Hörsaal, stieg aus, sah um sich, zog sich Schlips und Kragen zurecht und stolzierte dann mit Aktentasche und Regenschirm unter dem Arm an den Studentengrüppchen vorbei in den Hörsaal. Ein anderer unterbrach immer wieder seine Ausführungen, um in die große Menge der Erstsemester zu sagen: "Drei Viertel von euch müssen weg, denn viele sind hier sowieso fehl am Platze, Ihr werdet schon sehen, ich bekomme die Plätze schon leer." — Nicht gerade aufbauend für jemanden wie mich, der sein Abi in der Tasche hatte und nun versuchte, sich irgendwie neu zu orientieren, um sich dann einen Weg durch den Wissensdschungel zu bahnen. Und überhaupt war ja ein Herr Professor ein irgendwo ganz hoch oben stehender Mann, zu dem man nur aufschauen konnte ... zumindest mir flößten diese Menschen damals noch Respekt ein.
Nach dem Sommer und der langen Zeit in der Klinik war es wieder soweit: Ein großer, schwerer schwarzer Schleier aus Traurigkeit und Angst überzog mein Gemüt. Hoffnungslosigkeit, Unzufriedenheit, Selbstanklage und ein immer stärker werdender Ekel vor meinem eigenen Körper wurden zu meinen ständigen Begleitern. Aus Frust begann ich zu essen und mein ehemals so sportlich-durchtrainierter Körper setzte nun an Bauch und Beinen Fett an. Auch ein verzweifeltes Joggen-gehen-wollen oder eine Diät hatten wenig Sinn. So hasste ich mich, schlug mit den Fäusten auf meine fetten Oberschenkel ein und war dennoch lethargisch, inaktiv, unfähig und ohnmächtig, ja hilflos, leer und ausgebrannt. Ich konnte mich der großen schwarzen Hand nicht erwehren, die gierig nach mir griff und mich zu zerdrücken drohte.

Den Vorlesungen konnte ich kaum noch folgen und ich genierte mich, zu fragen. Dabei sahen die anderen in meinen Augen soviel schlauer und intelligenter aus. Schon bald verstummte ich gänzlich und traute mir immer weniger zu. Dennoch zwang ich mich zu arbeiten und nahm mir jeden Tag etwas vor. Aber ich fand einfach keinen Zugang zu dem juristischen Denken, und oft fielen mir abends beim Lesen einfach die Augen zu.
Ein Psychiater vor Ort hatte mir neue Medikamente verordnet, und dies hatte zur Folge, dass ich noch mehr schlief und das Problem mit dem Heißhunger und den Diätplänen noch gravierender wurde, denn viele dieser Medikamente steigern den Appetit und lagern vermehrt Wasser ins Gewebe ein. Mein Gehirn war von Medikamenten besetzt und meine Seele fror. Es kam ein Brief von Mika, ein sehr langer Brief, ein ganzes Heft, ja ein kleines Büchlein hatte sie vollgeschrieben, und auch Diane schrieb mir aus Luxemburg. Aber dennoch blieb der innere Frost und ich fühlte mich mit einem Mal so ausgebrannt und leer, ja, ich war elendig einsam und frustriert. Das Bett wurde zu meinem Zufluchtsort, wärmen konnte es jedoch nur meinen Körper, einen Körper, den ich hasste und der in meinen Augen hässlich und fett war. Unwürdig kam ich mir vor, minderbegabt und faul sah ich mich mitten in einem Heer von starken, klugen und erfolgreichen Menschen scheitern.
Dieser Winter schien mir noch dunkler, eisiger, kälter und erbarmungsloser zu sein als alles, was ich bisher erlebt hatte. Es lebte nur noch die Hülle des alten Leonard, ein hässlicher und nicht mehr liebenswerter Körper. Träge, schlapp und müde wälzte ich mich morgens nach zehn oder zwölf Stunden Bettruhe aus meiner Schlafstätte, und wären Meinrad und die anderen Derendinger nicht gewesen, so hätte ich wohl ...
Aber es hatte alles keinen Zweck. So ging ich im Januar zurück zu den Eltern, zurück in die Heimat. Vielleicht war es eine Flucht vor den Schwierigkeiten und vielleicht war

es wirklich ein Versagen, aber es war doch die einzige Möglichkeit, mit dieser erschreckend kalten und gnadenlos mich vereinnahmenden Melancholie zurecht zu kommen. So war es wohl die beste Lösung, und auch, wenn ich mir Vorwürfe machte und mich nun noch mehr als Versager und Minderbegabten ansah, so war es damals das Einzige, was ich tun konnte und wohl auch tun musste, um nicht unterzugehen.

Wenn Träume die Wirklichkeit ersetzen,
und Tabletten die Synapsen besetzen
dann stehst du im Sumpf
und bist schon abgestumpft.
Wenn du dein Leben im Bett verbringst,
einfach keine Leistung bringst.
Wenn du früher dachtest, dass du vor Freude fast
zerspringst, ist die Welt heute verblasst.
Lachen, der Gleichgültigkeit gewichen,
teilnahmslos deine beste Zeit verstrichen.
Früher, ein sonnig-sympathischer Junge,
heute ein müder Krieger mit gebrochener Zunge.
Die Sonne scheint, aber du siehst sie nicht,
es ist Sommer, aber du frierst — kein Licht,
alles wie hinter Glas,
bald beißt du ins Gras.
Zu dir dringen keine Töne mehr,
Freude? — Lange her!
Wenn dich nichts mehr bewegt,
sich in dir nichts mehr regt:
Alles ist nur noch kahl und leer
selbst kleine Dinge fallen dir schwer,
dann hast du keine Chance mehr,
bist wie ein toter Mann im Meer!

So traf ich Mika wieder und fand in ihr eine Freundin, die versuchte, mich zu verstehen. Aber ich fand bei ihr keine

Liebe, denn in mir waren damals nur Selbsthass, Angst und Zweifel. Ich war gescheitert und so traurig, dass ich wiederum in einem Meer meiner eigenen Tränen zu ertrinken drohte. Mika konnte mich nicht trösten, ohne mich zu lieben, und ich konnte nicht lieben, wenn ich mich selbst hasste und als Versager scheitern sah. — Es war ein todesähnlicher Zustand und dennoch war ich bei vollem Bewusstsein. Aber trotzdem: Sehr klein und gut versteckt, schüchtern und ganz in sich zusammengesunken, glühte auch damals in mir noch dieser kleine Funke ... dieser Funke Leben, der die starken Menschen niemals verlässt, auch nicht in tiefster Nacht oder dunkelster Stunde. Dieser Funke hoffte auf neues Feuer, Entflammung und die Kraft des Lebens. Er besteht aus tiefer Liebe, aus ewiger Sehnsucht nach Trost und der Hoffnung auf ein Ende des Leidens. Ja, er trägt alles in sich, was uns Menschen vom Tier unterscheidet und ist dennoch ein Stück urtümlicher Überlebenswille und dem Trieb der Selbsterhaltung, der wohl alle Lebewesen miteinander verbindet, sehr nahe. Wenn ich auch oft glaubte, dass in mir völlige Leere herrschte, so war dieser letzte reine Funke Leben wohl dennoch immer in mir gewesen und hat mich so vor dem wirklichen Scheitern bewahren können.

Ich begann wieder zu trainieren, machte Waldläufe und ging viel Schwimmen, aß kontrollierter und weniger, und schon bald passten die alten Hosen wieder und mein Bauch wurde straffer. Ich begann meinen Körper wieder etwas zu mögen oder zumindest hasste ich ihn nicht mehr.

Doch ich hatte kein Ziel mehr. Das Studium war gescheitert und Jura wäre sowieso nicht das Richtige für mich gewesen. Ich besuchte noch paar Vorlesungen in Saarbrücken, aber dann ließ ich es sein.

Mein Onkel hatte ein Haus in Südspanien und lud mich ein, ihm für drei Wochen über die Ostertage Gesellschaft zu leisten. Die Sonne schaffte es dort unten schon, eine angenehme Wärme in den Tag zu bringen und so badeten wir im

Meer oder im Pool, sonnten uns und gingen abends essen oder spielten auf der aufgeheizten Steinterrasse Karten.
Onkel Rudi hatte damals einen grünen Citroën Mehari, einen kleinen geländegängigen Jeep auf der Basis eines 2CV. Damit unternahm ich kleine Tagesausflüge und erkundete die Küste, fuhr in die Berge, aß unterwegs viele sonnengereifte Orangen und legte mich manchmal irgendwo in die Natur zum Bewundern der Landschaft, zum Lesen, Nachdenken und Genießen der Sonnenstrahlen.
Meine Eltern hatten damals einen Landschaftsgärtner damit beauftragt, unseren Garten umzugestalten. Mein Vater war auf der nassen Holztreppe ausgerutscht und hatte sich so sehr weh getan, dass er sich kurzer Hand entschlossen hatte, die Treppe abzureißen und den Hang so anzulegen, dass kleine Terrassen aus Porphyr und Splitt eine schöne, begehbare Treppe bildeten.
Der Chef der Gartenbaufirma war ein junger Mann von achtundzwanzig Jahren und er hatte gute Ideen. Wenn seine Firma auch noch jung und klein war, so hatte er dennoch Erfolg, denn damals war er wohl einer der wenigen Landschaftsgärtner in unserer Region. Seine Mitarbeiter arbeiteten gut und mit schwerem Gerät rissen sie das Betonfundament der Holztreppe und die Mauer weg. Dann schichteten sie die Porphyr-Platten geschickt aufeinander. Auch die Fischteiche wurden neu gestaltet und der Hang wurde mit einem Essigbaum, Forsythien, Rhododendren und zahlreichen Stauden neu arrangiert. Das Grundstück gewann dadurch sehr, und meine Eltern waren zufrieden und empfahlen die Firma weiter.
Ich fragte den Chef, alle nannten ihn Joe, ob ich nicht eine Zeit lang für ihn arbeiten könne. Er wollte nur wissen, ob ich schon den Führerschein hätte und stellte mich zum ersten April als Hilfsarbeiter ein. Offiziell lief das Ganze als Praktikum, denn ich dachte natürlich an die Möglichkeit, später Gartenbau zu studieren. So nahm ich mein Fahrrad und einige Utensilien und fuhr nach Saarbrücken. Bei

unseren Freunden, der Familie Ball, konnte ich wohnen. Die Eltern waren damals froh, einen "Leihsohn" im Haus zu haben, denn ihr Sohn Daniel musste Zivildienst in Frankreich machen, und Florian, sein älterer Bruder, war schon mitten im Studium, so dass das große Haus fast leer stand und ich Daniels Zimmer wiederbeleben konnte. Mika wohnte damals gerade zwei Straßen weiter und wenn ich früh morgens zur Firma fuhr, da kam ich immer an ihrem Haus vorbei. Mein Weg zur Arbeit führte durch die ganze Stadt, am Bahnhof vorbei, durch einen Vorort, dann durch ein Waldstück, wo man an einer Baustellenampel immer halten musste, und nach ein paar Kurven auf der Landstraße war ich dann bei Joe auf dem Firmengelände.
Als ich an meinem ersten Morgen in den Aufenthaltsraum kam, genierte ich mich ein wenig, und die Situation war ähnlich ungewohnt wie damals bei dem Schulwechsel von der Franz von Assisi-Schule zum Humboldt-Gymnasium.
Der Chef kam und stellte mich als neuen Mitarbeiter vor. Dann teilte er die Kolonnen ein und gab mir einen Autoschlüssel mit den Worten: "Nimm den Patrol und fahr nach Perl an die luxemburgische Grenze, dort stehen beim Restaurant Schloss Berg noch Werbeschilder von uns." Die anderen waren ein wenig neidisch, denn eine so angenehme Arbeit schienen nur bestimmte Arbeiter zu bekommen.
Dann ging es mit dem VW-Bus nach Lothringen an den See, dorthin, wo meine Eltern auch ihr Domizil hatten. Ein Industrieller hatte dort ein Anwesen erworben und Joe gestaltete ihm den Garten. Morgens um sieben Uhr ging es los und abends fuhr unsere Kolonne im Dunkeln wieder zurück nach Deutschland. Der Bürgermeister des kleinen Dörfchens Diane Capelle weigerte sich, uns mit Lastwagen und Tieflader über die für siebeneinhalb Tonnen zugelassene Kanalbrücke fahren zu lassen. Nach heftigem Diskutieren und Gestikulieren sowohl auf Deutsch als auch auf Französisch, ließ er dann mit sich reden und gestattete schließlich doch die Überfahrt. Joe war dazugekommen,

und weil der Bürgermeister für seine Gefälligkeit entlohnt werden wollte, brachte Joe vier Kisten besten Bordeauxwein mit, um auch für den Rücktransport alles klarzumachen: Wer gut schmiert, der gut fährt.
Heute hängt dort an der Brücke kein siebeneinhalb Tonnen-Schild Schild mehr, man hat wohl herausgefunden, dass die Brücke für Lastwagen mit Hänger doch stabil genug ist, denn auch das große Müllauto passiert nun regelmäßig Woche für Woche die Brücke, ohne angehalten zu werden.
Zunächst musste ich allerhand Hilfstätigkeiten wie Beton mischen, Verputzen, Schubkarren fahren, ausführen. Ich fuhr den Lastwagen und auch den kleinen Transporter und die Arbeit machte schon bald richtig Spaß. Vor allem war sie gut für meinen Körper. Aus dem ehemals fetten, unförmigen, von Depressionen geplagten Studentenkörper erwuchs nun ein magerer, sehniger und gut trainierter, muskulöser Arbeiterkörper mit den männlich-jugendlichen Konturen. Elf, zwölf, manchmal auch mehr Stunden hatte mein Arbeitstag, und abends fiel ich dann todmüde aus den Schuhen und sank sogleich völlig erschöpft in einen tiefen Schlaf. Ich hatte großen Appetit, aß sehr viel und dennoch: Mein Körper straffte sich wieder.
Auch meinem Innern tat die Gartenarbeit gut. Die Erde unter den Füßen und in den Fingern zu haben, war ein tolles Gefühl, das mir schon bald mehr Sicherheit und Standfestigkeit gab.
Joe zahlte mir zwölf Mark die Stunde und das ohne Abgaben. Jede Woche hatte ich also sechs- bis siebenhundert Mark auf die Hand, das war damals für mich enorm viel Geld.
Irgendwann war ich mit Frank, dem Gärtner, allein, und wir fuhren im Lastwagen nach Hause. Wir waren schon ein wenig vertraut miteinander und unterhielten uns so, als er auf einmal sagte: "Mensch, Leonard, du bist ja gar kein so bornierter Studentenkopp, ich finde, du bist eigentlich ganz

in Ordnung. Prost!" Das war natürlich als Kompliment gemeint, und wenn der Ton untereinander auch manchmal etwas rau war, so war man zumindest ehrlich, und wenn man seinen Unmut losgeworden war, dann trank man anschließend zusammen ein Bierchen und die Welt war wieder in Ordnung.
Das eigene Geld, das Fahren der Maschinen und mein Mithalten-Können bei der Arbeit in der Gartenbaufirma brachten mir neues Selbstvertrauen ein und die Depressionen des Winters waren vergessen.

Der Sommer kam und ich arbeitete hart, war immer draußen an der frischen Luft, mein Oberkörper entwickelte sich und schon bald war ich braungebrannt, muskulös und hatte starke sehnige Arme bekommen. Die Haare hatte ich nun ganz kurz als 'Igel' geschnitten, und wenn die Gartenarbeit auch kein leichtes Brot war, so schmeckte es dennoch, denn es war ja selbst verdient und mit Schweiß und Mühe erkämpft.
Einen Teil des Geldes legte ich zurück für das Studium und schon bald träumte ich von einem eigenen Motorrad.
Weil es in der Firma zu wenig Mitarbeiter mit Führerschein gab — einer war mit Alkohol am Steuer erwischt worden und zwei andere waren zu schnell gewesen — war ich ein wichtiger Mann geworden.
Eines Morgens bekam ich den Lastwagen und brachte einen Teil unserer Leute zu ihrer Baustelle, dann fuhr ich zu meiner eigenen Kolonne, transportierte den ganzen Tag Material, arbeitete teilweise in der Kolonne mit und vergaß die Leute, die ich hätte abholen sollen. Ich fühlte mich schuldig, aber sie hätten uns doch anrufen können ...
Als wir abends in die Firma kamen, waren an meinem Fahrrad beide Reifen platt. Andreas hatte als Strafe für mein 'Ihn-im-Stich-Lassen' die Luft aus meinen Reifen gelassen, und natürlich gab es in der ganzen Firma keine Luftpumpe und seltsamerweise auch keinen Kompressor,

mit dem ich meine Reifen hätte befüllen können. Es begann schon zu dämmern und ich hatte keine andere Möglichkeit, nach Hause zu kommen, als mit dem Fahrrad! Ich spürte auf einmal eine riesige Wut in mir aufsteigen. Andreas war einsneunzig groß und sehr stark. Auf einmal hielt ich den schweren Eisenpickel in der Hand und wollte auf ihn losgehen. Dabei kämpfte ich innerlich mit mir und nur mühsam und mit viel Disziplin konnte ich mich selbst wieder beruhigen und mich gegen das Erschlagen meines Kollegen entscheiden. — Wenn ich damals zugeschlagen hätte, wäre es vorbei gewesen, für uns beide.
Ein anderer Kollege fuhr mich dann zur nächsten Tankstelle, wo ich meine Reifen befüllen konnte und am nächsten Tag war alles wieder gut. Dennoch war ich seit diesem Vorfall nicht mehr der Alte. Meine Nerven lagen blank und ich konnte mich immer schlechter auf die Arbeit konzentrieren. Die Beziehung zu Mika war weiterhin platonisch und die nicht ausbleibenden Fragen nach der Freundin und das provokative "Na, hast du denn schon mal?", verletzten mich plötzlich tief.

11

Die Kräfte verließen mich und es gab keinen anderen Ausweg, als mich in ärztliche Behandlung zu begeben. — Diesmal war Dr. Knoten nicht mehr für mich zuständig, und die schlechten Erfahrungen auf der Erwachsenenstation der Universitätsklinken machten die Entscheidung einfach: Professor Wolf würde mir am besten helfen können. Aber nicht nur die kleinen Schwierigkeiten hatten mich so weit gebracht, sondern vor allem auch die sinnlosen Gedanken an Diane. Ich hatte sie seit dem letzten Sommer nicht mehr gesehen und doch war sie der Mittelpunkt meines Lebens. Es glühte und loderte in mir, und immer

wenn ein Brief von ihr im Briefkasten lag, war dieser Tag für mich ein Freudentag.
Diane hatte ihre Krise ganz gut im Griff und schickte mir Fotos, auf denen sie noch schöner war, als ich sie kannte: Sie hatte nun schulterlange, blonde Haare und war unübersehbar vom Mädchen zu einer hübschen, jungen Frau herangewachsen.
Diane, Liebesgöttin, Jagdgöttin, Inbegriff der Schönheit, wie habe ich dich angebetet, wie bewundert und verehrt ... und wie viel Schmerz habe ich dabei erfahren müssen, als ich all mein Lieben und Werben im Platonischen beließ. Ich antwortete ihr auf die Briefe und war von dem Wunsch beseelt, sie irgendwann wiederzusehen.
Ich schrieb damals einen langen Brief an sie; beladen mit Bildern, Symbolen und Anspielungen steckte ich ihn in einen Umschlag. — Meine innerliche Spannung wurde von Tag zu Tag größer und alle meine Gedanken an Diane, die Gefühle, Emotionen, Wünsche und Träume durchmischten sich in mir zu einem immer unerträglicher werdenden Strom aus Leidenschaft, Schmerz und Schlaflosigkeit.
Mein Kopf arbeitete wieder ungeheuer schnell und ich vernetzte alle Informationen augenblicklich, hatte alle Daten, Ereignisse und Fakten sofort computergenau parat. Meine Mutter fragte mich schon: "Leonard, bist du ein Seher?" — Doch was dort anfangs so klar und schnell abrufbar war, alle diese Ideen, Erkenntnisse und Weisheiten wurden schon bald immer schneller und schneller, wurden dann ungenau, diffus, und schließlich verlor ich die Konzentration und die Gedanken wurden sprunghaft, undeutlich und so verstreute ich meine Kraft in der Unendlichkeit eines halb genialen, halb teuflischen Universums aus Gedankenflut und Ideenreichtum solange, bis meine Hirnzellen kurz vor dem Verdampfen standen.
Diane war in meinen Fieberträumen überirdisch schön, und wir schienen wie füreinander bestimmt, vom Schicksal zueinander geführt worden zu sein. Als Antwort auf meinen

langen Brief schickte sie mir das Foto von einer kleinen Katze und schrieb etwas von Wärme, Licht und Zärtlichkeit dazu.
In meinem Kopf herrschte symbolhaftes Denken, alles schien zusammen zu passen, und so fand ich keine Ruhe mehr, keinen Schlaf, keinen Abstand von den Dingen und Gedanken in meinem Kopf. Ich brannte lichterloh und alle Kraft verlor sich in sinnlosen Gedanken an Diane, Diane, Diane.
Schließlich war der Weg in die Klinik der einzige Ausweg, die einzige Möglichkeit, damit irgendwie fertig zu werden.
Ich kam mit meinem kleinen Kopfkissen, das mich seit Kleinkindertagen begleitet und behütet hatte, dem Diane-Foto, dem Kätzchenbild und ihren letzten Briefen im Arm in der Klinik an.
Professor Wolf begrüßte mich und meine Eltern und weil er mich Leonard nannte, durfte ich ihn Hartmuth nennen. "Na, was ist los?", wollte er wissen.
"Ich bin wieder mal verliebt."
"Nun, dann ist es schwerwiegend, aber vielleicht kann ich dir helfen, wieder ein wenig zur Ruhe zu kommen."
Ich kam auf seine Privatstation und er kümmerte sich wie ein Vater um mich. Jeden Morgen kam er zur Visite und nachmittags hatten wir zusammen ein langes Gespräch in seinem Chefzimmer.
Für mich gab es wieder Spritzen und auch *Rohypnol*-Tabletten. Ich schien die Medikamente anfangs gut zu vertragen, doch dann bekam ich plötzlich hohes Fieber, und meine sowieso schon auf Hochtouren laufenden Gedanken- und Emotionenströme wurden nun noch durch Fieberträume verstärkt.
Hartmuth hatte seinem jüngsten Sohn, Wendelin, eine Wochenendreise nach Belgien versprochen. Meine Eltern waren in der Türkei segeln, als mein Fieber auf bedrohliche einundvierzig Grad anstieg. Der junge, diensthabende Stationsarzt schien überfordert und rief Hartmuth aus dem Urlaub zurück.

Meine Reserven waren schnell aufgezehrt und so lag ich, von Unruhe und Angst gepeinigt, krampfend und ungetröstet, mit dem hohen Fieber kämpfend, in den weißen Laken des Klinikbettes. Die Sorgenfalten des Oberpflegers zeichneten sich immer deutlicher auf seiner Stirn ab, und ich konnte seine Ohnmacht und die Angst spüren, die sich im Raum breit machte, als er das Thermometer ablas: 41,8 °C standen im Raum und auf seiner Stirn trat Schweiß hervor. Der Stationsarzt flüsterte aufgeregt: "Wo bleibt er nur?" Und lauter zu mir gewandt, sagte er in einem etwas geschauspielerten, ruhigeren Ton: "Wir haben den Professor angefunkt, er ist auf dem Weg aus Belgien hierher. Er wird dann gleich zu Ihnen kommen."
Ich lag da und kochte vor Angst und vor Ohnmacht. Von Unruhe und Spannung getrieben wälzte ich mich im Bett hin und her. Todesfurcht erfasste mich, ich schrie um Hilfe, machte die ganze Station wild, und schließlich kam eine Schwester herein, um mir kalte Wickel zu machen und legte einen Beutel mit Eiswürfeln auf meine Stirn.
In meiner Brust steckte ein Pfeil. Das Gift breitete sich nun in meinem ganzen Körper aus und wollte mich in den Wahnsinn treiben. Das Bett schien zu glühen, das Fenster, die weiße, kahle Wand, der Nachttisch und die Decke, alles war weit entrückt und fern und dann wieder greifbar nah, die Personen verschwammen vor meinen Augen, und ihre Stimmen kamen nur noch bruchstückhaft zu mir rüber. In meinen Schläfen hämmerte es ohne Unterlass, Schweißbäche rannen über mein Gesicht, und ich hatte Angst, soviel Angst, wie noch nie zuvor in meinem Leben: Der Tod klopfte an die Tür.
Plötzlich stand er an meinem Bett, der Professor Hartmuth Wolf. "Was ist los, Leonard?", fragte er und sah mir dabei tief in die Augen.
"Ein Stachel ist dort in meinem Herzen", kam es langsam und undeutlich über meine Lippen. Es ist ein Pfeil von Diane, ein Liebespfeil ... ich streifte meinen Schlafanzug hoch und

tatsächlich, dort war ein großer, roter Punkt zu sehen, ein dickes Furunkel saß genau auf dem Solar Plexus. Alles schmerzte sehr. Hartmuth nahm die Sache ziemlich ernst: Er setzte auf einen Schlag alle Medikamente ab. Zweifellos hatte ich damals das so genannte 'maligne Syndrom', eine Reaktion des Körpers auf Psychopharmaka, die mit dem Tod, das heißt der Denaturierung des Körpereiweißes enden kann.

Der Professor tat damals meines Erachtens das einzig Richtige. Wenn solch eine Entscheidung auch mutig war, so blieb ihm keine andere Wahl, als alle Medikamente sofort abzusetzen und abzuwarten. Als er spät abends noch mal nach mir sah, ging es mir schon ein wenig besser. Das Fieber ging nun langsam zurück und schon bald konnte ich das Bett verlassen und an dem allgemeinen Programm teilnehmen, versah den Küchendienst und machte die Bekanntschaft von anderen Kranken.

Ein Pfleger nahm mich zum Waldlauf mit und abends spielten wir Skat oder sahen fern. Ein junger Mann spielte hervorragend Gitarre und sang dazu. Er hatte zwei Jahre als Straßenmusiker in den USA zugebracht und meinte, dass er sich all sein Können selbst beigebracht habe. Doch er hatte zu viel Alkohol getrunken und nun funktionierte seine Bauchspeicheldrüse nicht mehr und er hatte absolutes Alkoholverbot. Doch er sprach davon, sich mit ausreichend Bier in ein Hotelzimmer zu verkriechen, um sich tot zu saufen. Verzweiflung und Hoffnungslosigkeit sprachen aus ihm und ich konnte ihm nicht helfen.

Wenn es einen Teufel gibt, dann sitzt er auf jeden Fall im Alkohol, denn was der Alkohol mit den Menschen macht, die ihn in großen Mengen trinken, ist fürchterlich grausam. Auf der Suche nach Erlösung und Linderung ihrer Probleme und Ängste saufen sie sich regelrecht das Hirn weich, und wenn sie sich auch vornehmen, nie wieder zu trinken, werden sie doch fast immer wieder rückfällig und der Teufelskreis beginnt von vorn. Damals begriff ich den

Alkoholismus als eine der schwersten psycho-sozialen Erkrankungen des Menschen, und wenn ich mir auch selbst in meiner eigenen schweren Situation nicht weiterhelfen konnte und zweifellos sehr leiden musste, so hatte ich immer das Gefühl, zehnmal mehr Chancen zu haben, als diese armselig-verdammten Alkoholiker, die fast allesamt auf ihrer Suche nach einem besseren Leben in einem Meer aus Illusion, Selbstbetrug und Hoffnungslosigkeit ertrunken sind. Dabei konnten sie noch so stark sein und noch so ehrlich, irgendwann kamen sie doch alle wieder als ein Häufchen Elend, das sich erneut dem Suff ergeben hatte, klopften dann völlig fertig an die Tür der Klinik, in der sie glaubten, Hilfe zu finden ... Doch irgendwann wurden die Kreise immer enger und das Gehirn immer weicher, und in der zunehmenden Isolation und Einsamkeit war nicht mehr zu holen als eine Flasche Schnaps. Doch wie konnte man diesem circulus virtuosus nur entkommen? Und dabei waren die Alkoholiker, die ich kennengelernt habe, fast alle intelligente, kluge Menschen, die durchaus in der Lage waren, ihre Krankheit zu begreifen, aber der Alkoholismus war fast immer stärker, listiger und wohl auch teuflischer.
Ich hatte jetzt täglich Gespräche mit Hartmuth. Manchmal lud er mich zum Italiener oder zum Chinesen ein und so kam ich langsam wieder zu Kräften. Dabei sprachen wir auch über mein Scheitern im Studium und ich schob es auf mein Minderbegabt-Sein. Der Professor ließ mich daraufhin bei einem Psychologen einen IQ-Test machen. Noch vollgepumpt mit Medikamenten und auf schwachen zittrigen Beinen stehend, klopfte ich an die Türe des Psychologen.
"Herein", rief eine Stimme laut und deutlich, und es begrüßte mich ein kleiner drahtiger Mann mit Schnurrbart. "Ich bin Herr Pätzold und Sie sind Herr Bruckner, wenn ich nicht irre."
Ohne meine Antwort abzuwarten, legte er einen Stapel Blätter auf den Tisch und nahm eine Stoppuhr aus der Schreibtischschublade. "Ich sage Ihnen zu Beginn immer

kurz, was Sie zu machen haben, dann haben Sie immer zwanzig Sekunden Zeit." — Der Test dauerte gut zwei Stunden. In einem Gutachten, das der Professor mir vorlas, hieß es dann: "Herr Leonard Bruckner hat nach diesem Test einen IQ von hunderteinundfünfzig!" — Doch was diese Zahl auch immer aussagen mag, mich brachte sie keinen Schritt weiter, denn auch sie konnte nicht verhindern, dass ich immer wieder scheiterte.
Nachdem ich aus der Klinik entlassen worden war, arbeitete ich noch vierzehn Tage bei Joe in der Firma weiter. Bei der Schlussabrechnung hatten wir beide eine Differenz von über tausend Mark. Da er keine Aufzeichnungen besaß (ich war ja nicht angemeldet gewesen), blieb ihm nach einem langen Ringen mit mir nichts anderes übrig, als aus seinem großen, grünen Geldschrank tausend Mark in bar zu holen und mir meinen Restlohn auszubezahlen.
Ich hatte mich durchgesetzt, ihm die Pistole auf die Brust gesetzt und gesagt, dass ich seine Arbeitsweisen auffliegen lasse, wenn er mich nicht auszahlen würde. Nun, ich glaube nicht, dass er mich damals betrügen wollte, ich nehme an, dass er wirklich dachte, mir stünden nur noch zweihundert Mark Restlohn zu, aber in meinen Aufzeichnungen stand es nun mal anders, und so bekam ich das, was mir zustand, denn ich ließ ihm keine andere Wahl. — Aber wir gingen dann doch im Guten auseinander, denn schließlich hatten wir ja beide von der Zeit profitiert: Er hatte einen zuverlässigen Arbeiter und Fahrer gehabt und ich hatte gutes Geld verdient und mich wieder körperlich fit gemacht.
Dann ergriff mich das Fernweh. Ich packte meinen großen Rucksack, kaufte einen 'France Vacances'-Pass und fuhr nach Paris. Von dort ging es weiter nach Bordeaux, dann zu Daniel Ball nach Bergerac, wo er damals in der *Fondation John Bost* als Zivildienstleistender im Ausland behinderte Menschen betreute.
Gleich nach meiner Ankunft zeigte Daniel mir die ganze Einrichtung. Es war ein riesiger Komplex und die zu

betreuenden Patienten waren keine psychisch Kranken, sondern vor allem debile Menschen, geistig Behinderte, die nicht für sich sorgen konnten und daher auf die Fürsorge einer Organisation und Menschen wie Daniel angewiesen waren.
Den meisten sah man ihre Behinderung sofort an. Sie hatten mongoloide Züge oder ihre Köpfe waren entstellt, sie konnten nicht richtig sprechen und versuchten irgendwie anders sich zu artikulieren. — Ich hatte nicht den Eindruck, dass sie Leid empfanden, sie waren fröhlich und lachten, wenn sie Daniel sahen, der ihnen das Essen zubereitete und sie zur Toilette führte.
Mir taten diese Menschen dennoch Leid, aber was konnte man für sie tun, außer sie zu pflegen und zu versuchen, ihnen ein halbwegs menschliches Dasein zu ermöglichen.
Daniel hatte Urlaub und wir wollten per Anhalter durch Südfrankreich trampen. Es wurde ein kleines Abenteuer. Wir schliefen in Sonnenblumenfeldern, in alten Scheunen, im Weinberg bei St. Emilion und übernachteten heimlich auf einem Sportplatz bei Bordeaux. Wir lebten in den Tag hinein, genossen unsere Jugend, fühlten uns frei und unbekümmert. Als Daniel wieder zurück musste, fuhr ich per Anhalter weiter nach Biarritz. Dort belästigte mich ein Homosexueller, den ich nur schwer wieder loswurde. Erst als ich ihn laut und deutlich anschrie und unmissverständlich "J'aime les filles" zu verstehen gab, ließ er irgendwann von mir ab. Mit dem Abendzug wollte ich dann weiter nach Nizza. Rechtzeitig ging ich zum Bahnhof und bestieg die angezeigte Bahn. Doch der Zug setzte sich dann völlig unerwartet in Richtung Norden in Bewegung, was mich so sehr verunsicherte, dass ich mit einem Satz wieder auf den Bahnsteig sprang. Doch es war wirklich der richtige Zug nach Nizza gewesen, er fuhr nur kurz in Richtung Norden, um dann nach Südosten abzudrehen. Doch eine scharfe Männerstimme und eine Kelle vor meiner Brust hinderten mich daran, erneut aufzuspringen. — Ich musste also die Nacht in Biarritz verbringen.

Hotels und Gasthöfe waren natürlich ausgebucht, und die Jugendherberge war überbelegt, es war Hochsaison. Schließlich fand ich einen alten Westwallbunker. Hoch oben auf den Klippen hatten die Deutschen im Krieg ihre Flakstützpunkte eingerichtet, und in einem kleinen ehemaligen Munitionsbunker fand ich schließlich Unterschlupf für eine Nacht. Als mitten in der Nacht plötzlich zwei Gestalten auftauchten, wurde mir schon etwas mulmig zumute, und während ich noch nach dem Taschenmesser suchte, sagte der eine auf Deutsch: "Mann ist das ein toller Platz hier oben." — Die beiden waren Urlauber aus Mainz und wir kamen ein wenig ins Gespräch. Als ich ihnen meine Geschichte mit dem verpassten Zug erzählte, boten sie mir an, mich in ihrem Wagen bis Sete mitzunehmen. Von dort nahm ich dann den Zug nach Nizza und mit der *Chemin de Fer de la Provence*, einer kleinen Privatbahn, ging es weiter in die Seealpen nach Entreveaux zu Rachel und Fred, wo ich eine schöne Zeit in einem Haus mitten in einem Olivenhain verlebte. Von dort aus ging es weiter nach Montelimar, zu Yves Carrere, einem französischen Freund aus Kindertagen. Yves Eltern kannten meine Mutter noch aus der Zeit, als sie an der Sorbonne in Paris studiert hatte. Daniel und Brigitte hatten sechs Kinder, drei Mädchen und drei Jungen. Yves war der Jüngste und obwohl er kein Wort Deutsch sprach oder verstand, waren wir schon seit unserer ersten Begegnung die besten Freunde. Die Carreres wohnten außerhalb der Stadt in einem großen aus Naturstein gebauten Haus mit grünen Fensterläden, welches von wildem Wein umrankt wurde. Das ganze Anwesen lag im Sommer sanft eingebettet in ein lila-violettes Meer aus blühendem Lavendel. Daniel war bereits in der ganzen Welt gewesen. Er war Atomphysiker und hatte in Tahiti, Hawaii und zahlreichen anderen Atomkraftwerken in unterschiedlichsten Ländern gearbeitet, er hatte im Algerienkrieg als Pilot einen Kampfbomber geflogen und war in der Südsee getaucht. Er war Abenteurer durch und durch und dabei ein kleiner Mann von höchstens einem Meter siebenundfünfzig, hatte eine Glatze und vor Intelligenz und Lebenskraft funkelnde Augen. Er fuhr auch Motorrad, in drei Stunden von Paris nach Motelimar. — Yves brachte mir das Motorradfahren bei, und als ich im Zug in Richtung Heimat saß, da war ich erfüllt von neuer Kraft und Zuversicht. Die Sonne der Provence, die intensiven Farben und Gerüche und die kleinen Abenteuer, die ich erleben durfte, ließen die Erinnerung an Klinik und Krankheit ein wenig verblassen.

Zu Hause erwartete mich ein Brief von Diane. Ich erkannte sofort ihre Schrift auf dem Kuvert und als ich es mit vor Freude zittrigen Händen öffnete, fiel ein Foto heraus. Es war ein neues Bild von ihr, und es war deutlich zu sehen, dass sie nun schon siebzehn war. Sie war noch schöner und weiblicher geworden und ihre fast schulterlangen blonden Haare trug sie nun ohne Zopf. Sie lächelte mir zu und in ihren Blick lag etwas, was ich seitdem nie wieder bei einer Frau gesehen habe. Ihre tiefblauen Augen strahlten vor Schönheit und Jugend, sie schien mich herausfordern zu wollen und doch lag in ihren Blick auch etwas zutiefst Melancholisch-Trauriges. Ich sah hinter ihrem Lächeln eine tiefe Angst und Verzweiflung, Unzufriedenheit und den Schmerz einer Verwundung, ja sie bat mit ihren Blick förmlich um Trost und Verständnis, eine zutiefst widersprüchliche Geste. — Danach entfaltete ich den Brief:

Lieber Leonard,
wenn du magst, dann besuche mich doch mal in Luxemburg. Wenn du willst: Ich habe noch Ferien bis Ende September, unser Haus ist groß, und es hat bestimmt noch Platz für dich. — Du bist also herzlich eingeladen!
Bis bald
Diane

Ein ganzes Jahr lang hatte ich insgeheim auf diese Einladung gewartet. Ich hatte es mir gewünscht, sie wieder sehen zu können, und die Briefe, die hin und her gegangen waren, hatten dazu beigetragen, dass wir uns nicht fremd wurden. Dabei hätte ich sie niemals vergessen können und niemals werde ich den Zauber und jene magische Anziehung vergessen, die dieses Mädchen auf mich ausübte.
Damals hielt ich es für Liebe, aber es war eher ein Strohfeuer, ein schmerzlicher Flächenbrand, der mich ergriffen hatte und mir keine Ruhe mehr ließ — und dennoch war es beglückend und schön, sie zu kennen.
Von dem Geld, das ich verdient hatte, wollte ich mir ein Motorrad kaufen, und obwohl mein Vater wohl unzählige verunglückte Motorradfahrer operiert hatte und nun hätte sagen können, dass dies viel zu gefährlich sei, tat er das nicht. Er meinte nur: "Wenn du Motorrad fahren willst und das nötige Geld dazu hast ... bitte, ich will dich nicht daran hindern." Dabei hätte er mich sowieso nicht an dem Kauf eines Motorrades hindern können, denn ich war von einem regelrechten Motorradfieber befallen und begeistert von der Idee, eine eigene Maschine zu fahren.
Den Führerschein habe ich in weniger als zwei Monaten gemacht. Damals gab es den Stufenführerschein, so dass ich zunächst zwei Jahre lang nur mit siebenundzwanzig PS fahren durfte. — In meinem Zimmer stapelten sich die Motorradzeitschriften und Kataloge. Ich wusste über alle Marken Bescheid und kannte alle Daten, überlegte und blätterte, suchte die Anzeigen nach etwas Geeignetem durch und verbrachte ganze Nachmittage mit meinem Traum vom eigenen Motorrad.
Eines Abends kam mein Vater von einem langen Arbeitstag zurück. Er erzählte mir von einem Patienten namens Fritz Lindinger, den er zehn Jahre zuvor operiert hatte. Fritz war damals bei der Bundeswehr gewesen und eines Sonntags, als er gerade mit dem Motorrad unterwegs war, er hatte gerade einen Autofahrer überholt, fuhr er in eine

Kurve ein, als ihm plötzlich halb auf seiner Spur frontal ein Lastwagen entgegen kam. Der schwere Transporter hatte versucht, einen Fahrradfahrer zu überholen und war nicht mehr rechtzeitig auf seine Fahrspur zurückgekommen und erfasste dann Fritz, der mit nicht unerheblicher Geschwindigkeit ankam, frontal. So landete Fritz mit schweren Knochenbrüchen, Schürfwunden und einer Gehirnerschütterung bei meinem Vater in der Klinik.
Mein Vater hat ihn sofort operiert und sie haben ihn wieder so hinbekommen, dass Fritz heute ganz normal leben kann. Er wurde Mechanikermeister, fand eine gute Stelle bei Opel und, was das Wichtigste für Fritz war, er konnte schon bald wieder Motorrad fahren. Geheiratet hat er inzwischen auch. — Fritz hat also Glück gehabt, nicht nur, weil er an meinen Vater geraten war, sondern auch weil es schlimmer hätte ausgehen können. So war er von tiefer Dankbarkeit erfüllt. Doch auf einer Tour nach Italien war er irgendwie mit einem Müllwagen erneut in einen Unfall verwickelt gewesen und hatte wegen seiner Schmerzen in der rechten Hand meinen Vater aufgesucht.
So lernte ich Fritz kennen. Er wurde zu meinem Berater in Sachen Motorrad. Von nun an suchten wir gemeinsam in den Anzeigen nach einer geeigneten Maschine für mich. Natürlich hätte ich gerne eine BMW gehabt, aber das Vernünftigste war wohl eine SR 500 von Yamaha. Eine robuste Fünfhunderter mit Einzylindermotor und 27 PS. Doch neu war sie ganz schön teuer und bei den Gebrauchten musste man ein wenig Glück haben oder eben mit Fritz zusammen die Maschine genau prüfen. Obwohl er über zehn Jahre älter war als ich, hatten wir immer recht angeregte Unterhaltungen. Über Motorräder wusste er so ziemlich alles, er kannte jedes Hebelchen, jede Schraube und jedes Rädchen, er wusste Bescheid und seine Augen begannen zu funkeln, wenn er von seinen großen Motorradtouren sprach. Er hatte ganz Europa mit dem Motorrad bereist und natürlich schwärmte er von meinem Vater und zeigte mir immer

wieder deutlich, wie dankbar und froh er war, von Dr. Bruckner behandelt worden zu sein. "Dein Vater ist ein Phänomen, ich würde nie zu einem anderen Arzt gehen wollen", versicherte er mir immer wieder oder er meinte: "Dein Vater hat mich wieder zusammengeflickt und schau her, ich bin heute ganz ohne Behinderung und Schmerzen. Glaub mir, das ist ein kleines Wunder."
Mein Vater war früher auch Motorrad gefahren. Er hatte eine Zweihundertfünfziger DKW gehabt und damals gab es noch keine Helmpflicht. Auf alten Fotos sah ich ihn als jungen Mann auf seiner Maschine sitzen, auch meine Mutter saß wohl mal mit auf der Maschine und hätten meine Eltern mir das verbieten wollen, so wären sie wohl sehr unglaubwürdig erschienen.

12

Anfang September hielt ich dann endlich den Motorradführerschein in der Hand. An diesem Abend telefonierte ich mit Diane. Es war schön, ihre Stimme zu hören. In meiner Fantasie sah ich, wie sie den Hörer in der Hand hielt, ihre Stimme klang lebhaft und aufgeregt: "Ich muss dir was erzählen", begann sie. "Ich habe einen Ferienjob und mache Führungen in den Kasematten von Luxemburg, wenn du magst, dann kannst du gerne mal mitgehen auf meinem Rundgang."
"Ja gern, ich kenne eure Kasematten ja noch nicht. Ist bestimmt interessant ... Aber dann hast du ja kaum Zeit für mich", fügte ich noch hinzu.
"Aber nein, ich arbeite nur noch bis Freitag, dann ist es zu Ende", beruhigte sie mich.
"Na gut, dann komme ich am Freitagmittag zu den Kasematten!"
"Nein, ich möchte dich am Bahnhof abholen, wann kommt dein Zug an?"

"Ich kann um elf Uhr fünfundvierzig da sein."
"Das passt mir gut, die nächste Führung beginnt erst um vierzehn Uhr, so dass wir noch einen kleinen Imbiss nehmen können."
"Ich freue mich auf Freitag."
"Ich auch."
"Bis dann also, mach's gut."
"A bientot."
In meinem Innern war es mit einem Mal schmerzhaft warm geworden. Einerseits freute ich mich doch so sehr auf Diane und es war ja mein innigster Wunsch gewesen, sie wieder zu sehen, aber andererseits hatte ich große Angst, dass sie mich nur als Bekannten oder Brieffreund sah und meine brennenden Liebesgefühle nicht verstehen, erwidern konnte. Aber bis zu dem ersehnten Treffen waren es noch zwei Wochen.
Nach dem Praktikum bei Joe wollte ich Landwirtschaft studieren. Nachdem ich herausgefunden hatte, dass Jura nichts für mich war, wollte ich sehen, ob ich für das Landleben geeignet wäre. Voraussetzung für ein agrarwissenschaftliches Studium war ein Praktikum in einem landwirtschaftlichen Betrieb. Ich widmete mich diesem Plan sogleich mit großer Leidenschaft. Und weil es mir sinnvoll erschien, die Landwirtschaft zunächst als etwas Praktisch-Lebendiges zu erfahren, suchte ich mir eine Stelle auf einem Bioland-Hof in der Nähe des Wohnortes meiner Eltern. Anfang Oktober sollte es losgehen: Freie Kost und Logis und Hundertfünfzig Mark Taschengeld, doch ich war froh, diese Arbeit machen zu dürfen. So hatte ich doch herausgefunden, dass körperliche Arbeit mir gut tat, und außerdem machte es in meinen Augen Sinn, sich mit Boden, Pflanzen und Tieren zu befassen. Dabei hatte ich die 'Erdung' auch dringend nötig, denn meine Krankheit war ja ein 'Abheben' und Sich-Verlieren. Vielleicht würde ich durch die schwere Arbeit und das gute Essen wieder zu mir finden und gesund werden. Ich unterschrieb also den Praktikantenvertrag und hatte wieder ein greifbares Ziel.

Mitte September war es dann endlich soweit: Mit dem Zug fuhr ich nach Luxemburg zu Diane. Schon lange vor der Ankunft ging ich unruhig auf dem Gang hin und her. Kurz vor der Einfahrt in den Bahnhof fuhr der Zug durch einen Tunnel, dann war es endlich soweit. Sie wiederzutreffen, war mein innigster Wunsch gewesen und stellte das Highlight des ganzen Jahres für mich dar. Doch am Bahnsteig konnte ich sie nicht sehen. Ich kannte Luxemburg nur von einer Klassenfahrt und der Bahnhof war mir fremd. Ich sah zum Ausgang hinüber und stellte mich innerlich auf Warten und eine nahende Enttäuschung ein ... vielleicht musste sie ja noch eine zusätzliche Führung in den Kasematten machen, dachte ich, doch bevor ich diesen zweifelnden Gedanken zu Ende denken konnte, klappte die Schwingtür auf und eine schlanke, auffallend hübsche, junge blonde Frau betrat die Bahnhofshalle. Sie erkannte mich gleich, hob die Arme und kam mit einem fröhlichen Lächeln auf mich zu:
"Excuses-moi, aber ich musste noch die Kasse zählen!"
"Hauptsache wir haben uns überhaupt gefunden, ist nicht weiter schlimm", erwiderte ich.
Ich war geblendet von soviel Schönheit und Charme. Ein wenig verlegen ging sie voran und auf der Straße hakte sie sich bei mir unter. Arm in Arm gingen wir den Boulevard entlang und über den Pont Adolphe zu den Kasematten. Sie hatte ein wenig zugenommen, sie war weiblicher und auch ernster geworden. — Zunächst war ich wie gelähmt und versuchte irgendwas zu erzählen, doch alles erschien mir banal und es war wie verhext. Doch als wir am Place d' Armes in einem Straßencafé Platz nahmen, um einen kleinen Imbiss zu uns zu nehmen, waren meine Hemmungen und Ängste verflogen. Wir sprachen über die Klinik und unsere erste Begegnung.
Diane verzauberte mich auf's neue, ich folgte ihr in die Kasematten und war begeistert von ihrer Führung, die sie zweisprachig auf Deutsch und Französisch hielt.
Abends fuhren wir dann mit dem Bus in die Rue de Treves. Ihr Elternhaus war ein riesiges Anwesen, eine Villa mit

großem Vorgarten. Alte Bäume standen dort, Kletterrosen umrankten den Eingang und gepflegte Blumenrabatten kontrastierten zu dem Grün des englischen Rasens. In einer Doppelgarage stand ein Jaguar. Diane suchte kurz in ihrem Rucksack nach dem Haustürschlüssel und fand ihn schließlich in ihrer Hosentasche. Gerade als sie öffnen wollte, ging die Tür mit einem Mal wie von alleine auf. Die Haushälterin hatte uns kommen sehen und der Mademoiselle die Tür geöffnet. "Das ist Angelina, unsere portugiesische Hausdame." Angelina trug ein schwarzes Kleid, das zum Teil von einer weißen Schürze überdeckt wurde. Sie war klein, etwas rundlich und lächelte höflich, als sie uns eintreten ließ. — "Und das ist mein deutscher Freund, Leonard", ergänzte Diane nach einem Moment der Musterung.
Wir standen nun in der großen Eingangshalle, eine Treppe führte ins Obergeschoss, die Küche und der Salon waren jedoch im Parterre. Diane stellte ihre Tasche in die Garderobe und rief nach ihrer Mutter.
Diese kam aus der Küche und nahm die Tochter in die Arme. "Ich habe Besuch.", meinte Diane, als sie sich aus der Umarmung wieder gelöst hatte. Ihre Mutter war damals so Mitte vierzig und auch sie musste als junge Frau einmal atemberaubend schön gewesen sein. Sie hatte die gleichen langen, blonden Haare wie Diane, die sie jedoch hochgesteckt trug. Sie gab mir die Hand und zeigte mir das große Gästezimmer. Ich hatte ein eigenes Bad und ein großes bequemes Bett, und weil das Zimmer zum Garten hinausging, öffnete sie die Läden, so dass Luft und Sonne hereinkamen.
"Wenn du irgend etwas brauchst, dann wende dich an Angelina. Wir essen um achtzehn Uhr." Dabei war sie höflich und korrekt und wirkte dadurch ein wenig reserviert. Ungeschickt hielt ich ihr mein kleines Mitbringsel hin. Es war ein Glas selbst gemachte Himbeermarmelade. "Ich hoffe, Sie mögen das ... "
"Davon haben wir den Schrank voll." So war mein Versuch ein originelles Geschenk zu machen fehlgeschlagen.

Um Punkt sechs Uhr läutete eine Glocke, die alle im Haus zum Essen einlud. Zuvor hatte ich, ebenso wie Diane, ein Bad genommen, mich frisch gemacht und umgezogen. Ich traf auf Diane, die auf dem Weg in den Salon war. Sie nahm mich bei der Hand, und weil sie zu bemerken schien, dass ich mich ein wenig zierte, kniff sie mir in den Arm und drückte mich mit der anderen Hand vorwärts. "Keine Angst, meine Eltern beißen nicht."
Auch ihre Schwester mit ihrem Freund waren gekommen, und Angelina trug einen großen chromblitzenden, dampfenden Suppentopf in Richtung Salon.
Im Esszimmer war ein großer, langer Tisch mit teurem Porzellan fein gedeckt. Die Eltern saßen schon beide, der Vater hatte die weiße Serviette ordentlich vor sich ausgebreitet. Als er mich eintreten sah, stand er sofort auf und gab mir die Hand, dann setzte er sich wieder, ordnete erneut seine Serviette und als auch alle anderen Platz genommen hatten, begannen wir alle gemeinsam auf sein Zeichen hin mit der Suppe. Die Konversation war eher einsilbig. Ich wurde kurz vorgestellt, Diane erzählte ein paar Neuigkeiten aus den Kasematten, und ich kam manchmal in Verlegenheit, weil ich nicht so recht wusste, was ich in dieser Situation sagen sollte. Als ihr Vater dann erfuhr, dass mein Vater Unfallchirurg war, wurde er etwas interessierter und erzählte von seiner Arztpraxis. Eigentlich bräuchte er nicht mehr zu arbeiten, aber es mache ihm immer noch Freude und sei zudem auch noch lukrativ. Diane warf ein, dass er sowieso nicht den ganzen Tag im Caféhaus zubringen könne ... und so ging dieses Essen zu Ende, wobei ich das Gefühl nicht loswurde, dass ich Diane's Eltern nicht besonders beeindruckt hatte.
Am Abend gingen wir dann zur 'Schober Fouwer', der luxemburgischen Kirmes. Diane lebte richtig auf und ich brachte sie immer öfter zum Lachen. Ich fuhr ihr zuliebe in einem Karussell mit. Es war ein großes Fass, das sich um sich selbst drehte. Durch die Zentrifugalkräfte wurde man

gegen die Innenwand des Fasses gedrückt und wer als Erster beim Verlangsamen der Fahrt von der Wand aus in Richtung Mitte springen konnte, bekam eine Freifahrt. Ich kam wohl ganz grün und blau angelaufen dort wieder raus. Diane musste lachen und hatte schließlich Mitleid mit mir. Wir fuhren dann zusammen in einem Autoscooter. Sie war mir nahe an jenem Abend, und beim Nach-Hause-Gehen griff sie nach meinem Arm.

Wir kamen so gegen Mitternacht nach Hause, ihre Eltern waren schon zu Bett gegangen, die Lichter im Haus waren gelöscht und wir gaben uns alle Mühe, keinen Lärm zu machen. — "Komm, ich zeige dir noch was", flüsterte ich ihr zu, und so gingen wir gemeinsam die Treppe zum Gästezimmer hinunter. Ich holte den Katalog mit den Motorrädern hervor und zeigte ihr die Maschine, die ich vorhatte zu kaufen. "Ich habe den Führerschein gemacht und will mir so ein Motorrad kaufen. — Gefällt dir die Maschine?"

"Ja, sie ist schön, sie hat so was Klassisches an sich, aber ich habe keine Ahnung von Motorrädern und meine Eltern würden es nie zulassen, dass ... sie wollen nicht, dass ich mitfahre." Sie schaute mir tief in die Augen und nahm meine Hand in die ihre, dann streichelte sie ganz sanft meinen Unterarm und kniff mir dann plötzlich in den Oberarm: "Es ist schon spät geworden, Leonard. Gute Nacht! Und träum was Schönes", sagte sie noch und verließ das Zimmer.

Am nächsten Morgen klopfte es sanft an meiner Zimmertür. Diane kam herein und öffnete die Läden. Sie trug ihre Haare offen und war nur mit einem weiß-blauen, fein gewebten Nachthemd bekleidet. Es hatte dunkelblaue Rosenmuster, ähnlich dem, das ihre Mutter gestern getragen hatte, nur dass es zum Teil durchsichtig war und ihre zarten, wohlgeformten, birnenförmigen Brüste zeigten sich nun deutlich zwischen den fein gewebten Spitzen. Ihre reizvoll hervortretenden Schlüsselbeinknochen verstärkten ihre bezaubernde weibliche Erscheinung. So stand sie vor mir, bekleidet und doch nicht bekleidet. Ich durfte erahnen,

wie schön und erotisch ihr jugendlicher und doch schon weiblich-reifer Körper war. Zweifellos war sie eine Prinzessin, eine Liebesgöttin, die mich gefangen nahm in ihrem Netz aus Erotik, brennender Liebe und Platonik, so greifbar nah und doch unendlich weit. Wie könnte ich den Anblick, den sie mir damals bot, jemals vergessen? Sie beugte sich zu mir herunter, so dass ich in ihren Ausschnitt sehen konnte und kniff mir wieder in den Unterarm: "Aufstehen, Leonard, draußen scheint die Sonne. Wir wollen doch nach Clerveaux fahren!"
Ich stellte mich schlafend, so dass sie sich weiterhin was ausdenken musste, um mich zu wecken. Als ich schließlich die Augen öffnete, sah ich direkt in ihr Gesicht. Ihre Augen waren wasserblau, und in diesem Augenblick war sie noch um vieles schöner, als ich sie kannte. Dabei saß sie auf meiner Bettkante und beugte sich über mich. Dann strich sie sich eine Locke aus der Stirn und unsere Blicke trafen sich abermals. Für Sekunden gab es für uns nur die Augen des anderen ... mein Blau versank in dem ihren und hätte ich diesen Augenblick festhalten können ... Doch dann tat sie so, als sei sie beleidigt oder enttäuscht, und schließlich richtete ich mich auf, unsere Blicke trafen sich abermals, aber nur für den Bruchteil einer Sekunde, kaum Zeit genug für ein kurzes Aufblitzen in ihren Augen. — "Na also, du kannst dich ja doch noch bewegen, oben wartet ein Frühstück auf uns."
Später fuhren wir nach Clerveaux und hatten viel Spaß, lachten und ulkten den ganzen Tag. Schon lange hatte ich mich nicht mehr so frei und froh gefühlt. — Gerne hätte ich sie einfach an mich gezogen und geküsst, aber dazu fehlte mir damals der Mut, und auch sie tat es nicht.
Am Sonntagnachmittag brachte sie mich dann wieder zum Bahnhof. "Ich glaube, deine Eltern mögen mich nicht besonders."
"Ach was, das bildest du dir nur ein. Außerdem müssen meine Eltern dich ja gar nicht mögen, es reicht doch, wenn ... ", sie machte eine kurze Pause, "wenn ich dich mag."

Ich wollte sie umarmen, einmal nur ihren Körper, ihre Brust an der meinen spüren, ihren Duft atmen und ihr zum Abschied noch mal ganz nah sein, aber als der Moment kam, wo ich es hätte tun können, da war alles in mir wie versteinert, und unfähig, sie zu umarmen, gab ich ihr nur die Hand und stieg in den Zug Richtung Deutschland. Ich öffnete das Fenster und gab ihr noch ein paar Grüße und Wünsche mit auf den Weg, und als der Zug sich schließlich in Bewegung setzte, blieb sie noch lange auf dem Bahnsteig stehen und winkte, sie wurde dabei immer kleiner und schließlich war sie so winzig, dass ich sie kaum noch erkennen konnte, bis sich ihr Bild schließlich ganz verlor. Ich schloss das Fenster und eine tiefe Trauer überkam mich, ein paar Tränen kullerten über meine Wangen. Warum hatte ich sie nicht in den Arm nehmen können, warum durfte ich sie nicht küssen und ihr Liebhaber sein? — War ich nicht ein lustiger und amüsanter Geselle, der es immer wieder geschafft hatte, sie zum Lachen zu bringen? Sie hatte so fröhlich und herzhaft gelacht und mir zu verstehen gegeben, dass sie es mochte, wenn ein junger Mann unterhaltsam und ideenreich um sie warb.
Und doch schob sich da eine unüberwindbare Weite zwischen uns, so dass ich vor Schmerz in Trauer fast vergaß umzusteigen. Meine Gedanken waren noch bei ihr, alle meine Hoffnungen und Wüsche schienen bei ihr zu liegen, nur bei ihr, und so sehr es auch schmerzte, sie nicht wirklich lieben zu dürfen, so glücklich war ich doch darüber, sie besucht zu haben.

13

An meinem ersten Morgen auf dem Bauernhof habe ich verschlafen. Mein Chef nahm es gelassen. Dafür gab es ein üppiges Mittagessen. "Hau rein, mein Junge, es ist genügend für alle da."

Die Familie hatte drei Kinder; Thomas war zwölf, Daniel fünf und der kleine Manuel gerade zwei geworden. Werner war dreiunddreißig und Landwirtschaftsmeister, seine Frau Moni ein Jahr jünger und Werner senior war fünfundsechzig. Er pflegte damals die schwer kranke Oma.
Kurz nach dem Besuch bei Diane in Luxemburg hatte ich mir eine SR 500 gekauft. Natürlich war sie mitternachtsblau mit weißem Tank und nur durch Zufall hatte ich eine Annonce gelesen, in der sie dreitausend Mark billiger angeboten wurde. Der Besitzer war mit dem Kickstarter nicht zurechtgekommen. Werksgarantie hatte sie auch noch und so unterschrieb ich nach einer kurzen Rücksprache mit Fritz den Kaufvertrag. Der Händler brachte dann die Maschine auf einem Anhänger vorbei, ich gab ihm das selbst verdiente Geld und war überglücklich und stolz, nun endlich eine eigene Maschine zu besitzen. Noch hatte ich keine Lederjacke und der Herbst kündigte sich schon an, dennoch fuhr ich mit der Maschine überall hin.
Nach und nach lernte ich alle Arbeiten auf dem Hof kennen. Ich musste zum Beispiel mit dem Mistkarren die Mistrinne säubern. Das war ein Metallschlitten, der über eine außerhalb montierte Seilwinde getrieben, die Mistrinne entlanggezogen wurde und so allen Mist aufnahm. Durch Ziehen an einem Hebel konnte man den Mechanismus ein- und ausschalten.
Ich gab den Kühen Stroh und Futter und lernte melken. Ich staunte nicht schlecht, als ich eines Morgens plötzlich alleine im Stall stand und nur ein Zettel in der Milchküche lag:

Lieber Leonard, ich bin auf einer Tagung, ich bin sicher, dass du auch alleine mit dem Stall hier klar kommst. Vater ist auch noch da. Werner.

Nun lernte ich schnell, weil ich musste. Schon bald konnte ich pflügen und eggen, fuhr Jauche und Mist auf die Felder,

belud mit dem Frontlader den Futterwagen, und an allen Tagen gab es zweimal Stallarbeit und Melken.
Wir bauten einen Pferch für die Bullen, holten eine alte, ausrangierte Getreideputzanlage von Raiffeisen und gingen zu Feldversuchen und Hoffesten.
Moni hatten einen kleinen Hofladen, wo sie allerhand Biolandprodukte verkaufte und auch die eigene Milch wurde zum Teil über den Laden vermarktet.
Ich fühlte mich schon nach kurzer Zeit gut aufgenommen. Aus den acht Stunden Arbeit täglich wurden zwölf Stunden und mehr, manchmal blieb ich auch samstags noch bis Mittag. Anfang Oktober wurde der Mais geerntet, in das große Fahrsilo gebracht und eingewalzt. Dann wurde es abgedeckt, damit es die Milchsäuregärung durchmachen konnte. Beim Mittagessen hatte ich immer enormen Appetit und Werner schaute manchmal ängstlich zu mir rüber: "Junge, es ist schön, dass du solch einen Appetit hast, aber lass bitte für uns auch noch was übrig." Aber Moni wusste ihn zu beruhigen, weil sie schon wusste, wie hungrig wir alle waren, kochte sie stets so reichlich, dass immer genug für alle da war.
Weil ich soviel arbeitete, zum Teil zwölf bis vierzehn Stunden pro Tag, länger als vertraglich festgelegt, lernte ich zwar die Härte des Landlebens kennen, aber mir wurde auch klar, dass man mich ausnutzte. Die hundertfünfzig Mark gab mir der Bauer oft sehr widerwillig, und weil er die Überstunden als normal ansah, einigten wir uns darauf, dass ich im Frühjahr eine Woche Extraurlaub machen dürfe, um mir die in Frage kommenden Universitäten anzuschauen.
Mitte Oktober fuhr ich nochmals nach Luxemburg, diesmal mit der neuen Maschine. Ich war mit Diane bei den Kasematten verabredet. Sie war diesmal pünktlich. Schon von weitem erkannte ich sie an ihrem langen, blonden Haar. Es war fast sommerlich warm und sie trug ein kurzes, schwarzes Kleid mit roten Punkten. Als sie mich bei der Mauer warten sah, kam sie lächelnd auf mich zu. — Schön, dass du gekommen bist", sie kniff mir wieder in den Arm. Ich

trat einen Schritt zurück und sie musste lachen, weil ich eine Lederhose mit Fransen trug, und als sie den weißen Helm bemerkte, wollte sie sogleich meine neue Maschine sehen, die ein wenig abseits geparkt stand. "Meine Eltern haben mir verboten, auf einem Motorrad mitzufahren, also lassen wir es lieber bleiben." Sie fasste kurz nach meiner Hand und sagte: "Es ist schön, dass du gekommen bist. Bei uns zu Hause ist meine Großmutter zu Besuch, wir sind essen gewesen und es war todlangweilig wie immer. Nun drohte mir auch noch ein ebensolches Kaffeetrinken und der Sonntagnachmittagspaziergang. Doch jetzt habe ich ja zum Glück eine Entschuldigung. Komm, ich zeige dir ein wenig die Altstadt."
Und wieder war es unendlich schön und leicht mit ihr. Die paar Stunden vergingen im Fluge, aber auch wenn wir viel lachten und froh waren und ihre Augen manchmal leuchteten, so war doch fast immer dieser unüberwindbare, schmerzvolle Abgrund zwischen uns, und auch diesmal konnte ich sie nicht umarmen. Als ich dann abends mit dem Motorrad nach Hause fuhr, da habe ich so sehr gefroren wie noch nie in meinem Leben. Ich war nur mit einer Stoffjacke bekleidet gewesen und schwor mir, niemals mehr ohne Lederjacke zu fahren, und erst eine lange, warme, ja fast heiße Dusche machte mich wieder beweglich.
Aber ich fühlte mich gesund und die schwere Arbeit schien mir gut zu tun. Mika war für ein Jahr nach Portugal gegangen. Damals war ich auch in sie unsterblich platonisch verliebt gewesen, aber wenn auch diese Begegnung schmerzte, so war sie doch keine Diane.
Seit langer Zeit konnte ich mich wieder annehmen, war mit meinen Lebensumständen zufrieden, war fit und schlank wie nie zuvor. Und ich sah blendend aus! Damals hatte ich das Gefühl, meine Krise überwunden zu haben. Dennoch ging ich immer noch zu Professor Wolf zu den Gesprächen und nahm mein Lithium ein, aber ich glaubte, nun gesund zu sein und auf dem besten Wege in ein schönes Leben.

Im Frühling legten wir dann mächtig los. Die Felder waren zu bestellen und Werner baute einen neuen Stall, einen Laufstall, in dem die Kühe sich frei bewegen konnten. Bisher waren sie angebunden gewesen und der Melker musste die Melkmaschine immer von Kuh zu Kuh mitnehmen und umstecken. Weil die Anbinde-Haltung jedoch nicht mehr zeitgemäß war, baute Werner den Stall um. Während ich allein melken durfte und die Kühe versorgte, kachelten, installierten und mauerten er und sein Vater. Ich war oft von morgens um sechs bis abends um neun, halb zehn im Einsatz, und so wuchs der Groll in mir, weil ich bemerkte, wie sehr man mich ausnutzte oder hatte zumindest das Gefühl, ungerecht behandelt und schlecht bezahlt zu werden.
Am Freitag, dem dreizehnten März war ich mit Mika verabredet, die aus Portugal zurückgekommen war. Der Tag war sehr windig gewesen, die Planen waren uns weggeweht worden, und als ich dann endlich nach dem Melken auf dem Motorrad saß, bemerkte ich erst, wie stark der Sturm wirklich war. Dass es die Vorboten des Wirbelsturms *Wibke* waren, der ganze Wälder verwüstete, wusste ich noch nicht. Als ich über die Dörfer fuhr und über einen längeren Bergkamm musste, war es bereits dunkel geworden. Dann bemerkte ich bei etwa 60 Stundenkilometer, wie das Motorrad nach rechts driftete. Die weiß gestrichelte Mittellinie zog nach links an mir vorüber und ich kam von der Straße ab. Ich fuhr genau gegen das einzige Schild, das dort oben stand, schlidderte ein wenig durch den Straßengraben und landete genau vor einem Baum. Dann wurde es dunkel.
Als ich wieder zu mir kam, lag eine Aludecke über mir. Ich öffnete die Augen, und sah einige Menschen in dem blaublinkenden Licht des Notarztwagens stehen. Zwei Sanitäter mühten sich, die Trage aus dem Wagen zu bekommen, als die Schwingtür des großen Mercedes plötzlich, von einer Windböe erfasst, so heftig zuschlug, dass sie dem Sanitäter, der darauf nicht gefasst war, die Nase brach. Blutüberströmt stand er da und wurde nun als erster verarztet.

Im Notarztwagen traf ich auf den Doktor, der sogleich eine große Schere hervorzog und mich mit dem Worten "Soll ich dir die Montur zerschneiden oder möchtest du lieber allein versuchen, sie auszuziehen" prüfen wollte.
"Nein, nein ich kann sie allein ausziehen", gab ich zurück.
Im Krankenhaus wurde ich durch den Röntgenapparat auf nicht sichtbare Verletzungen untersucht und mein Vater war schon da. — Außer einem Schock hatte ich wohl kaum etwas.
Werner hatte versucht, das Motorrad zu bergen, der Wind war jedoch so stark gewesen, dass er die Autotür nicht aufbekam.
In der Nacht hatte der Sturm im Dorf die Spitze des Kirchturms abgedeckt ... letztendlich hatte ich Glück gehabt.
Mein Motorrad war für zweihundertfünfundsiebzig Mark abgeschleppt worden. Es stand auf dem Hof eines Schrotthändlers. Ich stellte es auf den Hof eines nahegelegenen Yamaha-Händlers und kaufte einen alten, billigen R4. Um den Schock zu verdauen, lag ich eine Woche lang zu Hause im Bett.
Der Händler sollte nachsehen, ob der Rahmen des Motorrades verzogen war. Er meinte, dass die Maschine hinüber sei und ich mir bei ihm eine neue XT kaufen solle. Natürlich glaubte ich ihm kein Wort und verlangte Papiere und Schlüssel zurück. Er meinte, er habe die Schlüssel verlegt, und erst als ich ihm drohte und verlangte, dass er vom Werk neue besorgen müsse, fand er die Schlüssel dann doch unter der Kasse liegend wieder.
Fritz vermaß den Rahmen und stellte fest, dass alles in Ordnung war. So wechselte ich selbst ein paar Teile aus, den Lenker, den Schalthebel und die Bremskabel, und schon war meine SR wieder fahrbereit.
Ende Mai stand der erste Schnitt an. Die Bauern der Umgebung halfen sich dabei gegenseitig, so dass der große Häcksler nicht zu warten brauchte, weil immer ein Traktor mit Hänger da war, den er befüllen konnte. Als der große John-Deere-Häcksler kam, fuhren andauernd die Traktoren

mit den Hängern der anderen Bauern und natürlich auch Werner mit seinem Gefährt vor und kippten das gehäckselte Mähgut in das große Fahrsilo. Ich fuhr dann mit dem großen Traktor, der vorn schwere Gewichte und hinten eine Walze anmontiert hatte, über die frische Silage und gab ihr so die nötige Festigkeit.
Mein Arbeitstag hatte fünfzehn Stunden gehabt, und als wir abends alle an der reich gedeckten Tafel saßen und Moni leckere Koteletts in Senfsoße auftischte, waren alle froh, dass es so schnell und problemlos geklappt hatte.
Gegen halb elf verabschiedete ich mich dann und legte mich in meiner Kammer zu Bett. Um Mitternacht hörte ich Türen schlagen, die Kellertür wurde aufgerissen und fast im Vorübergehen klopfte Werner an meine Tür und rief: "Leonard, aufstehen, du musst uns helfen." — Sonst kam nichts, kein "Entschuldige bitte" und kein "Ich weiß, es ist mitten in der Nacht" oder "Du musst verstehen." — Einfach nur "komm"! — Ich antwortete nur "Fünfzehn Stunden sind genug" und blieb im Bett. Unter normalen Bedingungen wäre ich natürlich mit rausgegangen, aber weil Werner mich wie einen Knecht behandelte und der Ton schon lange nicht mehr stimmte, beschloss ich in der Nacht, mich nicht mehr für seine Silage zu interessieren. Ich blieb also einfach liegen, und auch als der große Regen einsetzte und ein Gewitter Blitz und Donner schickte, machte ich noch immer keine Anstalten, mein Bett zu verlassen. Stattdessen drehte ich mich zur Wand und schlief ein.
Sicherlich war es schwierig und langwierig, die Plane über das große Silo zu ziehen. Mit meiner Hilfe wäre es zu dritt ein Kinderspiel gewesen, zwei hätten die Plane gezogen und einer hätte die alten Autoreifen als Beschwerung darauf gelegt. Aber in dieser Nacht blieb ich hart. So gegen halb drei kamen die beiden wieder ins Haus. Ein wenig taten sie mir schon Leid, denn schließlich gehörte ich dazu und fühlte mich mit dem Hof verbunden, aber ich fühlte mich nicht als Knecht und schon gar nicht als jemand, über

den man nach Belieben verfügen konnte. Werner war am nächsten Morgen noch nicht aufgestanden, als ich um halb sechs in den Stall ging. Als er um halb sieben nachkam, war schon gemistet und eingestreut, die Melkanlage lief bereits, aber er grüßte mich kaum. Die Spannung zwischen uns war unübersehbar, aber er konnte mir nichts vorwerfen, zumal ich schon einen Großteil der Arbeiten erledigt hatte, als er in den Stall kam.

Als wir dann am Frühstückstisch saßen, entlud sich die Spannung: "Werner, du musst begreifen, dass ich Praktikant bin und kein Knecht."

"Ach was, gibt es da einen Unterschied?"

"Ja, schon, ich bin nämlich kein Leibeigner, sondern ich bin aus freien Stücken hier, um von dir was zu lernen. Und ich habe einen Arbeitsvertrag mit dir, der bei der Landwirtschaftskammer eingetragen ist. In dem steht, dass meine Arbeitszeit acht Stunden täglich beträgt, und du lässt mich hier zwölf Stunden und mehr schuften, ohne einen Ausgleich zu schaffen."

"Landwirtschaft ist kein leichtes Brot."

"Das habe ich schon gemerkt, aber trotzdem kannst du mit mir in einem normalen Ton reden, sonst bin ich schneller weg als dir lieb ist. Entweder du änderst dich oder ich bin heute noch weg. Überlege es dir gut, Praktikanten sind rar in der Landwirtschaft."

"Du bist unverschämt, ich werde mich nie ändern, geh doch, wenn du willst!", schrie er quer durch die Küche.

Ich stand auf und sagte mit ruhiger Stimme: "Okay, ich gehe, aber ich bekomme von dir noch meinen Lohn, das Geld für meine Ferien und das Kostgeld für die Lehrgänge. Macht alles zusammen fünfhundert Mark."

"Das kannst du vergessen", rief er und ich erwiderte: "Dann hörst du noch von mir."

Danach ging ich in meine Kammer, packte meine Sachen zusammen, öffnete die Klappe meines R4, verstaute die Taschen im Kofferraum und fuhr davon.

Ich ging sogleich zu meinem Vater und dann zum Anwalt. Natürlich war ich ein wenig in Rage, zeigte ihm meinen Arbeitsvertrag, und weil unser Familienrechtsschutz die Kosten übernehmen würde, wollte ich es auf eine Auseinandersetzung ankommen lassen. Werner hatte es in meinen Augen zu weit getrieben. Er hatte in mir einen fleißigen Helfer gehabt und war nicht bereit gewesen, mich gerecht zu behandeln und unseren Vertrag einzuhalten. Die Sachlage war eindeutig, mir stand das Geld zu, und der Anwalt schrieb die ersten Briefe. Wenn es eine Verhandlung geben sollte, würde Werner ganz schön blöd dastehen.

Die Zeit bei Werner werde ich kaum vergessen können, es war ein einziges großes Abenteuer gewesen. Anfangs dachte ich, dass ich nie durch Winter und Kälte kommen würde, und oft war es grausam gewesen, aus dem warmen Bett früh morgens ohne Frühstück in die Kälte zu müssen, dann das kalte Melkgeschirr zu richten und wie wohltuend war es dann, in den warmen Stall zu treten und die warmen Euter der Kühe zu melken ... Anfangs roch ich die Kühe noch, der Geruch war fast beißend in der Nase, doch nach einer Zeit bemerkte ich ihn nicht mehr, was wahrscheinlich damit zusammenhing, dass ich jetzt genauso roch wie die Kühe.
Einmal hatte sich ein Stein in dem Auslass des Güllefasses festgesetzt und als ich versuchte, ihn aus dem Verteilerkopf zu entfernen, kam mir eine Güllefontäne entgegengeschossen, so dass ich von Kopf bis Fuß durchtränkt war. Das Hemd ausgezogen, kam ich auf den Hof. Werner lachte bloß: "Ist mir auch schon passiert, der Geruch bleibt drei Wochen, egal wie viel du dich wäschst. Hast immer 'nen Platz in der Wirtschaft!"

Eine Woche später hatte ich einen neuen Betrieb gefunden. Es war ein großer Schweinezuchtbetrieb mit einem Lohnmähdrescher und hundertzwanzig Hektar Ackerbau. Es gab dort drei Generationen: den Bauern selbst mit seiner Frau, den Opa und den Sohn, der bereits Agrartechniker war und den Hof eines Tages übernehmen wollte. Ich handelte einen Lohn von dreihundert Mark pro Monat aus, und dazu waren die Leute sehr nett. So lernte ich neue Arbeitsmethoden kennen, und als im Sommer dann noch eine junge Betriebshelferin auf den Hof kam, war ich vollends zufrieden. Der Sommer verging schnell. Während der Ernte arbeiteten wir rund um die Uhr, bis dann Mitte August an einem Sonntagnachmittag alles eingefahren war, kurz bevor ein heftiges Gewitter aufzog.

Als ich dort anfing, waren gerade die Kirschen reif, und ich erinnere mich an einen Acker, den ich zu bearbeiten hatte, der von übervollen Kirschbäumen gesäumt war. Auf der einen Seite standen weiße Kirschen, auf der anderen Seite rote, und immer wenn ich das Gespann wenden musste, konnte ich mir schnell ein paar Kirschen vom Baum abpflücken, die ich dann während der Fahrt über den Acker verspeiste, um dann beim nächsten Wenden erneut zugreifen zu können.

Als wir die Kornspeicher vor der Ernte leeren wollten, luden wir das restliche Korn auf zwei große Hänger, es waren über siebzehn Tonnen. Der große Traktor mit hundertzwanzig PS wurde davor gespannt und Uwe, der Bauernsohn, fuhr morgens bereits um fünf Uhr damit los. Nachdem wir die Schweinchen versorgt hatten, fuhren wir mit dem alten Mercedes hinterher, denn wir wollten noch Silos abholen, die ein Bauer in der Gegend zum Verkauf anbot. In Sembach übergab Uwe mir das Gespann. Er war sehr schnell gefahren, obwohl die Hänger nur für fünfundzwanzig Stundenkilometer zugelassen waren. Schon vor dem Ortsausgang hörte ich ein Scheppern, dass ich jedoch zunächst ignorierte. Erst als mich die ersten Pkw hupend überholten, fuhr ich rechts ran und schaltete den Warnblinker ein. Ich stieg aus und sah die Bescherung: Das rechte Hinterrad war platt und auch die Felge war hinüber. Ich koppelte den Hänger ab, sicherte ihn und fuhr dann mit

einem Hänger weiter in Richtung Mühle. Da kam mir schon der alte Mercedes meines Chefs entgegen. Er wollte sich vergewissern, dass ich mit dem großen Gespann auch nicht fälschlicherweise auf die Autobahn fahren würde. Schließlich sah er, was passiert war. Wir ließen den Hänger, der noch intakt war, auf einem Parkplatz stehen und fuhren zu der Stelle zurück, wo der defekte Hänger stand. Uwe organisierte einen Wagenheber und ein neues Rad und wir stellten den Mercedes so hinter den Wagen auf die Straße, dass die herannahenden Autos abbremsen mussten und langsam an dem Hindernis vorbeizogen. So konnten wir quasi im 'Windschatten' des Mercedes das Rad wechseln. Dann fuhren wir zu dem Parkplatz, wo der andere Hänger stand, und es ging weiter zu der großen Mühle, die ich schließlich gegen Mittag auch erreichte. Ich kippte das Korn dort ab. Dann fuhren wir die Silos aufladen und ich durfte das Gespann abends wieder nach Hause lenken. Unterwegs fuhr ich fälschlicherweise auf eine Straße, die mit einem Schild gekennzeichnet war, dass einen blauen Kraftwagen zeigte, und bemerkte sofort, dass das Befahren dieser Straße für mich nicht zulässig war. Hinter einer Verkehrsinsel zog ich das Gespann nach links und wendete quer über die Straße und dachte noch ... hoffentlich reicht der Platz, für zwei Hänger — rückwärts, das geht doch nicht ... Aber ich hatte Glück, es passte gerade so und ich brachte das lange Gespann gut nach Hause.
Nun ja, das waren meine kleinen Abenteuer gewesen. Ich hatte sie alle bestanden und irgendwie gemeistert. Ich war fleißig gewesen und hatte meine Arbeiten Tag ein Tag aus verrichtet. Mir taten die kleinen unschuldigen Eberchen leid, die wir kastrieren mussten, weil Eberfleisch in Deutschland verboten ist, (es hat einen strengen Geschmack). Während des langen dunklen Winters war ich nie mutlos geworden. Kartoffeln waren zu entkeimen, Kühe zu melken gewesen. Ich hatte Schweineställe mit dem Hochdruckreiniger gesäubert, Sauen umgetrieben und desinfiziert, die Felder

bestellt, gedüngt, gepflegt und die Wiesen gemäht, Heu gemacht, den Mähdrescher gefahren, Korn geerntet und in die Speicher geblasen. Tag ein Tag aus war ich motiviert und begeistert bei meiner Arbeit geblieben. Es waren 'meine Schweinchen' gewesen und ich legte die Praktikantenprüfung für Studierende im Agrarbereich ab. Und — ich war ein ganzes Jahr gesund geblieben. Kein Klinikaufenthalt hatte mich aus der Bahn geworfen. Dabei hatte ich geschuftet und geschwitzt; ich war schlank und muskulös geworden. Oft hatte ich nach den zwölf bis dreizehn Stunden Arbeit noch ein Lauftraining absolviert. Ich aß wie ein Scheunendrescher, denn ich war ja auch einer gewesen, ich hatte bei siebenunddreißig Grad im Schatten Stroh und Heu gegabelt, die Wagen beladen und die volle Ernte eingebracht, mein Körper war sehnig und gestählt ... ich mochte mich leiden, so gefiel ich mir, doch die Zeit auf dem Hof ging zu Ende.
Ich hatte eine ganze Vegetationsperiode in der Landwirtschaft gearbeitet, das Jahr war schnell vergangen, und als ich die Praktikantenprüfung vor der Landwirtschaftskammer ablegte und schließlich mein Zeugnis in der Hand hielt, war ich plötzlich ein wenig traurig, weil diese schöne Episode nun bald enden würde.
An meinem letzten Arbeitstag Ende August kamen meine Eltern mich und alle meine Sachen abholen, denn ich hatte den R4 abgegeben und war wieder mit meiner SR unterwegs. Doch als sie auf den Hof kamen, war ich nicht da. Ich hatte mich nicht von dem großen Traktor trennen können und war noch am Pflügen, als ich meine Eltern am Feldrand winken sah. Die Sonne stand schon tief und ich hatte das Licht eingeschaltet. Als ich dann den Trecker im Hof abstellte, wusste ich, dass die unbekümmerte Zeit und das Abenteuer Landwirtschaft erst einmal vorüber waren.

14

Ich hatte schon einen Studienplatz in Rostock. Agrarökologie nannte sich der Studiengang.
Ich hatte bereits alles organisiert, ein Zimmer im Studentenwohnheim von Warnemünde war für mich reserviert, die Termine standen fest und ich wusste nun genau, was ich wollte.
Und doch war diese Sicherheit nur äußerlich. In meinem Innern nagte der Zweifel. Insgeheim hatte ich Angst, soweit von zu Hause fortzugehen. Nach alledem, was ich in den letzten Jahren erlebt hatte, war mir dieser Entschluss nicht leicht gefallen. Doch um erwachsen zu werden, muss man sich abnabeln, ein Prozess, der auch manchmal unangenehm sein kann, und ich redete mir ein, dass es schon klappen würde ...
Aber dennoch hatte ich kein gutes Gefühl, als ich loszog.
Ich war gut organisiert und bezog schon eine Woche vor Vorlesungsbeginn mein Zimmer.
Auch die Vorfälle in Lichtenhagen konnten mich nicht davon abhalten, nach Rostock zu gehen. Damals steckten Rechtsradikale dort die Wohnungen von Asylbewerbern in Brand und trieben diese voll Todesangst durch die Menge von über hundert Schaulustigen und Radikalen. Als ich mit der S-Bahn nach Warnemünde fuhr, konnte ich durch's Fenster auf den Plattenbau schauen, der gebrannt hatte. Das Sonnenblumenmosaik an der Fassade war schwarz verkohlt und legte Zeugnis davon ab, dass es hier Leute gab, denen Hass und Gewalt näher standen als Vernunft und Toleranz.
Doch ich wollte unvoreingenommen und ohne Vorurteile hier beginnen. Schließlich hatte auch mein Vater hier studiert, und wenn es auch viele Berichte über eskalierende Gewalt gab, so glaubte ich fest daran, dass ich hier nette Menschen treffen würde.
Mein Zimmer kostete zweiundfünfzig Mark im Monat und es war, wie sich dann erst herausstellte, ein Zimmer, das ich mit zwei anderen Studenten zu teilen hatte.

Es gab ein Doppelstockbett und eine Liege darin, der Schreibtisch hatte drei Plätze mit Schublade und Neonröhren darüber. Fließendes Wasser gab es in einer Gemeinschaftsküche auf dem Gang. Dort stand auch ein verkrusteter Kühlschrank, in dem ich ein Fach bekam. Die Toiletten befanden sich links ganz am Ende des Ganges, rechts waren die Duschen und Freitagmittags wurde das warme Wasser abgestellt, aus Kostengründen und weil viele Heimbewohner dann nach Hause fuhren.

Ich besuchte noch meinen Großonkel, der LPG-Vorsitzender in Barth, oben am Bodden, gewesen war. Es war die Begegnung mit einem Urgestein. Er erzählte von den alten Zeiten, von der Bedeutung der Rostocker agrarwissenschaftlichen Fakultät und nach einem reichlichen Abendessen nahm er mich mit auf den Hochsitz. In dieser Nacht schoss er zwei Wildsauen, die es sich gerade im Maisfeld gut gehen ließen, zwei Prachtkerle gingen ihm vor die Flinte und er traf sie natürlich. Zweifellos beherrschte er das Ganze.

Noch kurz vor der Wende war er in den Ruhestand getreten und hatte so sicherlich den für ihn besten Weg durch die Wiedervereinigungszeit gewählt. Er zeigte mir dann noch die alten Militärbunker der Russen. Er kannte die Geschichte und Geschichten der Gegend, ja, er wusste einfach gut Bescheid. Und doch bin ich ihm in meinem Leben bisher nur dieses eine Mal begegnet.

Als dann das Semester anfing, fuhr ich wieder nach Warnemünde ins Wohnheim zurück. Dort waren nun auch meine beiden Zimmergenossen zugegen. Volker war schon älter und Herr des Hauses. Er studierte Schiffstechnik im achten Semester, war verheiratet und sein Fernseher lief stets bis spät in die Nacht. Pascal war wie ich Studienanfänger. Er wollte Mediziner werden, genauer: Unfallchirurg.

Eigentlich waren die beiden ganz okay, aber ich hatte von nun an keine Intimsphäre mehr und kaum noch Ruhe. Es würde viel Disziplin kosten, wenn ich hier überleben wollte. Da dachte ich an die Worte meines Vaters: Damals in

Tierfeld wohnten wir in Holzbaracken, für acht Mark im Monat schliefen wir zu acht in einen Zimmer, vier Doppelstockbetten, ein Tisch und ein Holzofen. Im Winter kam frühmorgens eine Kohlefrau ins Zimmer, um das Feuer zu schüren, damit wir nicht froren, wenn wir aufstehen mussten ... Und wenn du von dem Doppelstockbett runtersteigen wolltest, standest du erst mal auf der Tischplatte ... Und es ging auch, wir haben alle das Physikum bestanden.

Meine Vorlesungen begannen schon um sieben Uhr morgens. Wenn Warnemünde auch reizvoll und fast mondän war und der schöne Strand im Sommer sicherlich lockte, so dauerte meine morgendliche Fahrt durch die Stadt mit S-Bahn und Tram zur Uni doch fast fünfundvierzig Minuten, so dass ich schon sehr früh aufstehen musste, um pünktlich zu den Veranstaltungen zu kommen. Dies war ungünstig, zumal die dunkle und kalte Jahreszeit unmittelbar bevorstand und der Wind schon mächtig und kalt von der See her blies.

Am ersten Morgen musste ich schon ganz früh aufstehen. Ich wollte auf die anderen Rücksicht nehmen und knipste nur das kleine Licht neben meinem Bett an. Beim Wasserkochen mit dem Tauchsieder verbrannte ich mir recht heftig den linken Daumen, der ganze Handballen wurde rot, nachdem ich das heiße Gerät an der falschen Stelle angefasst hatte.

Bei der Eröffnungsveranstaltung stellte sich heraus, dass wir nur vierzehn Studienanfänger waren. Das uns vorangehende Studienjahr hatte für uns eine Stadtrallye organisiert, zum Kennenlernen der Stadt und Beschnuppern untereinander. Ich war in der 'Känguru-Gruppe'. Andrea und Andrea zeigten uns die wichtigsten Plätze von Rostock: die Bücherei, die Mensa, die agrarwissenschaftliche Fakultät, den etwas abgelegenen Physiksaal und natürlich auch die Studentenkeller.

Abends beim Bier vermischten sich die Gruppen dann wieder. Ich trank drei halbe Liter Rostocker Pils und als die

letzte S-Bahn nach Warnemünde abgefahren war, war ich zwar mit allen Kommilitonen bekannt, aber auch schon ein wenig betrunken.
Einer, mit dem ich mich gleich gut verstand und der auch in der Kängurugruppe gewesen war — er hieß Andre und hatte mindestens schon fünf Rostocker Pils intus — tröstete mich und sagte: "Leonard, da musst du durch, aber wenn du willst, dann kannst du bei mir im Trabbi schlafen. Ich habe noch Decken im Auto ... wenn es kalt werden sollte, kein Problem für uns."
Die Nacht war kühl, es war schließlich schon Mitte Oktober und Andre's warme Decken entpuppten sich schon bald als dünne Schonbezüge. Ich trug an diesem Abend nur eine Jeans und ein T-Shirt, und auch Andre hatte unter der Kälte zu leiden. Irgendwann nach einer Zeit, die mir endlos lang vorkam, rief er dann: "Ich will hier nicht verenden, scheißegal, wir fahren jetzt zu mir nach Hause nach Matgendorf." — Er ließ den Trabbimotor aufheulen und trieb das kleine Auto über Landstraßen mit Kopfsteinpflaster. Wir fuhren über Schleichwege mit unzähligen Schlaglöchern über das Land, um dann irgendwo, fast am Ende der Welt, in einem kleinen Dorf mitten in der Prärie, in einer kleinen Garage wieder zum Stehen zu kommen. "Kein Problem, wir haben Platz genug hier", sagte er beim Schließen des Garagentores. Als wir die Wohnung betraten, machte er kein Licht, um die Eltern nicht zu wecken und bereitete für mich aus einem Klappsofa schnell eine Schlafgelegenheit, indem er ein Laken und einen Schlafsack ausbreitete.
Da lag ich nun, immerhin hatte ich ein Bett und es war warm und trocken, doch mehr als zwei Stunden hatte ich wohl kaum geschlafen, als in der Frühe dann die ersten Traktoren starteten, 'LPG Typ 3' hieß das, und zum Frühstück wollten wir doch wieder in Rostock sein, bei Andrea und Andrea.
Diesmal suchte Andre die Konfrontation mit einem russischen Soldaten, der vor einer großen Kaserne Wache schob.

Er wendete den Trabbi und lenkte ihn dann genau so vor dem Wachmann über den Bürgersteig, dass dieser angstvoll zur Seite sprang. "Mistpack", rief er, "nix als Parasiten" und parkte dann in einer sehr kleinen Parklücke ein. Der Soldat unternahm nichts; er strich sich den Rock glatt und machte dann weiter sein Runde.
"Die ziehen jetzt bald ab, haben uns doch lange genug geknebelt, elendes Pack."
Dies waren meine ersten Tage in Rostock. Auf meinem Stundenplan standen vierzehn Fächer. Oft fanden die Vorlesungen an verschiedenen Orten statt, manche in der Stadt, andere an der agrarwissenschaftlichen Fakultät, und Physik hatten wir in dem alten Physiksaal am Zoo.
Ich hatte ein wenig über meine Verhältnisse gelebt, und der mangelnde Schlaf machte sich jetzt bemerkbar. Ich hätte mich einfach nur schlafen zu legen brauchen so wie Andre, der den Tag darauf fehlte, weil er die Strapazen der vorangegangenen Tage und Nächte ausschlief. Ich jedoch wollte nichts von den Vorlesungen verpassen und stand trotz meiner Müdigkeit und einer eher kurzen Nachtruhe von circa drei Stunden (Volker hatte bis halb zwei ferngesehen) am Freitagmorgen auf und ging zur Physikvorlesung. Meine Nerven lagen blank. Trotz meiner Fitness war ich kaum in der Lage, den Weg von der Tram-Haltestelle bis zum Hörsaal zu gehen.
Nachmittags lief ich alleine durch die Stadt. Ich wollte noch Besorgungen machen, Ordner und Hefter kaufen und Lebensmittel für das Wochenende. Auf einmal stand ich vor dem alten Postamt. Es soll damals ein Geschenk von Stalin an die Stadt Rostock gewesen sein. Man stand nach dem Eintreten in einem riesigen Halbkreis mit vielen Schaltern; ein Großraumpostamt mit einer Mischung aus Charme und Extravaganz, und wenn es auch ein wenig unmodern war, so war es dennoch Zeuge einer Epoche, von der sich Rostock gerade verabschiedet hatte. — Und wer wusste schon, was für Zeiten auf uns alle warteten? — Nun ja, dort stand ich

nun in der großen Halle und kaufte eine Fünfzig-Mark Telefonkarte. Ich musste dringend meinen Vater erreichen und ging in eine der Telefonzellen im Vorraum.
Ich versuchte meinen Vater in der Praxis anzurufen. Seine Helferin sagte, dass er gerade operiere. "Schade", erwiderte ich nur und hängte sogleich wieder ein. Ich muss nach Warnemünde kommen, um jeden Preis, dachte ich noch. Da fiel mir Eckard ein, Papas Freund, der uns damals besucht hatte. Er hatte mir doch seine Nummer gegeben und gesagt, dass er sich immer freuen würde, von mir zu hören. Er wohnte damals in einem Plattenbau in Evershagen bei Rostock. Seine Nummer hatte ich noch im Kopf, wenn es mir nur gelänge, ihn zu erreichen. Mir wurde wieder schwindelig, meine Beine wollten wegsacken und ich hatte Mühe den Hörer festzuhalten. Mein Herz raste wie verrückt, in meiner Seite schmerzte es fürchterlich, ich fühlte mich wie kurz vor einem Infarkt. Schweiß rann mir über die Stirn und als ich die Nummer gewählt hatte und das Rufzeichen zu hören war, hoffte ich innigst, dass er zu Hause war. Ein Blick auf die Armbanduhr zeigte, es war halb sieben. Eigentlich könnte er zu Hause sein. Ich ließ es lange läuten und dann meldete sich endlich eine feste Männerstimme: "Sobottka".
"Ja, hier ist Leonard", hauchte ich in den Hörer. "Du, mir ist ganz elend, ich bin hier bei der Hauptpost ... ich glaube, mich verlassen die Kräfte."
"Mensch Leonard, halt durch", hörte ich ihn am anderen Ende der Leitung sagen. "Ich hole dich ab, bleib, wo du bist, ich bin gleich bei dir."
Natürlich wusste er von meiner Krankheit und meinen Zusammenbrüchen, denn er hatte damals, als er uns besuchte, mitbekommen, wie schlecht ich dran war.
Ich verließ die Telefonzelle und setzte mich auf die Treppe vor dem Postamt. Mein Herz schlug wie wild und in der Brust stach es immer wieder, dann wurde mir mit einem Mal schwarz vor Augen. Eine Frau, die mitbekam, wie ich

mir mit schmerzverzerrtem Gesicht die Hand aufs Herz hielt, blickte zu mir herunter und meinte: "Das ist die ungesunde Lebensweise der jungen Leute, zu viel Kaffee, zu wenig Sport und die Drogen. — Selbst dran schuld."
Ich dachte, jeden Augenblick sterben zu müssen und sah mich schon in einer Leichenhalle im Zinksarg liegen. Ganz ohne Gott und auf einem Edelstahltisch würde mein Leben ein Ende finden. Ein Leichenwagen wartete schon einen Block weiter, um mich dann, wenn ich tot war, zum Bahnhof zu bringen. Dort würde ich als Frachtstück meinen Eltern zugesandt werden, ganz langsam hauchte ich nun mein Leben aus. Das Herz löste sich in Salzsäure auf und die Arterien rissen ab, Herzkranzgefäße machten schlapp, dann hörte die Lunge auf zu arbeiten, weil sie voller Wasser war. Ich schnappte nach Luft ... Da berührte mich von hinten eine Hand an der Schulter: "Hallo, Leonard, was ist los mit dir?" Eckard stand vor mir und schlug mir freundschaftlich auf die Schulter. "Ich habe den Wagen dabei. Komm, wir fahren erst einmal zu mir nach Hause. Ich habe ein Blutdruckmessgerät und alles da. Ich werde mal deinen Puls messen", sagte er, während er den Motor seines Citroën BX startete. "Ist ein feiner Wagen, den anderen habe ich verkauft, die hydraulische Federung war hinüber."
Ich verlor ein wenig die Besinnung, mein Körper schien sich aufzulösen, und ich hatte das Gefühl, dass Salzsäure in meinen Adern floss und sich ganz langsam durchs Gewebe und die Haut fraß ... mein Herz rutschte in die Hose, es verließ seinen Platz und lag nun heftig pochend im rechten Oberschenkel, die mit ihm verbundenen Blutgefäße wurden dabei so sehr gespannt, dass sie jeden Augenblick reißen konnten. Dann würde sich das ganze salzsäurehaltige Blut in meinem Körper ausbreiten und mich von innen her zerfressen ...

Zum Glück gab es in dem Plattenbau einen Fahrstuhl. Als wir seine Wohnung betraten, fühlte ich mich ein wenig

sicherer. Eckard sprach kurz mit seiner Frau Gundel: "Du kennst Leonard ja noch, es geht ihm nicht gut." Sie sah von ihren Akten auf. Sie war Ökonomiechefin des Hotels Warnow und hatte sich noch Arbeit mit nach Hause gebracht.
In der kleinen Dreiraumwohnung hatte sie keinen anderen Platz zum Arbeiten gefunden, als den Wohnzimmertisch, zumal Eckard seine pflegebedürftige Mutter noch in einem der Zimmer untergebracht hatte, so dass es jetzt ziemlich eng wurde.
Eckard gab mir was zu trinken, er brachte auch belegte Brote, und auf die Frage hin, wann ich die letzte Mahlzeit zu mir genommen hätte, wusste ich zunächst keine Antwort. Auch an das letzte Getränk konnte ich mich kaum erinnern.
"Musst mittags immer 'ne Kleinigkeit essen, ist ganz wichtig", sagte er während er meinen Puls fühlte. "Vierundsechzig ... hast ein Sportlerherz und hundertzwanzig zu achtzig Blutdruck. Damit wird man hundert Jahre alt. Komisch, ich kann das nicht glauben, aber du bist kerngesund."
"Das ist nichts Körperliches", sagte ich ganz leise, "das ist seelisch."
"Ja, ich weiß, Leonard." Gundel zog mit ihren Akten in die Küche und mir war es ein wenig unangenehm. "Ich werde deinen Vater anrufen", sagte er und machte das Schlafzimmer für mich frei.
"Ich brauche Medikamente, besser jetzt als später."
"Ruf doch den Professor an. Hast du die Nummer?"
"Ja, natürlich." Er wählte für mich, während ich die Zahlen sagte. "Wolf?" meldete sich am anderen Ende der Leitung eine mir wohl vertraute Stimme. "Hartmuth, ich brauche deine Hilfe, mich hat es wieder erwischt", begann ich.
"Was soll ich hier aus der Ferne für dich tun? Wärst du hier bei uns in der Nähe geblieben ... Nun ja, nimm wieder das *Taxilan* ein. Dreimal hundert Milligramm, der Notarzt kann dir ein Rezept ausstellen. Du hast ja auch den Arztbrief,

den ich dir gegeben habe, in dem steht ja alles drin. Gib ihm den, dann weiß er Bescheid. — Leonard?"
"Ja?"
"Mach's gut, mein Junge."
"Ja, Hartmuth, ich werde mir Mühe geben".
Weil ich nicht wollte, dass Eckard und Gundel Streit bekämen, überredete ich ihn, mich nach Warnemünde zu bringen. Unterwegs fiel ihm ein, dass eine bestimmte Apotheke Nachtdienst hatte, und weil er den Apotheker gut kannte, rief er plötzlich: "Mann, dass mir das nicht gleich eingefallen ist", und schlug sich mit der Hand vor die Stirn. Er wendete den Wagen, so dass die Räder ein wenig quietschten. "Der gibt uns das Zeug bestimmt auch ohne Rezept und morgen können wir das Rezept ja nachreichen."
Er hielt vor einer Apotheke und stieg aus, kurze Zeit später kam er ein wenig lächelnd mit einer kleinen weißen Tüte in der Hand zurück. Er gab mir die Packung mit dem *Taxilan*, und es war noch eine Tüte Gummibärchen dabei mit der Aufschrift 'Gute Besserung'.
Eckard brachte mich anschließend hinauf aufs Zimmer, und obwohl es schon spät war, war Pascal noch wach. Er lag angezogen auf seinem Bett und las, als wir eintraten. "Den Notarzt brauchen wir nicht, ich besorge dir das Rezept auch so. Und nun schlaf gut. Ich schaue morgen noch mal rein."
"Tschüss und danke für alles", rief ich ihm noch nach. Dann nahm ich die Tabletten ein und legte mich ins Bett. Doch Ruhe konnte ich nicht finden. Mein Kopf arbeitete auf Hochtouren, Realität mischte sich mit Fantasie, alle Zellen meines Hirnes arbeiteten mit Volldampf. Es schien, als hätten sie sich gegen mich verschworen und wollten meinen Schädel sprengen. All mein Wissen sauste an mir vorbei, Formeln, Bilder, Texte auf Latein, Französisch und Englisch waren mir ebenso parat wie große Zusammenhänge aus Politik und Geschichte. Weltgeschichte baute sich vor mir auf und ich flog nur so durch die Jahre; war in Rom, bei Jesus und konnte im Kopf auf die Bibel zurückgreifen. Ich

erlebte die große Apokalypse, in der Offenbarung des Johannes fand ich den Grund für mein Leiden, dann war ich plötzlich Judas, und als Strafe für den Verrat musste ich mich unter dem Joch beugen und mir selbst das Rückgrat brechen. — Die eben noch so greifbaren Fakten der Weltgeschichte verwandelten sich zu Protagonisten der Geschichte. Ich diskutierte mit Einstein und Bohr über ihre richtungsweisenden Arbeiten und schon ein paar Augenblicke später stand ich mitten in den Wirren der französischen Revolution. Bei alledem wagte ich kaum, mich im Bett zu bewegen. Dann hörte ich den Hahn zweimal krähen und wusste, dass ich verloren war. Kein Schlaf nahm in dieser Nacht die Lasten von mir. Meine armen Nervenbahnen liefen heiß, ich fasste mitten in den Puls der Welt und drohte dabei innerlich zu verglühen. Dabei erlebte ich eine totale geistige Entgrenzung, die mich wieder hinter Anstaltsmauern führen würde.
Als die Dämmerung nahte, lag ich völlig ermattet auf meiner Liege, und auch als Pascal ein Frühstück zubereitete, war ich nicht in der Lage, mich zu bewegen. Wie festgesaugt lag ich dort und verbrauchte meine letzten Reserven. Als ob er etwas ahnte, wandte sich Pascal zu mir: "Komm schon, ich habe Eier gekocht. Du musst doch Hunger haben, Mann!" — Ich raffte mich auf und hob den Kopf, die Schläfen hämmerten wie besessen gegen die Schädelseiten, es dröhnte in mir. — "Wie siehst du denn aus? Komm trink erst mal einen O-Saft." Er reichte mir ein Glas, das ich sofort gierig trank. Dann aß ich einen halben Toast und war satt. — "Was ist bloß los mit dir?", fragte er mich wieder. "Du, Pascal, ich glaube mich hat es wieder erwischt. Mein Vater muss mich holen kommen, sonst komme ich hier unter die Räder."
"Wie meinst du das?"
"Komm, lass uns keine Zeit verlieren, wir müssen telefonieren." Wir liefen die Treppen runter zu dem Münzsprecher im Eingang. Ich kroch auf allen Vieren und war nur mit

einem Schlafanzug bekleidet. Natürlich schauten alle Vorbeigehenden ziemlich komisch, als sie mich wie einen Hund zum Telefon kriechen sahen. Doch ich musste meinen Vater erreichen, es gab sonst keine Möglichkeit für mich. Pascal wählte die Nummer für mich und gab mir dann den Hörer. Ich versuchte zu sprechen, brachte aber nicht mehr heraus, als ein leises "Papa". Dann fiel mir der Hörer aus der Hand und mir wurde schwarz vor Augen. Pascal nahm den Hörer und sprach mit meinem Vater. Irgendwann kam ich wieder zu mir, lag im Bett und der Fernseher lief.
Pascal musste irgendwo im Zimmer sein und Chips essen. Manchmal lachte er über das, was sich im Fernsehen abspielte. Als er bemerkte, dass ich wach war, kam er mit einer Flasche Wasser an mein Bett, gab mir die Tabletten und sagte: "Du musst trinken und essen, sonst hast du keine Chance." Ich nahm ein paar Schlucke und sank dann in die Kissen zurück. Kurz darauf hörte ich ihn sagen: "Ich habe eben mit deinem Vater telefoniert. Er sagte, dass er die Praxis um zwölf Uhr geschlossen hat. Heute ist Samstag, sag mal, was hat er denn für eine Praxis, dass er samstags arbeitet?"
"Er ist Unfallchirurg."
"Das will ich auch mal werden", fuhr er fort. "Nun, er hat sich den BMW von einem Kollegen geliehen und wollte deinen Bruder dann in Mannheim am Bahnhof treffen. Er sagte noch, dass er um dreiundzwanzig Uhr hier sei, um dich zu holen."
"Wie spät ist jetzt?"
"Einundzwanzig Uhr sieben. Bald ist er da, bald wird alles gut", versuchte er mich zu beruhigen.
Die Minuten vergingen langsam, ich hörte den Wecker ticken, er schien rückwärts zu laufen ... dann nach endlos langem Warten hörte ich forsche Schritte auf dem Gang. Sie hatten etwas Gleichmäßiges und schienen sich schneidig den Weg über den Flur zu suchen. Genau vor unserer Tür blieben sie stehen. Sie hielten kurz inne, dann sagte die

Stimme meines Vaters: "Bernhard, hier muss es sein" und es klopfte an die Tür. Es war dreiundzwanzig Uhr fünfzehn. Sie hatten es also geschafft, sie waren den weiten Weg gekommen, um mich heimzuholen. Mein Vater gab mir zwei Tabletten und stellte mich unter die kalte Dusche im Waschraum. Dann gab es Abendessen; Eier und Brot mit Käse, dazu Kakao und selbst gebackenen Kuchen von meiner Mutter. Mein Vater war sehr ernst und wir löschten um zwölf das Licht. Er hatte das Bett von Volker für sich bezogen, Bernhard schlief auf seiner Isomatte.
Mein Vater hatte mir Valium gegeben und tatsächlich schlief ich ein.
Am nächsten Morgen um halb acht gab es ein kleines Frühstück. Mein Vater drückte Pascal zwanzig Mark in die Hand: "Für Telefon und Auslagen".
"Aber nein, Leonard ist doch mein Kollege."
"Ach nehmen Sie doch, bitte ... ", sagte mein Vater bestimmt und so nahm Pascal den grünen Schein doch an sich. "Sie waren uns eine große Hilfe. Ohne Sie wäre es anders ausgegangen."
"Ich will doch auch Mediziner werden." Mein Vater nickte stumm. Pascal klopfte mir noch freundschaftlich auf die Schulter. "Mach's gut, Junge, und werde wieder fit, ja?"
Mein Bruder schloss den Wagen auf, es war ein BMW 735 i, und legte die Bettdecke hinten in den Fond, damit ich dort liegen konnte. "Das ist der neue von Dr. Sen. Er hat ihn uns geborgt, damit wir dich holen konnten."
"Kommt, wir fahren noch an die Mole ... wollen doch mal sehen, was für ein Wind hier oben bläst", meinte mein Vater. Wir parkten den Wagen beim Hotel *Neptun* und liefen die Strandpromenade entlang. Es war Sonntagmorgen und um diese frühe Stunde war noch kein Mensch unterwegs. Wir gingen bis zum *Teepott* und kamen dann an den Leuchtturm. "Komm, ruf doch mal deine Mutter an", schlug mein Vater mir vor. "Du hast doch bestimmt eine Telefonkarte." — Meine Mutter versuchte die Fassung zu bewahren. "Ich erwarte

euch heute Abend mit einer tollen Pizza, ihr habt ja so ein schnelles Auto ... Gute Fahrt wünsche ich euch. — Bis heute Abend also." Es tat gut, mit ihr zu sprechen. Anschließend trabten wir zurück zum Wagen, denn der Morgen war schon sehr frisch.
"Du bist mager geworden, mein Junge", sagte mein Vater beim Schließen der hinteren Wagentür. Die Fahrt ging zügig über die Landstraße, große Alleebäume huschten am Fenster vorbei, ich lag in den Kissen, und mein Bruder legte Mozart auf. Wir fuhren über Lübeck, von da ab ging es dann rasch weiter. Der große Sechszylinder schnurrte leise und schnell über die Autobahn, bei Frankfurt standen wir kurz im Stau, dann kamen wir nach Mannheim, wo mein Bruder am Bahnhof wieder ausstieg. Mein Vater drückte ihm fünfzig Mark in die Hand: "Danke dir und komm gut nach Hause."
Bernhard beugte sich noch mal in den Fond: "Mach's gut, mein Bruder, du schaffst es." Dann schulterte er seinen Rucksack und verschwand eilig im Dunkeln.
Mein Vater, der die Strecke von alten Mannheimer Zeiten gut kannte, steuerte uns nun schnell Richtung Heimat.
Es gab Pizza und grünen Salat und ich hatte einen Liter Wasser zu trinken. "Morgen fahren wir zu Hartmuth. Er nimmt sich den ganzen Nachmittag für dich Zeit", sagte mein Vater und strich mir über das Haar. Dann knipste er das Licht aus und es war stockdunkel. Erschöpft fiel ich in einen tiefen Schlaf.

Verlust der Mitte

Habe alles auf einmal parat
bin ein funkelnder Diamant von 150 Karat
in meinen Adern fließt feurigrot glühende, brennende Energie
bin oberste Instanz, Autorität, ein Genie
fest mit dem Weltengetriebe verzahnt
weiß es nun, habe es immer geahnt
mein Auftrag die Welt zu verbessern
sehet her, ich bin die Erlösung, habe die Weisheit in Fässern
halte alles Wissen und Werden der Welt in den Armen
doch was ist nur in mich gefahren, schon erlahmen
die Kräfte, schwinden die Säfte
aufgeblasen, Seifenblasen
außer Rand und Band
großer Flächenbrand
wie von Geisterhand
auf einmal ohne Verstand.
Sommer grenzenlos in Flammen steht
doch sein Glühen bald zur Neige geht
hohles Lachen
plötzlich, böses Erwachen

Ich bin ohne Mitte

Traurig kalt und dunkelgrau
ist die Welt, feindlich rau
der Herbst mir bringt Vergänglichkeit
Nebelschleier hauchen Endlichkeit
eisblumenumkränzt ruft stille Trauer
in wehleidig windigem Schauer
inmitten der kalten Nacht
angstvoll aufgewacht

Federbett und warme Flasche
im kalten Ofen bleibt nur Asche
erinnere mich nicht mehr
ein Eisberg im toten Meer
ohne Licht und ohne Trost
ein dunkler nie enden wollender Tunnel, erbost
sich Dunkelmänner auf mich stürzen
kann die Qualen nicht verkürzen
habe nur starre Lähmung, tauben Stillstand
und mein Los nicht in der Hand
falle in heimatlose Not
orientierungslos, mittellos
und blind sehe ich dem eigenen Tod
in die Augen
Wozu soll ich taugen?
bin ein Nichts, ein Wicht
ein Niemand ohne Gesicht
Eisschollen wollen mich überrollen
haltlos, arm und flügellahm
erdenschwer
keine Sonne wärmt mich mehr
bin Ballast
ein alter knorriger Ast
bin unter Wasser
ein mich selber Hasser

Ach hätte ich die Wahl
ich wäre lieber weniger genial

und in der Mitte

15

Ich erwachte erst wieder, als meine Mutter am nächsten Tag in mein Zimmer trat und die Läden aufmachte. "Oben wartet ein schönes Frühstück auf dich und dann rasierst du dich mal, siehst ja aus wie ein Räuberhauptmann." Sie versuchte dabei ein wenig zu lächeln und sagte ganz leise, während sie ein Schluchzen nur schwer unterdrücken konnte: "Ach, mein Lieber, wenn es dir so schlecht geht, dann geht es auch mir ganz elend. Gerade so, als ob man mir die Kehle zuschnürt oder ich in Ketten gelegt werde. Ich bin doch deine Mutter." Sie kämpfte mit den Tränen, wandte sich schließlich ab und verließ das Zimmer.
Ich fühlte mich leer und ausgebrannt, wohl auch weil ich in den paar Tagen acht Kilo abgenommen hatte! — Ich war so geschwächt, dass ich es kaum schaffte die Tasse bis zum Mund zu führen. So blieb es bei einer Tasse Tee und einem halben Toast.
"Mach dich fertig, ich packe dein Waschzeug ein, für alle Fälle. Um vierzehn Uhr haben wir einen Termin bei Hartmuth."
Hartmuth war sicherlich nicht froh, mich wieder in einem so schlechten Zustand zu sehen, aber er war froh, dass es mich noch gab. Nach einem halbstündigen Gespräch sagte er: "Leonard wird hier bleiben; er muss jetzt schlafen und zur Ruhe kommen."
Meine Mutter schaute mich an: "Brauchst du noch etwas?"
"Nein, wir haben soweit alles dabei, außerdem bin ich in Sachen Klinik ja schon ein Routinier", erwiderte ich, um die Situation etwas aufzulockern, was mir jedoch nicht recht gelang.
Ich kam auf Hartmuths Privatstation. Pfleger Johannes hatte Dienst. "Hallo Leonard, du hast das letzte Zimmer im Gang ... willst du noch baden?"
"Ja, wäre eine Überlegung wert."
"Und essen solltest du auch noch was. Bist mager geworden."

Meine Mutter verabschiedete sich und ich zog mich aus, um ein Bad zu nehmen. Dann aß ich noch zwei kleine Brote, und als Johannes mit der großen Spritze kam, versank ich schon wenig später in einen tiefen Schlummer.
Es dauerte lange, bis ich wieder richtig bei Bewusstsein war. Ich glaube zwei oder drei Wochen vergingen, während ich zwischen Tiefschlaf und Halbwach-Sein hin und her pendelte, nur bruchstückhaft konnte ich mich an Besuche meiner Eltern erinnern. Sie brachten frisches Obst und Gemüse und versuchten meist vergeblich, mit mir einige Schritte auf dem Gang zu laufen.
Von Zeit zu Zeit kam Professor Wolf an mein Bett, ließ sich die Krankenakte geben, runzelte die Stirn und änderte dann irgendwie die Medikation. Die Schwester, die dabei stand, notierte alles.
Die akute Phase war schon im Abklingen, aber diesmal hatte ich fast alle meine Reserven verbraucht. Ich fühlte mich so, wie sich wohl ein Neunzigjähriger nach einem Marathonlauf fühlen muss. Die Nächte lag ich wie leblos in meinem Bett. Wenn ich mal zur Toilette musste, weil die Blase drückte, hatte ich Mühe, mich auf den Beinen zu halten. Ich schaffte es gerade so bis zur Toilette auf dem Gang und ein Zurück war nur möglich, weil ich dann direkt wieder in mein Bett fallen konnte.
Wenn ich Hunger hatte, musste ich mich in den Speisesaal begeben, was ich dann später auch schaffte, doch alles, was ich zwischen den Mahlzeiten tat, war schlafen, schlafen und schlafen ...
Eines morgens gelang es mir dann, mit zu der Gymnastik zu gehen, die angeboten wurde. Einer Besucherin, die häufig in der Klinik war, fiel das auf: "Sieh mal, dem jungen Mann mit dem roten Pullover geht es auch schon besser", meinte sie zu einer Dame, die im Zimmer neben mir lag. Seit diesem Tag ging ich dann täglich zum Gespräch hinunter, ins Hauptgebäude, zu Professor Hartmuth Wolf.

Ich sollte noch mindestens zwei Monate in die Tagesklinik gehen. Das ist eine Einrichtung für psychisch Kranke, die schon wieder auf dem Weg der Besserung sind und nicht mehr stationär versorgt werden müssen. Sie schlafen also zu Hause bei ihren Angehörigen oder in ihrer eigenen Wohnung und gehen jeden Morgen, so wie andere zur Arbeit, in die Tagesklinik.

Dort basteln, spielen, kochen und handarbeiten sie gemeinsam mit Personal und anderen Kranken und werden gleichzeitig von Ärzten, Psychologen und Sozialarbeitern betreut. Die Idee einer Tagesklinik ist durchaus fortschrittlich. Vor allem dann, wenn sie eine Brücke von der Akutbehandlung in das normale Arbeitsleben schafft, erscheint sie mir sinnvoll.

Ich litt sehr unter dem dunklen, kalten Winter. Die Klinik war dem Landeskrankenhaus angeschlossen und so musste ich jeden Morgen achtzig Kilometer mit dem Zug hin und abends dann wieder achtzig Kilometer zurückfahren. Und das nur, um basteln und kochen zu können. Sicher war man unter Leuten und man hatte weniger Zeit zum Nachdenken, aber ich hatte kaum das Gefühl, Fortschritte zu machen.

Weil die Medikamente auch nicht die gewünschte Wirkung zeigten, experimentierte man viel an mir. Gegen die hohen Dosen Valium wehrte ich mich, denn bei 30 Milligramm Valium pro Tag bestand durchaus die Gefahr, süchtig zu werden.

Wenn das Absetzen des Valiums auch mit Entzugserscheinungen wie Flimmern und Zittern verbunden war, so litt ich doch am meisten unter der so genannten Ciatyl-Z-Depot-Spritze. Diese Art der Medikation wird vor allem bei Patienten mit einer geringen Kooperationsbereitschaft angewendet, das heißt bei Patienten, die nicht bereit sind, Medikamente zu schlucken, oder aber als Basismedikation bei besonders heftig verlaufenden Erkrankungen. Das Medikament wurde intramuskulär in den Po gespritzt, und

der Körper nimmt dann pro Tag circa 1 Milligramm aus dem Depot auf. Nach zwei oder drei Wochen bekam man dann die nächste Spritze. Die ersten Tage waren die Nebenwirkungen fast unerträglich, auch die Einstichstelle war oft sehr dick geschwollen und schmerzhaft.
Wie benebelt konnte ich nur noch essen, schlafen und in die Tagesklinik fahren. Der Appetit wurde angeregt, ich hatte ständig einen trockenen Mund, und der Stoffwechsel war verlangsamt. Das viele Schlafen brachte kaum Erholung, nur wenn ich im Bett lag, hatte ich zeitweise, wenn ich mich in die Bettdecke verkrochen hatte und es draußen kalt und dunkel war, das Gefühl, geborgen zu sein. Ansonsten war mein Innerstes aus Plastik, die Gedanken verlangsamt und ich spürte fast keine emotionale Regung mehr. Aber die Depotspritze und die anderen Medikamente, die ich nehmen musste, sollten mich vor einem Rückfall bewahren. Ich brannte jetzt auf Sparflamme.
Doch was war schlimmer? Der Zustand von Rostock oder ein Herz aus Plastik? Wahrscheinlich der Zustand von Rostock, aber so ganz sicher war ich mir da damals nicht ...
Wenn meine Mutter auch oft sagte, dass es noch andere Wege und Möglichkeiten gäbe, seelische Störungen zu behandeln, als den Weg, den die Schulmedizin beschreitet, so war uns allen klar, dass immer dann, wenn es so brennend eskalierte, eben doch nur die alten schulmedizinischen Methoden weiterhelfen konnten. Insofern war ich den Ärzten ausgeliefert. Ohne die Medikamente gab es keine Möglichkeit, diese schlimmen Phasen zu überstehen und mit den Medikamenten war das Leben kaum lebenswert. Die hohen Dosen Psychopharmaka, die ich lange Zeit geschluckt habe, waren schwere Gifte. Meine Haut legte Zeugnis davon ab: Der ganze Rücken, die Arme und das Gesicht waren übersät mit dicken Pusteln, Pickeln und Furunkeln, die zum Teil sehr weh taten und vor allem Narben hinterließen. "Deine Haut ist der Spiegel der Seele", pflegte mein Vater zu sagen. Und wenn meine Seele auch

krank war, so war mein Körper durchseucht von Chemikalien. Zum Glück waren meine Leber- und Blutwerte bei allen Kontrollen stets in Ordnung, überhaupt erlebte ich damals meinen Körper als etwas Grundsolides, in dem nur die Seele kränkelte und fror.

Ich hatte nun regelmäßig Gespräche mit einem Psychologen — doch die Gespräche, die wir damals führten, brachten auch keinen neuen Ansatzpunkt und halfen mir kaum weiter.

Zum Sommersemester wollte und kam ich wieder nach Rostock. Andrea und Andrea aus dem vorangehenden Studienjahr hatten mir ein ganzes Paket Unterlagen geschickt, so dass ich mir zuvor ein wenig Überblick über das verschaffen konnte, was im ersten Semester so gelaufen war.

Ich hatte nun einen Platz im Wohnheim in der Albert-Einstein-Straße, direkt neben der agrarwissenschaftlichen Fakultät und teilte mir ein fünfzehn Quadratmeter Zimmer mit Henning Güldener. Henning studierte Physik und Mathe im achten Semester. Er spielte Klarinette und Saxophon und war sehr fleißig. — Er war 'Beststudent' und auch ein angenehmer Zimmergenosse.

Ich wollte den Lernstoff, den ich im ersten Semester versäumt hatte, durch Selbststudium nachholen und gleichzeitig die Vorlesungen des zweiten Semesters besuchen. In einigen Fächern wie Botanik bestand ich gerade so, in BWL und Biometrie reichte es sogar für ein *gut* und ein *sehr gut*.

Aber anstatt daraus Selbstvertrauen zu schöpfen, demontierte ich mich systematisch selbst. In meinen Augen war ich minderbegabt, und wenn ich in der Mensa einem gegenüber saß, der eine Nickelbrille trug, die ihm ein intelligentes Aussehen verlieh, fühlte ich mich umso mehr minderbegabt und unterlegen. Dabei interessierten mich die Themen des Studiums sehr, und weil Henning viel lernte, stürzte auch ich mich in die Arbeit. Oft lernten wir bis elf, zwölf Uhr abends und ließen den Tag dann mit einem kühlen Pils ausklingen.

Hartmuth hatte einen Kollegen ausfindig gemacht, einen Professor Camman, der sich von nun an um mich kümmerte.
Ich bekam immer noch die Depotspritzen und mein Lithium nahm ich natürlich auch noch ein. Dabei hatte ich Mühe, mein Arbeitspensum zu bewältigen. Ich fühlte mich leer und ausgebrannt, schwach, besuchte aber dennoch die Vorlesungen und Seminare.
Ich war durch die sieben Monate, die ich in der Klinik zugebracht hatte, sehr geschwächt und doch begann ich wieder zu joggen. Natürlich war ich durch meine Krankheit und die schweren Medikamente sehr eingeschränkt. Trotzdem wollte ich die alten Prüfungen absolvieren und den neuen Fächern folgen. Selbst für einen Gesunden wäre das schwierig gewesen. Ich übertrieb es wohl ein wenig mit dem Training und forderte zuviel von mir. Dadurch geriet ich in eine ungeheure Spannung, der ich nicht mehr Herr wurde. — Ich konnte einfach nicht mehr abschalten, Formeln und Rechnungen blockierten mein Hirn, und ich fand keinen Schlaf mehr, egal was ich auch versuchte, ich konnte nicht mehr schlafen!
Was ich in diesem Frühling erlebte, war doppelt leidvoll und entmutigend. Ich fand zwölf Wochen lang kaum Schlaf. Zwar war ich wohl für ein oder zwei Stunden in einem Zustand, der als schlafähnlich bezeichnet werden kann, aber ich fand während dieser Zeit niemals wirkliche Ruhe und Erholung, geschweige denn den dringend ersehnten tiefen Schlaf. Sicherlich war ich jung und hatte Reserven, aber jede Psyche macht irgendwann schlapp, wenn sie keinen beruhigenden Balsam bekommt, immer schlaflos ist und sich niemals zu erfrischen vermag. Ich hatte ja bei alledem ein Studium mit Vorlesungen, langem Lernen und Prüfungen zu absolvieren. Entmutigend war für mich, dass trotz allen Willens dieser Weg nicht gangbar war.
Dabei muss ich heute sagen, dass ein Leonard, der bei vollen Kräften ist, sicherlich mit einem Studium nicht überfordert

gewesen wäre. Aber meine innere Zerrissenheit und die Selbstzweifel machten mir einen Strich durch die Rechnung. Dabei lernte ich eifrig, erstellte Hausarbeiten und zwang mich bis abends, wenn es sein musste, bis in die Nacht zu konzentrieren. Vielleicht hätte ich alles lockerer nehmen und mehr Pausen machen sollen, aber mein größter Antrieb war doch der Wille, und ich sollte damals wohl lernen, dass mit dem Willen vielleicht Berge versetzt werden können, aber nicht mit dem Kopf durch alle Wände gegangen werden kann.
Diese Zeit in Rostock hatte auch schöne Seiten, wir waren wie eine kleine Familie, kochten zusammen, dachten uns Sketche aus und sangen zusammen Lieder am Lagerfeuer. Ich hatte natürlich bei allem Pech auch das Glück, das ich in der Fremde immer zu haben scheine, denn ich hatte Freunde gefunden, die mich auch mit meiner Krankheit mochten und mich akzeptierten, wenn es mir schlecht ging. Auch verliebte ich mich damals, leider blieb es platonisch, genau wie Diane und Mika immer noch platonisch in mir brannten. Es waren die Jahre der *Leiden des jungen L.*
Ich verbrannte an einer dynamisch knisternden Glut aus Sehnsucht und Liebe und an der Hoffnung, offene Arme zu finden. Briefe zu schreiben, war die einzige Möglichkeit für mich, damit umzugehen, doch sie erzeugten nur neue Glut und Spannung in mir, und ich fand einfach keine Abkühlung, keine Entspannung und Erfrischung. Eine Umarmung, ein Kuss, ein Streicheln ... wie sehr hätte ich mir das gewünscht ... Doch ich erreichte nichts als schlafloses Winden und Drehen in meinem Bett, es gab keine Ruhe für mich und so lief ich dieses Frühjahr heiß. Ohne Kühlung drehten sich unaufhörlich Gedanken, Emotionen und Ängste in meiner Seele hin und her, für mich gab es kein Entkommen, so sehr ich auch strampelte, der Gegenwind war stärker, nichts schien mir zu helfen ... kein Weg 'da raus'.
Was mir zusätzlich zusetzte, war die Überzeugung, minderbegabt zu sein. Mein Vater, der sich das jahrelang anhören

musste, weiß ein Lied davon zu singen. Er sagte immer: "Leonard, die wirklich Dummen merken gar nicht, dass sie dumm sind." Ich hatte durch die langen manischen Phasen viel psychische Substanz verloren und bei allem Willen, mein Hirn sehnte sich nach Ruhe und nicht nach anstrengendem Studieren. So war das Gefühl, weniger begabt zu sein als meine Mitstudenten, vor allem ein Symptom meiner bipolaren Erkrankung. Ein Gehirn, das lange manisch war, also über Monate hinweg beschleunigt und kreativ gearbeitet hat, braucht danach das Dreifache an Zeit, um sich mit einer Depression wieder zu stabilisieren, und die Eigenschaften, wie ein funktionierendes Kurzzeitgedächtnis und Merkfähigkeit erlangt man nur ganz langsam mit Hilfe von Medikamenten, wenig Stress, viel Ruhe und Schlaf wieder zurück. Ich aber hatte mir viel vorgenommen mit dem Nachholen des Stoffes und dem gleichzeitigen Folgen der Zweitsemestervorlesungen. Mein Hirn streikte und der fehlende Schlaf, das Joggingtraining und die tragische Platonik meiner Beziehungen zum anderen Geschlecht taten ihr übriges.
Mein Bruder Bernhard wollte mich besuchen kommen, weil meine Eltern damals ihr Segelboot in Mecklenburg liegen hatten und er mit ihnen eine Woche segeln wollte. Da passte es ihm gut, auf ein Wochenende zu seinem Bruder Leonard auf Besuch zu kommen, wie er sagte.
Er brachte mir ein Victorinox-Klappmesser mit, das ich ganz toll fand, weil es so scharf war und eine feststellbare Klinge hatte. Irgendwie kam es dazu, dass ich herausfand, dass Schweizer Messer zwei verschiedene Klingenhersteller haben, und weil ich sowieso schon mitten in einer fürchterlichen Manie war, vernetzt und symbolisch dachte, fiel mir dazu vieles ein. Ich traf auf dem Gang einen libanesischen Kollegen, der auch Agrarwissenschaft studierte und den ich vom Sehen her kannte, er war ein paar Semester über mir. Ich zeigte ihm das aufgeklappte Messer und wollte ihm klarmachen, dass dieses Messer eines der besten

und meistverkauften Messer der Welt sei. Mehr wollte ich nicht. Der Libanese war jedoch erschrocken über die offene Klinge, die ich ihm entgegenhielt, und weil Rostock ja voller Fremdenhass war, überkam ihn Angst und er lief weg, ich hinter ihm her. Er flüchtete in sein Zimmer und bei dem Versuch, die Türe zuzuschlagen, befand sich mein Arm zwischen Tür und Türrahmen. Das schmerzte!
Alle Versuche, ihm klarmachen zu wollen, dass ich ihm friedlich gesonnen nur mein neues Taschenmesser zeigen wollte, scheiterten. Das Ganze entglitt dann nach einer erneut unruhigen und schlaflosen Nacht. Auch Bernhard konnte kaum Ruhe finden und rief gegen 3 Uhr den Notarzt, der aber auch nur ein wenig *Faustan*, also Valium verschreiben konnte und dann achselzuckend sagte: "Handeln Sie, bevor es zu spät ist."
Mein Bruder rief Professor Camman an, der mich in die Klinik Gelsheim einwies. Ich stopfte hastig ein paar Sachen in eine Reisetasche und nahm mir ein Taxi. Mein Bruder, der nachgekommen war, sagte, dass die Polizei da gewesen sei und ein Verfahren wegen der Geschichte mit dem Messer im Raum stünde. Dann erschien die Schwester, zeigte mir in einem Zimmer, in dem schon zwei Kranke lagen, ein weißes, leeres Bett, nickte mir zu und ich verstand, was nun anstand: "Schlafen Sie, der Doktor kommt gleich noch zu Ihnen." Mein Bruder verabschiedete sich, denn er wollte ja noch nach Plau zu meinen Eltern und dem großen See. — Dann zog ich mich aus, bemerkte noch, wie mager ich wieder geworden war und legte mich in das mir zugewiesene Bett.
So viele Gedanken und Gefühle in einem einzigen Menschen, keine Ruhe zu finden und ein Brand aus Ängsten, Platonik und jugendlicher Kraft. — Der Arzt kam mit einem Cocktail aus flüssiger Medikation. Er sagte: "Das wird Ihnen gut tun, Sie brauchen Ruhe, schlafen Sie jetzt, ich lege Ihnen eine Infusion, die Ihnen dabei helfen wird ... "
Das Zimmer war eines von vielen in der 'Barackenklinik'

Gehlsheim: Nicht aus Stein, sondern aus Spanplatten war sie gebaut, dachte ich noch und dann kam der Schlaf. Endlich tauchte ich meine glühenden Synapsen in ein kühlendes Bad aus lang ersehnter Ruhe.
Als ich erwachte, stand mein Freund Andre vor mir, mit einem Strauß Blumen in der Hand. "Ich habe von deinem Bruder erfahren, dass du hier bist. Alle deine Freunde lassen dich grüßen, und wenn irgendwas ist, egal wann, wenn du meine Hilfe brauchst, dann werde ich da sein!"
Das tat gut, ein Freund, der sich in der Not nicht absondern einem zuwendet. "Danke Andre, sag den anderen, dass ich mich freue, zu euch zu gehören."
"Ich habe mir den alten 220er Benz von meiner Oma ausgeliehen und muss ihn bald zurückbringen. Du weißt ja, dass mein Trabbi einen Unfall hatte. Aber ich bekomme ihn schon wieder hin." Andre hatte ja seine Qualitäten als Mechaniker.
Die Stationsärztin kam zur Visite und ich schöpfte neuen Mut. Jeden Abend gab es den Cocktail, und meine heißgelaufenen Nervenbahnen fanden Kühlung und Entspannung in dunklen, tiefen Nächten.
Gehlsheim war zwar ein Barackendorf, aber es war auch die Uniklinik, und die Behandlung war gut. Wir konnten im Park spazieren gehen, wenn wir wollten, und es gab einen Kiosk auf dem Gelände, wo ich mir manchmal ein Eis kaufte. Das ganze war direkt am Meer oder es grenzte vielmehr an das Hafengelände von Rostock.
Durch eine Ärztin lernte ich, dass ich jemand war, der dem Hans-Dampf-in-allen-Gassen gleichstand und dass ich mich zwar minderbegabt fühlte, aber wenn die anderen einen Meter achtzig hoch springen wollten, dann mussten es bei mir schon mindestens zwei Meter zwanzig sein. Nachdem die Cocktails mich ein wenig beruhigt hatten, kamen irgendwann meine Eltern zu Besuch. Wir fuhren nach Warnemünde an den Strand und ich beschloss, mich zu Hause bei Hartmuth weiterbehandeln zu lassen. — Es

waren sowieso Semesterferien und ein wenig Heimaturlaub konnte nicht schaden.

Die Ärzte schrieben ein Gutachten für die Polizei, damit war ich in der Sache mit dem Libanesen entlastet, und er verzichtete dann auf weitere Untersuchungen. Ich klopfte an seiner Zimmertür, entschuldigte mich für mein irrsinniges Verhalten und schenkte ihm eine Schachtel Pralinen zur Entschuldigung.

Zu Hause fand ich jedoch keine wirkliche Ruhe. Die weitere Behandlung erfolgte ambulant. Ich bekam damals 600 Milligramm von dem schrecklichen Medikament *Taxilan* und natürlich auch 'mein' Valium. Damit fuhr ich dann morgens mit dem Fahrrad zu dem Bauernhof, wo ich mir in den Ferien ein wenig Geld verdienen und Erfahrungen in der Landwirtschaft sammeln wollte. Doch diese Medikamente, die man damals kannte, hatten extreme Nebenwirkungen. Sie stellten einen zwar ruhig und bekämpften die Krankheitssymptome, aber sie waren auch wie unsichtbare Zwangsjacken, die einem das Leben schwer machten, und wie benebelt erschien mir mein Alltag. Schwer und unüberwindbar gestalteten sich die Anforderungen, die der Bauernhof an mich stellte: Kühe melken ab fünf Uhr, Heu machen bei achtunddreißig Grad, Schweine füttern, Heu in den Dachboden gabeln, dann nochmals Kühe melken und abends in der Dämmerung wieder nach Hause radeln.

Ich wollte — um jeden Preis — trotz Krankheit, doch ich konnte damals nicht — ich sah es nur nicht ein.

Das Fahrrad, das ich mir bei einem Freund geborgt hatte, war ein Rennrad mit schlechten Bremsen. Eines Tages fuhr ich auf der linken Seite des Fahrradweges. Ich hatte gerade den Berg überquert, als ich mit hoher Geschwindigkeit eine Einmündung passierte, aus der ein Wagen in die Hauptstrasse einbog. Ich knallte mit voller Wucht auf seine Motorhaube und es katapultierte mich direkt im Salto vom Sattel auf die Strasse, wo ich, wie es das Schicksal wollte, vor einem Krankenwagen landete. — Dann ging alles schnell:

Die Notärzte kamen, die Polizei nahm alles zu Protokoll und ich hatte wieder mal Glück gehabt und war nahezu unverletzt. Nur hätte ich wohl den anderen Fahrradweg benutzen sollen. Auch der Hinweis, dass eine Baustelle mich am Überqueren der Strasse gehindert hätte, half da nicht. Aber es blieb bei einer Verwarnung, ein paar kleinen Kratzern und Schrammen. Zwei Wochen später erhielt ich sogar eine Stange Geld als Schmerzensgeld von der Versicherung des Pkw-Lenkers.

Aber meinen Job auf dem Bauernhof musste ich aufgeben. Es war einfach mit der hohen Medikation unmöglich, so hart zu arbeiten. Sogar die Sonnenempfindlichkeit der Haut wurde von den Medikamenten beeinflusst.

Meine ganze Jugendzeit über hatte ich ein Holzhaus im Garten, in dem ich spielen, fernsehen und Hausaufgaben machen konnte. Es gab auch ein Bett und eine Heizung darin. So zog ich mich auch diesmal in mein Holzhaus zurück und lernte Bodenkunde und Chemie für die Klausuren im Herbst. — Aber das war auch nicht leicht, denn meine Krankheit behinderte mich, und wenn ich auch wollte, es klappte einfach nicht mit dem Studieren und Rostock war von zu Hause so weit weg.

Am Ende des Sommers reiste ich wieder nach Rostock und stellte mich den Prüfungen und Aufgaben dort. — Aber ich konnte nicht mehr, einige Prüfungen bestand ich sogar, aber die Chemieprüfung stand an, und dafür hätte ich wirklich hart lernen müssen. Doch ich war leer, ausgebrannt und einfach nicht in Form.

Den Jahreswechsel verbrachten wir mit der Familie in den Schweizer Bergen. Bernhard lernte für seine Diplomprüfung, ich versuchte immer noch Chemie zu verstehen und als die Zeit zu Ende ging, wusste ich schon, dass ich Rostock den Rücken kehren muss. Doch was dann?

Am 6. Januar brach ich meine Zelte in der Albert-Einstein-Straße ab und zog wieder zu Hause bei meinen Eltern ein. — Doch was nun folgte, war sicherlich nicht besser.

16

Auf diese Weise entging ich einem erneuten Schiffbruch in Rostock, strandete zu Hause in einem tückisch-zähen Gemisch aus Hoffnungs- und Perspektivlosigkeit: Ohne Ziel und ohne eine Möglichkeit, meinen Willen für etwas einzusetzen, setze ich mich in den Zug gen Südwesten, der mich zurück in meine alte Heimat brachte.

Meine Eltern waren natürlich nicht sonderlich begeistert davon, denn sie wollten immer einen erfolgreichen, großen und gesunden Sohn haben. Leider konnte ich ihnen damals damit nicht dienen. Statt dessen gab es Vorwürfe von meiner Mutter, denn ein Mensch, der sich nicht durchs Leben zu beißen versteht, war in ihren Augen faul und undiszipliniert. Die Tatsache, dass ich damals schwer krank war, übersah sie dabei gerne. Sicherlich wollte sie mit alledem nur neue Kraft in mir entfesseln, aber ich war eigentlich selbstkritisch genug, um zu wissen, dass ich gerade eine große Chance vertan hatte und keine neue in Aussicht war.

Diese verteufelte Krankheit, die tief in meiner Seele wütete, hatte ihre Tücken. Man sah sie nicht, keiner der Mitmenschen konnte feststellen, dass sie da war, aber sie äußerte sich doch in Verhaltensmustern, die selbstzerstörerisch waren, und es gab oft bittere Tränen und Angst. Ich fand damals keinen anderen Ausweg als das Zurück-zu-den-Eltern, ganz egal, was passieren würde, nur nicht in der Fremde untergehen, lieber hier im sicheren Hafen sich den Dingen stellen. — Ich glaube, es war die richtige Entscheidung gewesen.

Ich schrieb wieder Briefe an Diane, mein Schmerz nahm wieder zu, denn ich hatte sie niemals vergessen. Sie antwortete und ich machte mir wieder Hoffnungen. Sie schickte wieder Bilder von sich, sie war noch hübscher geworden, und sie schien ihre Krankheit überwunden zu haben. Ich arrangierte ein Treffen in Luxemburg. Freunde meiner Eltern, die virtuos Gitarre spielten, gaben dort ein Konzert,

und ich hatte zwei Freikarten bekommen. Diane freute sich, mich zu sehen, und Gitarrenmusik, die mochte sie auch, denn sie spielte selbst ganz gut.
So hatte ich kurzfristig wieder ein Ziel und freute mich auf den Samstagabend mit ihr. Ich war aber insgesamt eher krank als gesund, eher sehr depressiv und selbstzweifelnd als lebensfroh. Trotzdem: An diesem Abend wollte ich all das Belastende und Traurige in meinem Leben vergessen und mich nur auf Diane konzentrieren. Das Konzert fand auf einem alten Chateau statt, es hieß Burglinster, und als wir ankamen, war Diane schon dort und wartete unter dem Torbogen, der mit wildem Wein bewachsen war.
Ich werde nie vergessen, wie ich sie dort stehen sah, unnahbar, einzigartig schön und schon ein wenig erwachsen. Sie lächelte mich an und wir gaben uns die Hand. Wir organisierten den Verkauf von CDs, die unseren Freunden ein wenig zusätzlichen Verdienst bescheren sollten. Diane gefiel die Musik, und in der Pause verkauften wir viele CDs. Die Freunde gingen nach der Vorstellung noch Essen und wir verabredeten uns für dreiundzwanzig Uhr am Pont Adolphe, wo sie mich wieder aufgabeln wollten, damit ich auch wieder heimkäme.
Diane nahm meine Hand und wir fuhren mit dem Autobus in die Stadt, suchten uns ein kleines Restaurant, und ich saß ihr endlich gegenüber. Ihre blauen Augen sahen manchmal tief in die meinen, und ich glaubte darin vollständige Erlösung zu finden. Während wir auf das Essen warteten, zeigte ich ihr ein paar Fotos vom Grundstück meiner Eltern in Diane Capelle. Sie fand das originell und ich schenkte ihr das Bild von dem Ortsschild mit ihrem Namen drauf. Wir fanden schnell in eine angeregte Unterhaltung, fast war es so wie damals, als wir uns im Krankenhaus zum ersten Mal begegnet waren, wir verstanden uns einfach und es durchfuhr mich ein Gefühl, dass ich lange schon vermisst hatte, fast so wie ein Hauch von Morgensonne oder das Wiederfinden einer vergessen

geglaubten Heimat. Sie lachte über meine Plaisanterien, ich hatte nicht verlernt, charmant zu sein. Ihre Schönheit war unübersehbar. Ich wünschte mir zu dem Lächeln und dem Lachen, ihren typischen Gesten einfach einen Kuss oder eine Umarmung. Aber wenn ich auch nahe dran war, dies zu erleben, denn sie juchzte, strahlte und sagte, dass sie sich lange nicht so amüsiert habe wie mit mir, so merkte ich plötzlich auch den Graben, der uns tief entzweite und voneinander fernhielt. Es gab keine Brücke, die uns verbunden hätte, und wenn ich die Stunden mit ihr auch sehr genoss, so blieb ein mich untröstlich traurig machender Nebel zwischen uns, der ihre Schönheit für mich noch begehrenswerter machte, aber leider auch unnahbar fern und unerreichbar. — Diane, sie war meine Prinzessin, die mir versprochen war, und die ich nicht bekam. Vielleicht, weil ich ihrer nicht würdig schien oder weil ich nicht in der Lage war, sie wirklich zu lieben und zu erobern, weil ich selbst krank und einsam war.
Um Viertel vor elf brachte ich sie zum Bahnhof, wo ihr Vater sie abholen wollte. Es war nun schon dunkel. Unser Atem, der unseren Mündern entschwand und als Hauch kurzzeitig sichtbar wurde, war das einzige, was uns noch verband. Kurz vor dem Parkplatz, wo der Wagen ihres Vaters stand, hielt sie auf einmal inne und für Sekunden war es mir, als wolle sie mich umarmen. Sie sagte aber nur: "Leonard, es war sehr schön mit dir." Der Wagen ihres Vaters startete den Motor, ihr Vater hatte uns also erkannt. Er fuhr ganz langsam los, und mir erschien es, als ob es nun an der Zeit wäre, sie zu umarmen, sie an mich zu drücken und ihr alles Gute zu wünschen, aber ich tat es nicht und auch sie blieb regungslos stehen. Der Scheinwerfer des Jaguar blendete uns. Ihr Vater ließ die Scheibe herunter und in der kalten Luft zeichnete sich nun auch sein Atem deutlich im Schimmer der Laterne, unter der wir standen, ab. Sie drückte nun meine Hand noch mal ganz fest und nach einem "Ich muss jetzt gehen ... " verschwand

sie in dem großen Wagen. Der Vater grüßte mich kurz und dann ging seine Scheibe automatisch wieder hoch, dabei war es, als schneide sie das Band zwischen Diane und mir nun endgültig durch. Aber meine Sehnsucht blieb, doch Diane habe ich seitdem nie wieder gesehen.

Ich fuhr in dem kleinen Fiat der Freunde wieder nach Hause zu meinen Eltern. So schön der Abend auch gewesen war, meine alten Wunden waren wieder aufgebrochen und ein neues Dianefeuer hatte sich in mir entzündet.

Wenn man mit Anfang zwanzig hoffnungslos platonisch verliebt ist, dann ist es so, als habe man permanent hohes Fieber. Ein Fieber, das zwar nicht tötet, aber dennoch keine Kühlung erfährt. Platonik verlangt irgendwann nach Erlösung in gelebter Liebe. Doch ich konnte sie damals nur anhimmeln und mit Worten verehren. Die Erfüllung in Umarmungen, Zärtlichkeiten oder Sexualität blieb mir verwehrt. Statt dessen suchte meine starke sexuelle Energie einen Weg, den sie damals nicht zu finden vermochte. Mein fieberndes Hirn, das ja ohnehin schon krankhaft aus seinem stofflichen Gleichgewicht geraten war, musste nun auch noch unerfüllbare sexuelle Hoffnungen mit sich herumtragen. Dabei verehrte ich die jungen Frauen mit poetischer Hochachtung, schrieb kleine Gedichte, verfasste Geschichten und Briefe, aber schmeckte niemals den so sehr ersehnten Kuss. Ich träumte von der großen Liebe, von Diane in meinen Armen, von ihr und mir im Sonnenuntergang auf einem Felsen am Meer. Aber gerade diese teuflische Konstellation schaffte immer wieder neue Spannungen in meinem Leben, denen ich durch extremes Joggingtraining zu entkommen suchte. Vergebens versuchte ich diesem Schicksal zu entfliehen. In diesem Frühling übertrieb ich es mit dem Training und lief mich mitten in eine neue Krankheit, ziellos rannte ich lange Strecken und landete wieder in der Klinik. Dort blieb ich drei Wochen, ließ mich wieder entlassen, und mit hohen Dosen *Fluangxol* und *Cyatyl-Z-Depot* beschloss ich den Lkw-Führerschein zu machen. Zum

einen, weil Lkw fahren nützlich sein kann, wenn man in der Landwirtschaft arbeitet, dann weil es mir Spaß machte, so ein Gefährt zu lenken und natürlich, weil ich ein neues Ziel brauchte. So lernte ich die Theorie und die Technik des Lkws kennen und hatte Spaß an den Fahrstunden.
In den Gesprächen mit Professor Wolf und dem Psychologen stellte sich immer wieder heraus, dass ein Studium für mich der beste Weg ins Leben wäre. In Bingen konnte man Agrarwirtschaft an einer Fachhochschule studieren, und weil es nicht so weit weg war wie damals Rostock, schickte Hartmuth mich auf Zimmersuche und glaubte seinem Patienten damit etwas Gutes zu tun und neuen Mut zu geben. Er setzte einen Spruch in die Welt, der mich ein ganzes Jahr prägte, aber dennoch nur meine Hoffnungslosigkeit widerspiegelte: Bingen muss gelingen. Aber wie soll man mit einer schweren und dynamischen psychischen Erkrankung ein solches Vorhaben meistern? "Studium um jeden Preis", hieß es damals, und ich scheiterte immer wieder an diesem Weg, der doch Erfolg und Ansehen zu bringen versprach. Ich fand ein Zimmer im Wohnheim, schrieb mich ein und alle glaubten, dass nun ein Schritt in Richtung 'Bingen muss gelingen' getan sei.
Doch für mich war gar nichts klar, außer das ein Bingen im Westen, für mich das gleiche darstellte, wie ein Rostock im Osten, und ich war dadurch nicht besser in der Lage zu studieren. Diese alten Medikamente, die man mir in rauen Mengen verabreichte, blockierten meinen Geist, und ich hatte den Tiefpunkt meines Lebens erreicht, hatte kein Ziel mehr, von dem ich glauben konnte, dass ich es auch erreichen würde. Ich war so sehr in der chemischen Zwangsjacke, dass ich monatelang im Bett lag, kaum aß, nichts tat außer einen Schlaf schlafen, der keine Erfrischung brachte, sondern nur neue Müdigkeit und Depression.
Ich hatte doch einen unbeugsamen Willen und mir geschworen, gegen meine Krankheit zu kämpfen, aber es blieben mir nur noch mein Bett und Sommertage, deren

Wärme ich nicht mehr spürte. Meine Eltern waren mit in dieses Tief einbezogen und versuchten immer wieder erfolglos, mich zu irgendwelchen Aktionen zu ermuntern. So bestand ich dann meine Lkw-Führerscheinprüfung zwischen zwei Klinikaufenthalten, dennoch war ich wie gelähmt, wie zerstört, und kein Weg führte 'da raus'.
Doch dieses Jahr nach Rostock war eine Zeit, die ich niemals vergessen werde, denn es machte mir klar, dass man nicht mit dem Kopf durch die Wand kann, wenn diese aus Stahlbeton ist. — Auch Bingen war aus Stahlbeton genau wie Rostock und damals Tübingen, aber Hartmuth wollte aus mir einen smarten, studierten Menschen machen, der ich ja auch hätte werden können, wenn ich nicht so ein starkes Problem mit mir selbst gehabt hätte, das ich zu lösen hatte, oder aber ich würde draufgehen.
Kurz bevor ich mit dem Studium beginnen sollte, fuhr ich für ein paar Tage nach Düsseldorf zu einer alten Freundin, die ich lange nicht gesehen hatte. Nicht, dass ich in sie verliebt gewesen wäre, aber so ganz nah bei einer jungen Frau zu übernachten, das konnte Fieber geben. Ich stürzte tatsächlich dort so sehr ab wie niemals zuvor. Ich schaffte es gerade noch, meinen Zug zu erreichen. Doch irgendwie deutete ich die Verspätung, die er hatte, als Weltuntergang und warf mein gesamtes Gepäck in den Mülleimer. Dann warf ich mein Geld ebenfalls in den Müll, fing ein Gespräch mit einer Frau an, die sich später belästigt fühlte, und so landete ich beim Schaffner, der mich nach meiner Fahrkarte fragte, aber diese hatte ich verloren. Ich sollte zahlen oder aussteigen, aber Geld hatte ich ja keines mehr. Die Schaffner holten mich in ihr Abteil und ich schien sie prächtig zu unterhalten, denn sie lachten und amüsierten sich über mich. Dann meinte einer von ihnen plötzlich: "Ich habe da eine Fahrkarte gefunden, ist das vielleicht deine?" — Sie war mir beim Einsteigen in den Zug aus der Tasche gerutscht.
In Kaiserslautern verließ ich dann den Zug. — Dort sackte ich zusammen und versuchte mir zu helfen, indem ich eine

Flasche Wasser kaufte, die ich sogleich trank. Aber ich war nicht mehr imstande, den Zug auf dem Fahrplan ausfindig zu machen, der mich nach Hause gebracht hätte. So ging ich auf dem Bahnhofsvorplatz und sah dort die Taxis stehen. Ich zog vierhundert Mark aus dem Automaten, was damals für mich ein Vermögen war und klopfte an die Scheibe eines der dort wartenden Taxis. Der Fahrer ließ die Scheibe herunter und ich meinte mit letzter Kraft zu ihm: "Bringen Sie mich nach Hause, hier haben Sie Geld." Ich reichte ihm die vier Hunderter-Banknoten, die er sogleich an sich nahm und mir die Beifahrertür öffnete. Ich nahm Platz und er brachte mich nach Hause. Die Fahrt wäre vielleicht achtzig Mark wert gewesen und mein Vater war wütend auf mich. Es gab Tränen, und ich war am Ende. — Wieder blieb nur der Weg in die Klinik.
Meine Eltern hatten ein Ehepaar kennen gelernt, das sich alternativ mit Krankheiten befasste. Sie arrangierten einen Termin. Ich sollte unter einem bestimmten Licht und im Rahmen einer Therapie alles rauslassen und mich austoben.
Immer hatte ich alle Aggression gegen mich gerichtet, war mein eigenes Opfer. Die beiden Therapeuten glaubten nun, dass das nach außen Lenken der Aggressionen eine Besserung meiner Situation bringen könnte. Niemals zuvor war ich aggressiv gewesen, aber jetzt wurde ich wild und verlor die Beherrschung. In der Klinik sprang ich gegen die Wände, alle wichen mir aus und dann trat ich die Eingangstüre ein, deren Glas in tausend Stücke barst. — Anschließend nahm ich Reißaus und fuhr zu den neuen Therapeuten, von denen ich mir Linderung versprach. Doch sie mussten einsehen, dass jetzt ihre Methoden nicht mehr helfen konnten und brachten mich zurück in die Klinik.
Mein Vater nahm mich am Wochenende mit nach Frankreich nach Diane Capelle. Ich war schlimm dran, ein Zustand, den ich zuvor noch nie gekannt hatte. Dianebilder vermengten sich mit Selbstaggressionen, und als wir in dem schon herbstlich kalten Wasser gemeinsam in dem Paddelboot

saßen, wollte ich plötzlich in eine andere Richtung als mein Vater. Ich ruderte rückwärts und dann geschah etwas sehr Gefährliches, was einen tragischen Ausgang hätte finden können. Ich erhob mich in dem Paddelboot, riss mir das Hemd und die Trainingshose vom Leib und sagte: "Gut, wenn du nicht willst, dann schwimme ich" und sprang in den vielleicht zwölf Grad kalten See. Das Boot, in dem mein Vater saß, hätte mich nicht mehr aufnehmen können ohne zu kentern und hätte so meinen Vater ebenfalls ins Unglück gezogen. Er rief nach mir, aber ich kämpfte bereits mit der mich lähmenden Kälte. Zum Ufer hin war es zu weit, das Paddelboot war zu klein und der See war kalt und tief. Doch da hatten wir wieder einmal Glück: Ein verspäteter Wasserskifahrer verlor nicht weit von uns sein Gleichgewicht, suchte seine Ski zusammen und dabei hörte er das Rufen meines Vaters. Das Motorboot kam auf uns zu und rettende Hände griffen nach mir. Ich war völlig erschöpft und ausgekühlt, aber erst einmal in Sicherheit. Die Wassersportler nahmen meinen Vater mit seinem Paddelboot ins Schlepptau, und es stellte sich heraus, dass der Eigentümer des Bootes einer seiner Patienten war. Zu Hause angekommen, gab es heiße Schokolade, Tee und Butterkekse. Das war noch einmal gut gegangen.

Ich wurde zunehmend aggressiv, fing an zu rauchen, was ich nie getan hatte, und schlug zu Hause die Kellertür ein. Wieder war der einzige Ausweg die Klinik, diesmal ohne die Möglichkeit abzuhauen, denn ich bekam einen richterlichen Beschluss über drei Monate geschlossener Behandlung. Es war eine elende Zeit. Meine Eltern waren nicht in der Lage, mir zu helfen, Medikamente verfehlten ihre Wirkung und legten mich mit ihren unerträglichen Nebenwirkungen lahm. 'Bingen muss gelingen' begann ziemlich übel, denn das Semester hatte schon begonnen, und ich war in keinem studierfähigen Zustand. Mein Vater bezahlte das Zimmer im Wohnheim, aber es war wie eine Farce, denn niemals würde dieses Bingen mir gelingen. Mein Weg war ein

anderer, er sollte mich in noch tiefere Abgründe führen, so tief, wie nur möglich, als wollte eine unbekannte Macht mich prüfen, um herauszufinden, was ein Mensch auszuhalten vermag.
Das erste Jahr nach Rostock hatte nichts Gutes gebracht. Ich war eingesperrt hinter diesen Mauern der Klinik, die schon fast ein zweites zu Hause für mich waren. Zu Weihnachten schickten meine Eltern mir ein Päckchen, in dem ein Schlafanzug und ein wenig Schokolade waren. Die Skiferien verbrachten sie mit Bernhard und dessen Freundin in Chamonix. Ich wäre gerne mitgegangen, aber das war ja nicht möglich, weil der Richter ein Ausgehverbot für mich verhängt hatte.
An Weihnachten und Neujahr bemerkte ich besonders schmerzhaft, wie weit es schon gekommen war, denn an solchen Tagen zieht man fast unbewusst die Bilanz seines Lebens, und ich hatte damals nur Chaos und Probleme vorzuweisen.
Mein Bruder bestand seine Diplomprüfung mit Auszeichnung und bekam sofort eine Assistentenstelle an der Uni angeboten. Mein Vater meinte, wohl um mich zu trösten: "Leonard, du bist aus demselben Stall, auch du hast noch alle Möglichkeiten."
Damals war der eigentliche Tiefpunkt meiner 'Psychiatriekarriere' erreicht, schlimmer ging es offenbar nicht mehr. Ich hatte einen großen Teil des Jahres in der Klinik verbracht und ein Ende oder ein Wendpunkt waren nicht in Sicht.
Natürlich suchten wir andere Lösungen und nach neuen Wegen, aber diese erwiesen sich fast immer als Flop. Zum Beispiel gab es eine Klinik, die ein Herr Virchow leitete, ein Nachfahre des großen Virchow. Dieser Herr versprach eine besondere Therapie. Mein Vater fuhr mit mir dorthin. Es war ein abgelegener Bauernhof. Die Kranken waren bereits zwei, drei oder mehrere Jahre dort, und es war ihnen verboten, Lektüren mit Bildern zu lesen. Sie spielten stattdessen

Theater und lernten Musikinstrumente zu spielen. Laufen sei schädlich und Joggen sei nicht erlaubt, sagte Virchow. Helfen bei der Bauernhausarbeit sei nur in der Küche erlaubt, doch die Kranken machten einen verschlossenen Eindruck auf mich. — Überall konnte ich mir vorstellen, Hilfe zu bekommen, aber nicht hier! Mein Vater sah es genauso. Doch Hartmuth verlangte eine neue Perspektive. Er wollte mich nur entlassen, wenn ich auch wüsste, was ich tun werde. Bingen musste nun nicht mehr gelingen, denn ich war in einem schlechten Zustand, ich war ein Wrack. — So kam ich auf die Idee, wieder auf dem Bauernhof zu arbeiten. Die Bißborts nahmen mich erneut bei sich auf.

Ohne Trost

Wenn kahle, kalte Nebel
glücklos mich in ihre Trauernetze weben,
tausend tote Tränen Ton angeben,
fassen raue Burschen mich mit Seelenknebeln.
Aus tiefstem Ungewissen brechen brachial
die großen Brecher dicke Brocken,
schleudern harte Last nach meiner dünnen Haut,
schwemmen wellenwild Gewissheit an:
"Hast es besser nicht verdient!"
Kein Entrinnen, kein Entkommen,
all das hast du mitbekommen,
immer wieder fast dich Mörderhand,
trachtet nach dem Lebensband.
Blut will sie von dir und Leben
Teil für Teil musst du ihr geben.
"Hast es besser nicht verdient!"
Dennoch aber kämpfen, schwitzen, mühen,
schaffen, hoffen, bangen,
nicht zuviel verlangen.
Vielleicht wird auf dem Grab was blühen ...

17

Die Welt bricht heute auseinander,
ich und der Tod stehen dicht beieinander,
tosend bricht der Schwur mit meinem Herz.
blutend überströmt mich lähmender Schmerz.
Kein Ufer, kein Land ist in Sicht,
keine rettende Planke, kein Balken, kein Trost,
nur tiefes Meer um mich her, droht mir erbost
mit Wellen und Gischt.
Ich finde nicht mehr heim,
in mir frisst des Todes Keim,
Angst und totes Gebein
schaffen endlose Pein.
Keine Sterne sind zu fassen,
kein Licht trifft meine Lider,
nur ein Wort gibt Sinn: "Nieder!"
Bist immerwährend verlassen.
Da erfasst mich inmitten der Fluten
eine helfende Hand,
kommt von den Guten.
Sie will sein ein rettendes Band.
Ich greife daneben,
sie kann mich nicht erreichen,
kann mir nichts geben,
wird mit Wellen von mir weichen.
"Komm", sagt er, "der Sommer ist lange her,
duck dich nicht nieder.
ich komme wieder und wieder,
du erkaltest, kein letztes Erbarmen mehr!"

Natürlich waren jene Zeiten von Selbstmordgedanken begleitet. Zumal die Arbeiten auf dem Bauernhof nun nach dem Scheitern meines Studiums kaum noch Sinn, geschweige denn Spaß machen wollten. Es ekelte mich jeden Morgen, den Schweinestall misten zu müssen, mein von

den Medikamenten aufgedunsener Körper war der schweren Arbeit kaum gewachsen, das frühe Aufstehen war eine Tortur, und am Wochenende, wenn ich bei meinen Eltern war, gab es nur deprimierende Gespräche und keine Perspektiven, die neues Leben gebracht hätten.
Dennoch wollte ich mich durchbeißen, denn die Arbeit auf dem Bauernhof war doch meine letzte Chance. Das Nichts erwartete mich, wenn ich diese Möglichkeit, den Tag zu verbringen, aufgeben würde. Also hielt ich mich an der Arbeit im Stall fest. Auch wenn ich wusste, dass die Landwirtschaft wohl nicht zu meinem Leben gehörte und ich mir auf Dauer etwas Neues einfallen lassen musste, so war ich zunächst einmal beschäftigt, hatte eine Aufgabe und eine Tagesstruktur.
Ich war lange nicht so fit wie damals, als ich das Praktikum absolvierte, so hatte ich kaum genug Kraft und Kondition für die anstehenden Arbeiten. Außerdem musste ich sehr hohe Dosen von Medikamenten einnehmen, die mich bremsten, benebelten, impotent machten und mich wie eine Zwangsjacke in meiner Freiheit einschränkten.
Mittags legte ich mich nach dem Essen immer kurz hin, und es fiel mir sehr schwer, dann wieder aufzustehen. Abends sank ich todmüde um sieben Uhr ins Bett und erwachte nur langsam und schwer durch das Klingeln des Weckers. Ich zwang mich unter diesen widrigen Umständen dennoch durchzuhalten. Süßen Trost fand ich beim Essen von Keksen, aß manchmal ein, zwei ganze Packungen und nahm natürlich zu, was mir überhaupt nicht gefiel. Es war zum Verzweifeln, ich arbeitete zwölf Stunden am Tag sehr hart in der Landwirtschaft als Knecht, aß zuviel, schlief zwölf Stunden in der Nacht, wurde dabei dick und fühlte mich wertlos. Meine Libido, die sonst immer sehr ausgeprägt war und mir ein wenig Freude verschaffen konnte, war durch die Medikamente auf Null gesetzt. Was mir natürlich auch zu schaffen machte, war die Isolation auf dem Bauernhof. Die Bauersfrau wollte mich abends nicht

beim Fernsehen dabeihaben. Der Sohn, der auch mitarbeitete, hatte auch nur wenig Zeit für mich, so dass ich immer gleich nach dem Essen ins Bett ging und tief, aber kaum ausreichend erholsam schlief.
Meine Eltern waren froh, dass ich wenigstens etwas tat, einer regelmäßigen Arbeit nachging, für die ich auch noch ein wenig Geld bekam. Ich glaube aber, dass sie fast genauso unglücklich über meine Situation waren wie ich selbst, denn in unserer Familie war Leistung wichtig. Meine Eltern lebten ja ein strebsames und auch sehr erfolgreiches Berufsleben vor, mein Bruder hatte gerade ein Examen mit Bestnote abgelegt und nur ich war aus der Art geschlagen. Wenn ich auch wollte, es ging einfach nicht, und ich traute es mir auch irgendwann nicht mehr zu.
So verbrachte ich zwei Monate auf dem Hof, die Wochenenden war ich bei meinen Eltern. Das war zwar der schönere Teil der Woche, aber dann redeten wir oft über die ausweglose Situation und ich lamentierte ausführlich über meine dicken Beine und meine Gewichtszunahme.
Am Faschingswochenende fuhren meine Eltern nach Berlin zu Verwandten und hinterließen mir eine Telefonnummer, die ich anrufen konnte, wenn ich sie brauchte oder etwas passierte, was sie wissen mussten. Ich war also an diesem Wochenende allein zu Hause und hatte nichts vor, denn ich hatte keine Freunde mehr, die ich hätte besuchen können.
Damals korrespondierte mein Vater mit einer russischen Frau, um seine Sprachkenntnisse aufzufrischen. Ein paar Wochen zuvor war sie bei uns zu Besuch gewesen. Es war eine sehr nette Begegnung, die auch mir ein wenig Spaß gemacht hatte, denn die Russin sprach auch gut Deutsch. — Sie hatte uns eine Flasche besten Wodka geschenkt, die noch auf dem Küchentisch stand. Ich lief ein wenig gelangweilt und unruhig im Haus umher und da fiel mein Blick auf diese Flasche. Mein erster Gedanke war, dass das Zeug widerlich schmecken müsste, aber dann fiel mir ein, dass er in Kombination mit Medikamenten sehr stark wirken sollte.

Ich lief zu unserem Medikamentenschrank. Im Laufe der Zeit waren dort natürlich auch viele angefangene Packungen Psychopharmaka liegen geblieben. Ich wollte dem Elend ein Ende setzen. Solch ein Leben war nicht lebenswert, in diesem Augenblick hatte ich keine Zukunft mehr, ich stand vor einer Mauer. Ich nahm eine Hunderter Packung *Taxilan* und eine Großpackung *Valium* heraus und ging zurück in die Küche ... zum Wodka.

Ich war verzweifelt und dachte zurück an mein bisheriges Leben. Ich sah keine schönen Tage, obwohl mein Leben ja nicht nur schlecht gewesen war, sah ich in diesem Moment nur noch das Leid und verspürte nur den Schmerz, der mich umgab. Die Vorstellung an ein Morgen, an einen erneuten Frühling und kraftspendende Sommertage in meinem jungen Leben war einem dumpfen Gefühl aus Hoffnungslosigkeit und Trauer gewichen. Ich stand dort in der Küche wohl eine Viertelstunde lang und erlebte alles Leid meines Lebens noch mal in doppelter Intensität. Mir schien es, als gäbe es keinen Ausweg aus dieser Psychiatrieaffäre, nur immer tieferes Verschwinden in den Gängen der Kliniken und Medikamente, die mich nicht heilten, sondern mich mit ihren Nebenwirkungen immer noch kränker und kraftloser machten. Oft hatte ich in Gedanken diesen Augenblick der Kapitulation vor mir gesehen, hatte meinen Eltern Schmerz zugefügt, wenn ich über Selbstmord gesprochen hatte, und doch war ich bis zu diesem Tag niemals ernsthaft dazu bereit gewesen, denn mein ganzer Verstand wehrte sich gegen diese Tat.

Und doch siegte an jenem Faschingssonntag die Unvernunft. Ich spürte beim Einnehmen von 100x100 Milligramm *Taxilan* und 100x5 Milligramm *Valium* kein Aufbegehren mehr, setzte dann die Flasche Wodka an meinen Mund und trank etwa drei viertel der Flasche mit dem übel schmeckenden, scharfen Zeug. Jetzt ins Bett legen und schlafen, dann wache ich nie mehr auf ... dachte ich.

Doch mit einem Mal meldete sich eine so nie gekannte Stimme in mir. Kraftvoll beschwor sie mich, dass ich leben muss, dass ich nicht sterben soll, und ich griff zum Hörer des Telefons, wählte die Nummer der Verwandten in Berlin und verlangte meinen Vater. Ich erzählte ihm von meiner Tat und fragte, was ich nun machen sollte. Er blieb erstaunlich ruhig und meinte, dass er den Notarztwagen rufen würde, und ich sollte Frau Herz anrufen, damit jemand die Tür aufschließen könne, falls ich es nicht mehr schaffen sollte, noch an die Tür zu gehen. Dann ging alles schnell, doch ich bekam fast nichts mehr davon mit. Der Notarztwagen kam, Frau Herz begleitete mich, man pumpte mir in der Uniklinik den Magen aus und ich lag anschließend auf der geschlossenen Psychiatrischen Station mit Infusionen und vielen Medikamenten.

Als ich erwachte, war ich ganz erstaunt darüber, noch zu leben. Ein wenig froh und erschrocken zugleich, ging ich auf den Gang der mir wohlbekannten Station. Meine Eltern besuchten mich zunächst nicht, denn sie waren sehr enttäuscht und traurig. Sie hatten so etwas von ihrem Sohn nicht erwartet und so kam nur Frau Herz, die mir Obst brachte und mir berichtete, wie all die Tabletten aus meinem Magen gepumpt wurden, und sie sagte noch: "Du hast ein riesiges Glück gehabt, Leonard."

Ich weiß bis heute nicht genau, ob mein Verhalten damals unfair war, denn mein Selbstmordversuch war letztlich wohl nur ein Versuch, auf mich aufmerksam zu machen. Am meisten haben meine Eltern gelitten. Ich hatte ja selbst nie gedacht, dass ich so etwas tun könnte, und dann habe ich auch noch den Erfolg meines Handelns selbst verhindert. So hätte ich es auch gleich lassen können, wie all die verzweifelten Tage zuvor.

Meine Eltern gingen mit mir zu einer Psychologin, bei der ich mich gegenüber meinen Eltern für mein Handeln entschuldigen musste. Sie hieß Frau Dr. Müller und hatte meiner Mutter geholfen, mit unserer Situation besser fertig zu werden. Frau Müller strahlte auf mich große Kompetenz und Sympathie aus. Ich begriff mein Handeln als Fehler, und meine Eltern, denen ich damit Angst und Schrecken bereitet hatte, nahmen meine Entschuldigung an. Ich versprach damals, nie wieder so was zu tun, egal wie verzweifelt ich wäre. Durchhalten und Kämpfen, das sind gangbare Wege, aber aufgeben?

18

Nach dem Unglück der Faschingstage wurde uns allen klar, dass die Behandlung von Prof. Hartmuth Wolf fehlgeschlagen war. Er hatte mir über mehrere Jahre Medikamente verschrieben und er und sein Psychologe hatten versucht, mir mit ausführlichen Gesprächen zu helfen.
Hartmut war im Laufe der Zeit mein zweiter Vater geworden. Wir waren wie Freunde und ich weiß, dass er sich für mich verantwortlich fühlte und sich alle Mühe gab. Aber er war auch ein Dickkopf, denn er wollte, dass ich studiere, sah in jeder anderen Tätigkeit meine Ressourcen vergeudet und sprach sich weiterhin für ein 'Bingen muss gelingen' aus. Er glaubte auch an den Sinn einer medikamentösen Behandlung. Damals kannte man jedoch nur Medikamente, die sehr starke Nebenwirkungen hatten, und ich litt sehr unter den von ihm verordneten chemischen Zwangsjacken. Hartmuth war aber damals 'der' Psychiater schlechthin; er hielt Vorlesungen, war Klinikchef und weitsichtig genug, um die so genannte Psychiatriereform einzuleiten, die die großen Landeskrankenhäuser, also auch sein eigenes Haus, auflöste und jedem Krankenhaus eine psychiatrische Station angliederte, so dass die Betroffenen nicht mehr sozial isoliert würden. Kranke waren dann nicht mehr hinter dicken Mauern versteckt, sondern blieben in ihrem Lebenskreis und in der Nähe ihrer Verwandten, sie hatten dann die Chance, möglichst schnell wieder in ihren normalen Alltag zurückzufinden. In

vergangenen Zeiten waren chronisch Kranke weggeschlossen worden und hatten, wenn ihre Krankheit ungünstig verlief, kaum eine Chance auf ein Leben außerhalb der Klinikmauern. Wenn sie sich gut machten, dann durften sie in der Küche, der Bäckerei oder bei den Gärtnern aushelfen, natürlich freiwillig. Wenn sie irgendwann starben, dann wurden sie auf dem klinikeigenen Friedhof begraben.
Hartmuth war noch ein Professor der 'alten' Schule, trug die große humanistische Bildung in sich, war pünktlich und absolut zuverlässig und strahlte eine Ruhe aus, um die ihn sicher viele beneideten. Aber seine Behandlungsmethoden hatten nicht verhindern können, dass ich beinahe den Schritt in den Freitod gemacht hätte. Ich habe ihm nichts vorzuwerfen, eine lange Zeit über war er ein großartiger Begleiter. Ich weiß nicht, wie mein Leben verlaufen wäre, wenn es ihn nicht gegeben hätte ... Aber jetzt wurde mir klar, dass ich mich von ihm lösen musste. Er hatte keine neuen Ansätze mehr zu bieten, er hatte alles ausgereizt, und nun wurde klar, dass er nichts mehr in der Hand hatte, was mich hätte heilen können. Es war ein Schritt für mich, der zunächst nicht einfach war, denn Hartmuth war auch eine Art Beschützer für mich geworden, und ich verließ ihn, ohne zu wissen, wohin ich gehen und wem ich mich anvertrauen sollte. Doch dieser Abschied hatte auch ein wenig mit meinem längst überfälligen Erwachsen-Werden zu tun. Ich nahm nun ein Stück weit mein Schicksal in eigene Hände, und spürte, dass ich die Chance ergreifen musste.
Von der geschlossen Abteilung kam ich in die Tagesklinik der Universitätskliniken. So hatte ich die Möglichkeit, mit dem Fahrrad morgens dorthin zu fahren. Das war schon mal viel besser, als die Pendelei mit dem Zug, nur um im Landeskrankenhaus bei Prof. Wolf behandelt zu werden.
Zunächst musste ich in der Tagesklinik Schrauben für Schränke sortieren und in kleine Plastikbeutelchen verpacken. Dann gab es wieder die alt bekannte Beschäftigungstherapie, wo man töpfern durfte, Körbe flechten, Bilder malen

... irgendwas tun sollte, das der Seele gut tat. Es gab auch eine Kochgruppe, die ihr Essen selbst zubereitete, nur machte mir das Essen keinen Spaß mehr, weil ich mich fett und untrainiert fühlte. Das hieß für mich: Kontrolliert essen war wichtig, um nicht noch mehr an Gewicht zuzulegen. Es gab auch Aktivitäten wie Kegeln, Fußball, Gartenarbeit und kleine Ausflüge zu Sehenswürdigkeiten. Man hatte das Gefühl, recht gut aufgehoben zu sein, aber man stand eben nicht im richtigen Leben, sondern auf einem Abstellgleis, und weil ich das wusste, war ich unglücklich und wollte an dieser Situation etwas ändern. — Doch wo sollte ich ansetzen? Ich war doch ohne Ausbildung, ohne Beruf, hatte also nicht die Möglichkeit, in ein Berufsleben einzusteigen, sondern musste erst einmal etwas finden, das ich lernen konnte. Ich war aber nicht in der Lage mir etwas vorzustellen, zu sehr haftete mir noch dieses 'Bingen muss gelingen' an.
Eigentlich war es keine schlechte Zeit in dieser Klinik. Ich hatte einige Mitpatienten, mit denen ich mich gut verstand, und wir hatten zusammen Gruppentherapie und Unterricht im Umgang mit der Erkrankung, wir machten sogar einen Tanzkurs. Herr Berthold, ein Psychologe, erstellte mit uns so genannte 'Warnsignal-Bögen', die uns und unseren Verwandten zeigen sollten, wenn sich eine erneute Krise ankündigte. Alle Symptome, wie zum Beispiel schlechter Schlaf, innere Unruhe oder Angst vor Mitmenschen wurden zusammengestellt und kamen auf eine Liste. Jedes Symptom wurde nach seiner Intensität beurteilt und gab auf einer Skala Punkte, die anschließend addiert wurden. So konnte man schnell feststellen, welche Symptome wie stark auftreten, und man konnte die Gesamtsituation schneller erfassen und Gegenmaßnahmen einleiten. Herr Berthold unterrichtete uns zweimal die Woche. Wir erfuhren zum Beispiel, dass unsere Erkrankung eine Stoffwechselerkrankung des Gehirns ist. Synapsen, die die Informationen im Hirn leiten und chemisch beziehungsweise elektrisch

verarbeiten, produzieren unter Stress zuviel oder zuwenig Botenstoffe und lösen so die veränderten Gemütszustände aus. So lernten wir damals unsere Krankheit besser zu verstehen. Aber die Forschung ist und bleibt wohl mit einer detaillierten Erforschung von einhundert Milliarden vernetzten Nervenzellen überfordert, zu komplex erscheint die Aufgabe, dieses Wunder bis ins Detail zu kennen. Aber wenn man weiß, dass zuviel oder zu wenig Botenstoffe ein Ungleichgewicht erzeugen, dann kann man wohl auch mit Medikamenten und ein wenig Fingerspitzengefühl versuchen, dieses verloren gegangene Gleichgewicht wieder herzustellen. — Doch wegen den unangenehmen Nebenwirkungen, wollte ich immer frei sein von diesen chemischen Zwangsjacken. Aber ganz allmählich sah ich ein, dass die Medikamente einen Teil der Therapie ausmachten. Der andere Teil war ich selbst. Indem ich ehrlich und intensiv an mir arbeitete, versuchte ich, einen Weg aus dem Dilemma, der so genannten Drehtürpsychiatrie zu finden. Denn wer gerade draußen war, lief wieder Gefahr reinzukommen. Und wenn es auch einfach war, reinzukommen, so wurde es schwierig, wieder rauszukommen. So dachte ich damals, dass ich nur ein Ziel haben konnte: Wenn ich draußen war, eben nie wieder hinein zu müssen!

Es gab noch einen anderen Psychologen. Er hieß Dr. Hals und meinte, wenn ich über meine Gewichtszunahme sprach, dass dies der normale, etwas vorgezogene Dreißigjährigenbauch sei, und ich das akzeptieren solle. Er provozierte mich ständig. Wir unternahmen lange Spaziergänge und redeten über dies und das. Er war erstaunt, was ich trotz der Erkrankung schon alles gemacht hatte und meinte, ich solle doch einfach mal ein Jahr lang nichts tun. Doch ich war gerade erst dreiundzwanzig Jahre alt und wollte mit aller Kraft in ein Leben fern der Kliniken und saß doch mitten im Schlamassel. Als wir auf einem unserer Spaziergänge an einem kleinen See vorbeikamen, setzten wir uns kurz ans Ufer. Ich sagte zu Dr. Hals: "Wenn ich den Enten

so zusehe, dann erscheint mir ihr Leben so einfach: Essen, jagen, kopulieren, Brut großziehen und fliegen."
"Ja, da ist kein Platz für Zweifel und Angst. Die Enten, die haben einen klaren Auftrag von der Natur mitbekommen, den sie genau erfüllen. Doch wir Menschen haben so viele Möglichkeiten, so viele Wege, die wir gehen können", sagte Dr. Hals, und ich fügte noch hinzu: "Es gibt einen Weg, den ich um jeden Preis gehen will, und das ist der Weg hier raus."
Man suchte dann für mich eine Möglichkeit der Arbeitstherapie in der Klinik. Ich half in der Verwaltung beim Sortieren der Krankenscheine. Zusammen mit der Sozialarbeiterin fand ich heraus, dass ich Industriekaufmann lernen wollte. So bekam ich einen Platz im Berufsförderungswerk in Waldkraiburg in Bayern.
Dieser Sommer war rückblickend einer meiner schönsten gewesen. Ich hatte fast jedes Wochenende mit meinen Eltern am See verbracht viele Segeltouren unternommen, das kühle Nass des Sees genossen und uns in der Natur wohl gefühlt. Nun kam der Herbst, ich machte dieses Arbeitstraining in der Verwaltung der Unikliniken und es nahte der Tag, an dem ich eine 'Schnupperwoche' in Waldkraiburg verbringen sollte. Es war kurz vor Weihnachten, als ich den Zug nach München nahm. Die gewohnte Umgebung der Klinik zu verlassen und in die Fremde unterwegs zu sein, bereitete mir ein wenig Schwierigkeiten so wie damals in Rostock ... Aber ich zog diese Woche durch, denn schließlich hing davon meine Zukunft ab. Ein Berufsförderungswerk ist eine Einrichtung, die Behinderten eine Chance geben will, sich eine Ausbildung zu erarbeiten und dann auch auf dem Arbeitsmarkt Fuß zu fassen. Die Behinderungen der Teilnehmer waren sehr verschieden, der eine hatte eine Allergie, der andere hatte einen Unfall und darüber einen Arm verloren und einer hatte Thrombose.
Doch auch in Waldkraiburg verlor ich mein Gleichgewicht. Ich konnte nicht mehr schlafen und war sehr unruhig. Die ersten Tage hatte ich noch ein wenig Mut, aber dann stürzte

ich ab. Angst und Todesgedanken bemächtigten sich meiner, ich verlor den Bezug zur Realität, dachte nur noch, dass mein Tod nun bevorstand. Der Arzt des Berufsbildungswerkes, ein Internist, war machtlos, telefonierte mit meinen Eltern, gab mir Spritzen und sagte, dass er vermeiden wollte, dass ich hier vor Ort in eine Klinik käme, wo man mich nicht kannte und mich vielleicht mit Medikamenten behandelte, die ich nicht vertrug. Meine Eltern kauften Hals über Kopf einen neuen Landrover und holten mich ab. Wieder ging mein Weg in die Klinik.

Dort erlebte ich schlimme Zustände, die zu beschreiben mir schwer fällt. Diesmal kümmerte sich Herr Berthold um mich. Meine Eltern wollten mich zu dem weitbekannten Rüdiger Dahlke in eine Therapie schicken. Wir hatten seine Bücher gelesen und seine Wege zeigten auf, dass Heilung nur von innen und durch einen selbst geschehen konnte. Da das aber organisatorisch und finanziell ein zu großer Aufwand geworden wäre, ließen wir es bleiben.

Herr Berthold schlug vor, mit mir eine breit angelegte Therapie zu machen, etwas, was dem von Herrn Rüdiger Dahlke Vorgeschlagenen nahe stand und in mir einen Selbstheilungsprozess in Gang setzen würde. Eine solche Therapie kann sich nur durch aktive Teilnahme zu einem heilsamen dynamischen Prozess entwickeln und muss auf jeden Patienten speziell zugeschnitten sein, denn jeder hat andere Möglichkeiten, sich da heraus zu arbeiten.

Diesmal ging ich nicht in die Tagesklinik, sondern arbeitete für ein paar Stunden pro Tag in der Gärtnerei der Unikliniken. Dort sollte ich ein Minimum an sozialen Kontakten und eine gewisse Tagesstruktur finden, während ich ein- oder zweimal pro Woche zu Herrn Berthold zur Therapie ging.

Damals sollte ich auch in eine intensiv betreute Wohngruppe kommen. Dort kümmern sich Sozialarbeiter, eine Köchin und ein Erzieher um die Kranken. Ich hatte schon meinen Schreibtisch und den Computer dort hingebracht

und wartete nur noch auf die Kostenzusage für diese kostspielige Unterbringung. Ich war zweifelsohne in einem schlechten Zustand, nahm starke Medikamente ein und hatte kaum Perspektiven, aber ein Einzug in die intensiv betreute WG kam für mich einer Kapitulation gleich. Aber was wäre dazu eine Alternative? Längst schon hätte ich bei meinen Eltern ausziehen sollen, denn ein 'Hotel Mama' steht einem Fünfundzwanzigjährigen nicht gut zu Gesicht. Die Mitbewohner waren allesamt älter als ich und gescheiterte Existenzen. Einer erzählte immer von seinem Studium am Konservatorium, das er hatte abbrechen müssen. Das Ganze sei zwanzig Jahre her, und seitdem habe er nichts mehr hinbekommen.
Eine Frau verliebte sich in mich, was mir peinlich war, weil ich doch eher gewohnt war abgelehnt zu werden. Selbst abzulehnen, war mir ein wenig fremd, und ich fühlte dabei ein wenig von dem Schmerz der anderen Seite. Allesamt waren sie weniger krank als ich, aber schlechter dran. War ich auch in den letzten Jahren sehr von dem Pfad des 'normalen' Jugendlichen abgewichen, hatte ich auch schlimmste seelische Krisen zu meistern, so tauchte ich zwischen den Krankheitsphasen immer wieder auf und jeder dachte: 'Jetzt hat er es geschafft', bis ich dann erneut scheiterte.
Ich bekam keine Kostenzusage für die WG. Ich hatte dann das große Glück, bei der psychosozialen Betreuung auf eine ebenso hübsche, wie fähige Psychologin zu treffen, die mir berufliche Perspektiven verschaffte, indem sie mir zunächst meine Stelle in der Klinikgärtnerei zu einem so genannten Patenarbeitsplatz umwandelte. So bekam ich ein wenig Geld für meine Arbeit und steigerte meine tägliche Arbeitszeit bis auf sechs Stunden.
Mir machte das Gärtnern plötzlich Spaß, ich erinnerte mich an meine Zeit bei Joe. Körperliche Arbeit war schon immer gut für mich gewesen. Die Uniklinik hatte auch Lehrlinge. Aber man zog mir bei der Neueinstellung zwei Hauptschüler vor, die später dann beide die Lehre abbrachen.

Irgendwann sah ich in der Stadt die Baustelle eines Landschaftsgärtners, und auch die grünen Autos der Firma fielen mir immer wieder auf. Nach dem Scheitern als Student und Industriekaufmann beschloss ich nun Landschaftsgärtner zu werden. Meine Psychologin organisierte ein Treffen mit einem Reha-Berater des Arbeitsamtes, der mir eine einhundertprozentige Förderung für meine Erstausbildung versprach. Die Psychologin, sie hieß Frau Lafontaine, wollte mich zunächst im Jugenddorf unterbringen, wo vor allem behinderte Jugendliche in Gruppen einen Beruf erlernen können. Aber den Beruf Gärtner kann man dort nur in einer abgespeckten Version erlernen, das heißt, man ist am Ende der Ausbildung kein richtiger Gärtnergeselle, sondern ein Fachwerker im Gartenbau, also ein Hilfsgärtner. Der Psycho-WG war ich gerade mal so entgangen und nun sollte ich Hilfsgärtner lernen. Nein, ich, Leonard Bruckner, hatte das Abitur und wollte Agrarwissenschaft studieren. Ich wollte kein Hilfsgärtner, sondern Landschaftsgärtner werden. Dies war mein Plan: Ich würde bei meinen Eltern wohnen bleiben und durch ihre ideelle und auch materielle Unterstützung in der Lage sein, eine ganz normale Lehre zum Landschaftsgärtner bei der Firma mit den grünen Autos zu machen. Ich würde eine normale Berufsschule besuchen und jeden Tag auf echten Baustellen arbeiten, ich würde mir einen Weg suchen, fern der WGs und des Jugenddorfes. Dabei würden meine Eltern mich unterstützen und die Therapie bei Herrn Berthold würde mich weiter stabilisieren ... ich hätte wieder ein Ziel.
Ich bekam die hundertprozentige Förderung vom Arbeitsamt, nahm Abschied von den Universitätsgärtnern und hatte nun zunächst einmal einen Patenarbeitsplatz bei der 'G.&G. Garten- und Landschaftsbau GmbH'. Man war froh, einen neuen kostenlosen Mitarbeiter zu haben, auch wenn ich zunächst nur halbtags arbeitete. Mittags verließ ich mit dem Fahrrad die Baustelle. Meine Hände halfen der Firma Geld zu verdienen und ich war voller Motivation und

Tatendrang. Am Tag vor meinem Arbeitsantritt fuhr ich extra die Strecke mit dem Fahrrad ab, um herauszufinden, wie lange ich brauchte, um die Firma zu erreichen. Es war der 17. Februar, es schneite, die Straßen waren glatt und ich fuhr zu meiner neuen Arbeitsstelle. Fünf Monate jobbte ich als Helfer und steigerte mein Pensum auf acht Stunden täglich. Die Kollegen akzeptierten mich, aber es war alles sehr anstrengend und kostete mich viel Kraft. Aber diesmal hatte ich ein Ziel, für das sich die Anstrengung lohnte: Der Lehrvertrag.

Man bezahlte mich aber nicht. Ich arbeitete fünf Monate und erhielt keinen Lohn. Ich wusste aber, dass das Arbeitsamt etwas an die Firma überwiesen hatte. So ging ich zum Chef und forderte mein Gehalt. Zunächst war er ganz perplex, meinte er habe kein Geld für mich, worauf ich ihm ein Ultimatum stellte: Freitag um siebzehn Uhr wollte ich meinen Lohn, sonst wären ich und meine Förderung bei der Konkurrenz. An jenem Freitag ging er zu seinem Tresor und holte fünftausend Mark hervor, mein Lohn für fünf Monate Arbeit, das stand mir zu.

Eine Woche später bekam ich meinen Lehrvertrag als Landschaftsgärtner. Ich lernte verkürzt auf zwei Jahre, weil ich ja Abitur hatte.

War ich nun auf dem Weg in ein normales Leben?

19

Bevor ich mit der Lehre beginnen sollte, waren erst einmal Sommerferien. Ich fuhr für zwei Wochen nach Südfrankreich und ließ es mir gut gehen.

Damals wurde ein neues Medikament auf den Markt gebracht. Es hatte zunächst noch keine Zulassung für Deutschland, aber mein Arzt, Dr. Hein, führte gerade eine Studie für die Uni durch und so wurde ich Proband.

Im Laufe meiner 'Krankenhauskarriere' hatte man mir circa fünfzig verschiedene Medikamente in zum Teil sehr hohen Dosen verabreicht. Sie hießen *Taxilan*, *Fluangxol*, *Cyatyl-Z*, *Haloperidol*, *Depiperon*, *Dalmadorm* etc. ... Alle diese Stoffe musste ich in rauen Mengen schlucken und ich hasste sie, weil sie solche extrem unangenehme Nebenwirkungen hatten. Sie machten müde, so müde, dass auch Schlaf nichts half; sie regten den Appetit an und es gab Wassereinlagerungen in den Beinen, dicke Furunkel bedeckten meinen Rücken und das Gesicht, so dass hässliche Narben blieben, die heute noch sichtbar sind.
Dr. Hein meinte, dass alle diese Medikamente es bei mir nicht geschafft hätten, der Krankheit Einhalt zu gebieten und schlug daher vor, mir das neue Präparat zu verabreichen. Es gehörte zu der Gruppe der atypischen Neuroleptika, hatte die Wirkung von *Haloperidol* und so gut wie keine gravierenden Nebenwirkungen. So bekam ich das neue Mittel als einer der ersten in Deutschland.

An meinem ersten Tag als Lehrling kam ich morgens in die Firma und stellte fest, dass diese ihren Namen gewechselt hatte. Wir hießen nun 'KGL, K. Garten- und Landschaftsbau GmbH'. Ein paar Monate zuvor hatte man einen zehntausend Quadratmeter großen Parkplatz für einen Supermarkt gebaut. Die Firma hatte wenig Erfahrung mit Tiefbauarbeiten, und der Untergrund war wohl durch eine Fremdfirma erstellt worden. Unser Chef, Rolf, hatte extra eine Verbundstein-Verlege-Maschine gekauft. Mit dieser Maschine konnte man circa fünfhundert Quadratmeter am Tag legen. So versprach es der Hersteller. Aber das bezog sich wohl auf die günstigsten Bedingungen. Rolf verlangte hohe Tagesleistungen von seinen Mitarbeitern und dabei litt die Qualität. Dann waren wohl fremde Maschinen über die Fläche gefahren, bevor sie fertig abgerüttelt und verfugt war, und das Fugenbild stimmte nicht mehr. So gab es dann kein Geld mehr und die Firma ging pleite. Nun war

eine Frau Geschäftsführerin geworden. Als Buchhalterin war sie branchenfremd und sollte wohl vor allem für eine gute Buchführung sorgen. Zudem kam ein Unternehmensberater hinzu und checkte zehn Tage lang alles durch.
Ich ging voller Elan in meine Ausbildung. Zunächst war ich bei einem etwas rauen Polier, der mich immer Bier holen schickte. Er trank dann fünf Halbliterdosen und war damit erst so richtig in Form.
Wir erstellten die Außenanlagen für eine Reihenhaussiedlung. Rolfs Vater hatte auf dem Gelände ehemals eine große Gärtnerei betrieben und nach seiner Pensionierung hatte er alle Gewächshäuser abgerissen. Nun entstand dort eine neue Siedlung mit Blockheizkraftwerk, begrünten Dächern und einem Spielplatz.
Der Polier war ein fetter Unhold. Als wir die Kanalisation verlegten, schickte er mich mit dem 'Hupser', das ist ein Grabenstampfer, in eine frisch ausgehobene Baugrube. Das ist jedoch ohne Verbau verboten, weil sich durch die starken Vibrationen ganz leicht Teile der Wände lösen können, und ich wäre vielleicht verschüttet worden. Später verlangte er von mir, als ein Lastwagen, der mit Kantsteinen und Betonschachtringen beladen war, abgeladen wurde, auf das Bobcat-Hinterteil zu steigen. Ein Bobcat ist ein kleiner, wendiger Bagger. Er hat vier Räder, die wie bei einem Panzer gelenkt werden, wodurch er in der Lage ist, auf der Stelle zu drehen. Man kann ihn universell einsetzten. Er war an jenem Tag mit einer Gabel versehen worden, so dass man Paletten mit ihm bewegen konnte. Der Polier wusste genau, dass der Bobcat nur geringe Lasten heben darf, wenn der Frontarm ganz nach oben zeigt. Um die Paletten vom Lastwagen zu heben, musste dies geschehen. Er befahl nun, auf die schon schwer beladenen Paletten noch einige Kantsteine zu legen, damit alles schneller ginge. Er selbst stand daneben und verlangte von uns, als Gewicht auf das Heck des Bobcat zu steigen.
Natürlich war die Maschine hoffnungslos überladen. Wir hatten ihn darauf hingewiesen, aber er lachte nur. Beim

Anheben kippte der Bagger schon mit der Front in Richtung Lastwagen-Ladeboden. Beim Rückwärtsfahren kippte er dann heftig nach vorne, so dass wir den Halt verloren und vom Heck aus durch die Luft zu Boden geschleudert wurden. Aber wir hatten Glück und blieben unversehrt. Als ich ein wenig später mit der Schaufel den Boden planierte, huschte die Baggerschaufel direkt an meinem Kopf vorbei, der Polier saß im Bagger und lachte blöd.
Wenn wir Dachbegrünungen anlegten, dann verlangte er von uns, solange der Mietkran im Einsatz war, durchzuarbeiten. Essen sei nicht so wichtig, meinte er an einem anderen Tag, zumal er, ein fetter, übergewichtiger Mann, sowieso gerade mal wieder Diät machte.
Als ich eine Stunde nach Mittag total hungrig zum Auto ging, um irgendetwas zu suchen, sah ich ihn ein Brötchen essen. Das schlug dem Fass den Boden aus, damit war er bei mir unten durch, so was Unkollegiales macht man nicht!
Es kam nun noch hinzu, dass er unberechenbar war. Wenn wir zu zweit unterwegs waren, war er sehr nett und man konnte gut mit ihm auskommen. Aber kaum war ein anderer Arbeiter mit dabei, erzählte er irgendwelche Dinge, die nicht stimmten und machte mich runter, nur um dem anderen zu imponieren. Er wollte auch, dass ich die großen vierziger Kantsteine alleine setze. Er machte das Betonbett und ich sollte die schweren Dinger dann alleine bewältigen. Er war ein dicker Kerl von hundertzwanzig Kilogramm, ich hingegen wog damals fünfundsechzig Kilo. Das alles schrie zum Himmel und war unmöglich. Doch was auch immer im Argen liegen mochte, nichts konnte mich demotivieren. Ich wollte Landschaftsgärtner werden, und so ein Blödmann konnte mich dabei nicht stoppen.
Dann begann die Berufsschule. Ich hatte zunächst großen Respekt vor allem. Frau Lafontaine begleitete mich zu einem Extragespräch mit dem Klassenlehrer. Dort erläuterten wir meine Situation, es war ja wichtig, dass zumindest ein Lehrer über meine Geschichte ein wenig Bescheid wusste.

Normalerweise gibt es in der Schule Extraklassen für die verkürzte Lehre, damit diese schneller und besser lernen können. Aber in diesem Jahr hatte die Schulleitung beschlossen, alle Zweijährigen auf die schon bestehenden Klassen zu verteilen. Die Leistungen dieser Klassen waren so miserabel, dass die Zweijährigen mit ihren guten Leistungen den Notendurchschnitt wieder in akzeptable Bereiche bringen sollten. Für uns war das ein großer Nachteil. Viele der Schüler hatten keine Lust auf Schule und entsprechend desillusioniert waren auch die Lehrer. Ich fand aber dennoch nette Mitschüler dort. Besonders Thorsten war ein guter Kollege. Wir teilten uns eine Bank direkt in der ersten Reihe und meldeten uns oft zu Wort, so dass ein wenig Dampf in den Unterricht kam.
Zu diesem Zeitpunkt bekam ich noch ein anderes gesundheitliches Problem. Mein rechter Arm machte auf einmal heftige, unkontrollierbare und unwillkürliche Bewegungen. Wenn man Psychopharmaka nimmt, kommt es oft zu so genannten Dyskinesien. Dies sind zum Beispiel solche Trippelbewegungen mit den Beinen, wenn man sitzt, oder aber auch ein Zucken in den Armen.
Durch meine gesamte rechte Körperhälfte zuckte es alle paar Sekunden und der rechte Arm verkrampfte sich dabei. Das beeinträchtigte meine Gärtnerlehre enorm. Wenn wir etwas tragen mussten, dann strengte mich das viel mehr an als meine Kollegen. Ich verbrauchte dadurch tausend Kalorien extra pro Tag und nahm stark an Gewicht ab.
Dr. Hein hatte solche heftigen Dyskinesien noch nie gesehen und machte Videoaufnahmen von mir, die er dann analysieren wollte. Er meinte aber zu wissen, dass die Ursache nicht das neue Medikament sei, sondern Eiweißverbindungen in meinem Gewebe. Präparate, die man mir in vergangenen Zeiten verabreicht hatte, wären in diesen Bindungen verankert und würden die Dyskinesien auslösen. Mein Vater telefonierte mit der Pharmafirma und keiner wusste einen Rat. Man verabreichte mir neue Medikamente,

so genannte *Anticholinergika*, die meine Rezeptoren, die nun zu sehr geblockt waren, wieder frei bekommen sollten. Aber die Wirkung blieb aus, ich bekam nur Akkomodations-Störungen[2] und einen elendig trockenen Mund davon.
Die Reaktionen meiner Kollegen war zum Teil Mitleid, aber vor allem meinten sie, ich solle die Lehre abbrechen, weil man doch so nicht die schwere Arbeit verrichten könne. Ich aber wollte unbedingt arbeiten.
Im Herbst, als sich mein Zustand noch verschlimmerte und ich auch psychisch wieder angeschlagen war, musste ich krank geschrieben werden. Jetzt hatte ich Zeit, mich mit den Zuckungen zu befassen. Ich lag auf dem Teppich, um so Entspannung zu finden, aber der Arm zuckte und ich bekam zusätzlich schlecht Luft, war verzweifelt und meine armen Eltern mussten dies alles mit ansehen. Mein Vater setzte sich mit einem Kollegen in Verbindung, Herrn Dr. Moranglan, der Neurochirurg war. Er sollte eine Diagnose stellen.
Zuckend und keuchend kam ich mit meinem Vater bei ihm an. Herr Moranglan erklärte uns, dass mein Zucken ähnliche Ursachen habe wie die Parkinsonerkrankung. Nur sei hier kein Hirnareal defekt, sondern einfach die Synapsen als Folge der jahrelangen Medikamenteneinnahme blockiert. Als er vorschlug, mir den Schädel zu öffnen, um wie bei den Parkinsonpatienten einen Eingriff vorzunehmen, verabschiedeten wir uns höflich ...
Krankengymnastik half auch nicht weiter. Außer dass die Krankengymnastin sehr nett zu mir war und mich für kurze Zeit von meinem Schicksal ablenken konnte, war dies wohl vergebene Mühe.
Nun gab es noch einen Herrn Dr. S. Dieser hatte sich auf Naturheilverfahren spezialisiert und sein Spezialgebiet war die Akupunktur. Mein Vater lud mich ins Auto. Meine

[2] Allgemein Störungen im Anpassungsvermögen des Auges an die äußeren Bedingungen, insbesondere in der Nah/Fernanpassung.

Beschwerden waren noch heftiger geworden und die Schulmedizin hatte längst kapituliert. Für die Ärzte gab es in diesem Fall nur Medikamente, die nicht wirkten, und sie klassifizierten mich als einen der mehreren hunderttausend durch Medikamenteneinnahmen induzierten Fälle von heftigen Dyskinesien. Sie meinten, in besonders schlimmen Fällen gäbe es keine Besserung, und ich solle mich drauf einstellen, dass es eventuell irreversibel sei.
So kam ich recht verzweifelt zu Dr. S. Er nahm eine Nadel, steckte sie in mein Ohr und der Arm kam zur Ruhe. Er diagnostizierte außerdem eine Lebensmittelallergie gegen Mais, Soja, Hühner-Eiweiß, Roggen und Weizen. Ich ging völlig erleichtert aus seiner Praxis und sollte nun zwanzig Mal behandelt werden.
Doch noch auf dem Weg zum Parkplatz fingen die Dyskinesien wieder an. Ein paar Tage blieben sie weniger heftig und dann, wenn der nächste Arzttermin nahte, waren sie wieder unerträglich heftig.
Das alles machte mich dünnhäutig, und ich war wieder ganz nah an einer Krankheitsphase, sah Tod und Teufel schon wieder nach mir gieren. In meiner Vorstellung fasste er nach mir, als ich an der Bushaltestelle stand, doch ich entkam ihm. Als ich im Omnibus meine Karte löste, spürte ich, dass der Teufel mir nicht nachkam, er hatte wohl keine Karte für den Bus ...
Ein Absetzen des Medikamentes kam nicht in Frage. Ich hielt mich aber an meinen Diätplan, nahm nur noch Dinkelbrot zu mir und verbrachte schwere Tage in meinem kleinen Holzhaus im Garten. Anfang Dezember konnte ich wieder zur Arbeit gehen. Irgendwie arrangierte ich mich mit meinem neuen Leiden. Die Schule hatte ich durchgehend besucht, so dass ich weitermachen konnte.
Ich hatte mir von dem ersten Geld ein Auto gekauft. Es war ein uralter, ausrangierter Post-Golf. Damals hatte ein solches Auto schon Kultstatus. Es war zwar eigentlich ein Schrotthaufen, aber es hatte noch zwei Jahre TÜV und

machte mit dem sparsamen Diesel und der billigen Lkw-Zulassung Sinn für einen Lehrling. So war ich mobil, dachte ich. Aber eines Montagmorgens, als ich unterwegs zur Schule war, passierte es dann: Es kam nur noch blauer Dunst aus dem Auspuff. Natürlich hatten wir ausgerechnet in der ersten Stunde eine Klassenarbeit zu schreiben!
Nachmittags schleppte mich dann mein Vater ab. Es ging zu dem Mann, der mir das Auto verkauft hatte. Dieser hatte eine kleine Werkstatt und reparierte mir die geplatzte Zylinderkopfdichtung. Danach lief der Wagen wieder. Ich tauschte noch die Stossdämpfer gegen zufällig billig erhältliche Koni-Stoßdämpfer, so dass ich ein regelrechtes Sportfahrwerk hatte. Der Wagen ging ab wie die Feuerwehr oder zumindest machte er soviel Lärm, dass es einem vorkam, als säße man in einem Rennauto. Ich liebte dieses Auto, auch wenn es zu einer ständigen Baustelle wurde. Dann fiel mir abends direkt vor dem Bahnhof der Auspuff ab. Wieder rettete mein Vater mit seinem Landrover die Situation. Und der neue Auspuff musste von meinem kleinen Lehrlingslohn bestritten werden.
Durch diese Art der Mobilität hatte ich die Möglichkeit, auch Freunde in größerer Entfernung zu besuchen. Zum Beispiel meinen Bruder, der damals in Karlsruhe wohnte und an der Uni einen Job hatte. Durch ihn lernte ich den 'Elch' kennen. Der Elch hieß eigentlich Eberhard Ebersbächer und war ein Freund meines Bruders. Bernhard hatte mir von ihm erzählt. Er hätte ein Superdiplom mit Bestnoten in Mathematik und Physik gemacht, und sei außerdem Sportler. Eberhard, so dachte ich, wäre ein eingebildeter Überflieger, vor dem ich Respekt und auch Neid empfinden würde. Doch es war ganz anders.
Ich saß mit Bernhard an jenem Abend im 'Wolfbräu' in Karlsruhe und wartete auf Eberhard. Wir hatten schon Bier bestellt und saßen an einem Tresen, der uns vom restlichen Raum trennte und den Blick auf die Tür zuließ. Dann kam er endlich, seine Freundin Anna war auch dabei. Er hatte

ein Ringel-T-Shirt wie Popeye an sowie enge Jeans und alte Turnschuhe. Als er uns sah, nahm er ein wenig Anlauf und sprang völlig unerwartet über den Tresen und nahm neben mir Platz. "Hi, ich bin Eberhard und du bist der Leonard?"
"Ja, der bin ich".
"Und was machst du so?", wollte er wissen. Ich hatte Angst zu zeigen, dass ich kein Akademiker war, entschloss mich aber doch zu sagen, dass ich eine Gärtner-Lehre machte. Er meinte darauf: "Klasse Beruf, mein Vater war Fliesenleger, und zwar ein tüchtiger, auch ein guter Beruf — oder?"
Die Begegnung mit Eberhard war einzigartig. Wir wurden Freunde, und ich hatte trotz seiner überragenden Leistungen niemals das Gefühl, ihm irgendwie unterlegen zu sein. Seine Gabe war vor allem, die Menschen zu sehen, wie sie sind. Was sie beruflich darstellen, verdienen oder besitzen, war für ihn zweitrangig.
Am nächsten Tag besuchte ich ihn in seinem Büro im Institut. Ich erwartete nun Diplomurkunden gezeigt zu bekommen, aber er öffnete die Schranktür, und es rollte uns eine Hantel entgegen. Ein paar Sportsocken und eine Trainingshose hingen über dem Bürostuhl und ein Expander sowie ein Springseil baumelten an dem Kleiderständer in seinem Zimmer. "Manchmal mache ich hier auch Sport, wenn es mich annervt, aber ich gehe auch ins sportwissenschaftliche Institut, da haben sie eine Muckibude. Joggen gehe ich auch ab und zu."
"Au ja, ich jogge auch gerne. Vielleicht können wir mal zusammen einen Waldlauf machen?" So war ich oft in Karlsruhe und besuchte die WG und Eberhard.

20

Als ich meine Zwischenprüfung machen sollte, hatte ich das Gefühl, praktisch noch nicht viel gelernt zu haben. Wie auch, wenn man immer einen billigen Handlanger spielen sollte? Außerdem war ich ja durch meine Dyskinesien, die immer noch unvermindert anhielten, sehr eingeschränkt. Dafür war ich in der Berufsschule so eine Art Superstar geworden. Dabei hieß es aber, ich sei kein Streber — genau wie Thorsten. Wir hatten es einfach raus, arbeiteten so viel wie nötig und schnitten dabei immer sehr gut ab.
Ich hatte es zum Frühjahr hin geschafft in eine andere Arbeitskolonne zu kommen. Der dicke Polier hatte einen Bandscheibenvorfall und musste den Beruf wechseln. Er fand eine Anstellung als Staplerfahrer. — Für mich war das ein Glücksfall, denn bei ihm in der Kolonne hätte ich die Lehre niemals schaffen können.
Christine und Steffen kümmerten sich um mich. Ich lernte jetzt auch die Pflanzenwelt kennen und ging in den botanischen Garten, wo ich Pflanzen mit den zugehörigen Namen nebeneinander stehen sah und hoffte, sie mir so besser merken zu können. Aber das ganze Lernen war nicht einfach, denn im Winter sehen die Pflanzen anders aus als im Sommer. Außerdem mussten wir Standort, Boden und Blühzeit sowie hervorstechende Eigenschaften und Verwendungszweck kennen. Zunächst ein hoffnungsloses Unterfangen, denn immer wenn man aufhört zu lernen, dann gehen die Namen und Merkmale wieder verloren oder man kann nicht mehr alles genau zuordnen. — Pflanzenkenntnis ist eine Lebensaufgabe für jeden Gärtner. Aber wir wollen ja Gärtner sein und nicht Botaniker, tröstete ich mich immer. Eingeprägt haben sich die Pflanzen immer erst dann, wenn ich sie gepflanzt oder geschnitten habe, und Christine half mir sehr dabei, denn sie kannte sich gut aus.
Steffen war sowohl theoretisch, als auch praktisch ein kleines Gärtnergenie. Er war sehr ehrgeizig, war Landschaftsgärtner,

Gartenarchitekt und wollte nun auch noch Architektur studieren. Er war ein paar Jahre älter als ich und ich konnte viel von ihm lernen. Wir verstanden uns gut und ich freute mich immer, wenn ich ihm zugeteilt wurde, denn er wusste einiges zu erzählen, kannte viele Pflanzen und zeigte Verständnis für meinen zuckenden Arm. Eines Tages fragte er mich, ob ich eine Schwarzbaustelle hätte, er bräuchte ein wenig Geld und würde gerne ein wenig privat arbeiten.
Gerade ein paar Tage zuvor hatte mich Familie Ball angesprochen. Sie hätten gerne eine Terrasse im hinteren Bereich ihres Gartens, und weil ich doch Gärtner lernen würde ... vielleicht könnte ich doch so was machen.
Nun ist das Lehrlingsgehalt ja auch nicht gerade üppig, und Thorsten, mein Kollege aus der Schule, mit dem ich nach Südfrankreich fahren wollte, hatte gerade abgesagt. So verlegte ich meinen Urlaub um drei Wochen und fuhr mit Steffen zu den Balls. Herr Ball war damals Universitätsprofessor und die Familie schon jahrelang mit uns befreundet. Die Baustelle war nicht einfach, denn alles Material, und das waren immerhin circa zwanzig Kubikmeter Schüttgut, musste entweder die Treppe hinauf oder herunter und zum Teil noch einen Abhang hoch transportiert werden. Maschineneinsatz war nicht möglich, weil es keinen Eingang zu dem Garten gab, der breit genug gewesen wäre.
Wir nahmen den Auftrag an. Ich war der Organisator, bestellte das Material und ging Steffen zur Hand. Als wir den Aushub fertig hatten, brachten wir den Schotter mit Hilfe von Weinbergschütten die Gartentreppe hinauf. Dies war eine schweißtreibende und mühsame Angelegenheit. Wir legten uns kleine Schaumstoffkissen zwischen die Tragegurte und den Schulterknochen, so dass die Last weniger drückte. An diesem Tag, es war ein Samstag, weil wir die Woche über ja für KGL arbeiten mussten, lag im Garten der Familie Ball ein junges Mädchen auf einer Liege und las in einem Buch. Zunächst beachtete ich sie kaum, zu sehr war ich mit den Arbeiten beschäftigt.

Einmal, als ich die Schütte leeren wollte und mich bückte, um die Last schräg über meinen Rücken gleiten zu lassen, fiel das kleine Schaumstoffkissen herunter in den Dreck. Das Mädchen sprang auf und sagte mit französischem Akzent: "Oh pardon, aber du hast etwas verloren." Da traf mich ihr Blick, und es schien mir, als lachte sie mir zu. Ja, sie hatte schöne Augen, war schlank und trug ein Sommerkleid mit blauen Blümchen drauf. "Ich heiße Catherine und wie heißt du?"
"Leonard ... " Mir verschlugs die Sprache! Mann, war sie schön.
Abends stellte uns Frau Ball ein Essen auf die Loggia. Steffen musste nach Hause, weil sein Opa krank war, und die Balls hatten gesellschaftliche Verpflichtungen. So saßen Catherine und ich zusammen am Tisch. Ich kramte mein Französisch hervor, denn ihr Deutsch war damals noch nicht so gut. Sie war ganz erstaunt über meine Sprachkenntnisse. Ich erfuhr, dass sie aus Toulouse war und an einer Eliteschule Elektrotechnik studierte. Eigentlich wollte sie den Sommer in England verbringen, aber dann wäre eine Einladung von Herrn Ball gekommen, und so sei sie nun hier.
Wir hatten einen schönen Abend zusammen. Ich brachte ihr Redewendungen bei, wie "Ich mache mich auf die Socken", die sie falsch benutzte, denn sie sagte immer "auf die Socke", aber wir haben ja in der Regel zwei Socken an auf denen wir unterwegs sind.
Als ich dann ging, hatte ich viele kleine Schmetterlinge im Bauch und hoffte sehr, sie am nächsten Samstag wieder anzutreffen.
Sie rief mich tatsächlich am nächsten Tag an und wir verabredeten uns zu einer Fahrt nach Trier für das nächste Wochenende. Samstag wäre sie beschäftigt, aber das passte gut, denn wir mussten ja an der Terrasse arbeiten und für Sonntag konnte ich mich also auf einen Ausflug freuen.
Es war wie ein Fieber, ich kannte das nur zu gut von meinen Dianebegegnungen, aber würde es diesmal eine Linderung, die so sehr ersehnte Erlösung geben?

Der Arm zuckte nun schon über ein Jahr, man erkannte mich in der Stadt an meinen untypischen Bewegungen und das Leben war für mich zur Hölle geworden. Dr. S. hatte es immerhin geschafft, mir für kurze Zeit immer wieder Linderung zu verschaffen, aber eigentlich half nichts wirklich. Wie ich das alles aushalten konnte, begreife ich heute nicht mehr. Niemand fühlte sich mehr zuständig, und ich hatte meine Mühe damit, meinen Alltag zu bestreiten. Viele meiner Kollegen begriffen nicht, wie ich damit arbeiten konnte. Sie meinten immer wieder, ich solle aufhören mit der Lehre, denn so ein Zucken sei ja wohl unerträglich und eine absolute Behinderung beim Gärtnern. Aber für mich kam das nicht in Frage. Die Therapie bei Herrn Berthold dauerte nun auch schon ein Jahr. Montags war immer mein 'Großkampftag': zuerst Berufsschule, dann Therapie bei Herrn Berthold und schließlich noch Akupunktur bei Herrn Dr. S.. Herr Berthold hatte die Gabe, sich nicht selbst in Szene setzen zu müssen. Er hatte eine große Sammlung von Postkarten und kleinen Dingen wie Figürchen oder Spielzeugen. Ich suchte mir einige dieser Dinge aus, und wir besprachen anschließend die Bilder oder das Figürchen. Unbewusst sammelte ich Dinge, die ich dann später ganz bestimmten Menschen zuordnete, die mir nahe standen. Es war wie eine große Entdeckungsreise in mein Inneres, meine Vergangenheit und die Verquickungen meiner Familie. Ganz leicht dämmerte ein Sinn dieser Therapie in mir auf. Ich wurde ganz allmählich wacher und es war wie ein großes Puzzlespiel, das wir zusammensetzten, um am Ende vielleicht das gesamte Bild erblicken zu können.
An dem Samstag vor dem geplanten Ausflug mit Catherine lag ein Brief von ihr in meinem Briefkasten. Als ich ihn öffnete, fiel ein kleines Kleeblatt heraus. Sie schrieb:

Welch ein Glück, dich hier getroffen zu haben; deine Augen leuchten so schön blau, wenn du im Garten arbeitest. Ach, wenn du wüsstest, wie sehr ich mich auf

Sonntag freue, wenn wir uns gemeinsam auf die Socke nach Trier machen ...
Ganz liebe Grüße von
Catherine.
P.S.: Ich muss dich unbedingt wieder sehen, sonst bin ich sehr traurig!

Ich freute mich nun noch mehr auf unser Rendezvous. Als ich dann Sonntagmorgen mit meinem geputzten Postauto vorfuhr und ihr kavaliersmäßig die rechte Fahrertür öffnete, staunte sie nicht schlecht: "Oh, ein Postwagen! — Hat er auch einen Namen? Er heißt bestimmt Posti." So hieß mein Wagen von da an 'Posti'.
Ich brauchte nur in ihre Augen zu sehen, sie erwiderten das, was ich glaubte, selbst geben zu wollen. Catherine berührte ganz zart meinen Arm, dann fasste meine Hand die ihre und unsere Hände fühlten einander in einer Handumarmung.
Posti hatte kein Radio und so sangen wir Lieder — sie auf Französisch und ich auf Deutsch. Es war Sommer und wir fuhren zusammen überglücklich nach Trier. Dort machte sie ein Foto von mir, wie ich gerade über einen Zaun sprang. Sie schenkte es mir später. Es zeigt mich glücklich, und wenn ich es heute ansehe, erinnert es mich an jenen schönsten aller Sommertage. Ich hatte ein Picknick vorbereitet und sie war überrascht, dass ich Mouse au chocolat dabei hatte. "Das ist Importware aus Frankreich, genau wie du", neckte ich sie, und wir beschlossen gemeinsam an den See zu fahren.
Sie wollte sich ein kleines Adressbuch kaufen, um dort auch meine Adresse eintragen zu können, aber sie fand kein passendes.
Als ich sie abends zu den Balls zurückbrachte, hauchte sie mir einen zärtlichen Kuss auf die Wange und sagte: "Und du kommst wieder mit Posti mich abholen, ja?"
"Na klar, bien sur, Mademoiselle." Ich fuhr überglücklich nach Hause. Obwohl mein Arm noch zuckte, merkte ich es

kaum noch, zu sehr hatte mich der Tag mit Catherine beglückt.
Ich kaufte ein kleines Adressbuch und verpackte es schön, dann fuhr ich frühmorgens um halb fünf zu den Balls. Ich wusste, dass Catherine schon sehr früh zum Bus musste, um zu ihrem Praktikumsplatz zu fahren. Es regnete an diesem Morgen. Ich wartete bestimmt eine Stunde, bis mit einem Mal die Tür aufging und Catherine mit einem Regenschirm erschien. Ich stieg aus und lief ihr entgegen.
"Oh, welche Überraschungen dich hier zu sehen."
"Ich wollte dir was schenken und — ich musste dich noch mal wieder sehen", gestand ich ihr.
"Ich bin in Eile, mein Bus fährt in ein paar Minuten", sagte sie. "Was willst du mir denn schenken?"
Ich zog das kleine bunte Päckchen hervor und gab es ihr in die Hand. Sie streichelte wortlos mit der anderen Hand über meine Wange, unsere Blicke trafen sich und dann musste sie gehen. Später sagte sie mir, sie habe sich einen Tag lang nicht getraut das Päckchen zu öffnen und habe immer wieder gefühlt und gerätselt, was es wohl sei, aber sie wäre nicht dahinter gekommen. Irgendwann habe sie die Spannung dann nicht mehr ausgehalten und es dann doch geöffnet.

Ich lieh mir das Motorrad von Eberhard, es war eine XT sechshundert mit achtundvierzig PS und sie lief prima. Als ich Catherine zum ersten Mal damit abholte, trafen wir uns bei der Tramhaltestelle an der Johanneskirche. Ich werde nie vergessen, wie sehr ich mich freute, sie wieder zu sehen. Sie war so schlank und zart, sie hatte so feine Aprikosenhaut und schöne braune Haare, die sie manchmal hochgesteckt trug.
Sie nahm auf dem Motorrad Platz und umfasste mich ganz fest mit beiden Armen, damit sie nicht runter fiel. Ich fuhr zügig, aber auch besonnen. Es machte ihr Spaß und wir landeten schließlich bei mir zu Hause. Damals wohnte ich

zwar noch bei meinen Eltern, aber ich hatte ja mein Holzhaus, wo ich der Herr über die Dinge war. Meine Mutter hatte gekocht, und dann zeigte ich ihr mein kleines Haus. Wir setzten uns aufs Bett und dann hielten wir es nicht mehr aus. Wie ein Damm, der mit einem Mal brach, umarmten wir uns innig und schmiegten uns aneinander. Endlich fand meine Liebe die lang erhoffte Erlösung. In der Nähe von Catherine fand ich Trost und Hingabe, so lange hatte ich mir das gewünscht, und nun lag sie endlich bei mir, die lang ersehnte Angebetete. Wir küssten uns und verschmolzen in den Umarmungen zu einem Liebespaar. Sie war jung und schön, ich streichelte ganz zart ihren Rücken und es lief ein kleiner angenehmer Schauer auch über meinen Rücken. Ach, war das herrlich, endlich durfte ich den großen Traum, den ich immer wieder geträumt hatte, auch leben — was waren wir glücklich in diesem Sommer. Den ganzen August über konnten wir miteinander verbringen. Ich hatte Urlaub und wir fuhren zum See, wo ich ihr Segeln beibrachte, wir schwammen zusammen durch die Bucht, schliefen zusammen in dem kleinen Wohnwagen, und ich erinnere mich noch gut an einen Spaziergang, wo wir auf einer Bank mit Blick auf den See Platz nahmen. Wir saßen ganz dicht beieinander und es war einfach nur schön. Sie bekam Gänsehaut, wenn ich ihr über den Arm strich, und sie schloss die Augen, wenn ich ihre Wangen streichelte. Für mich war dies der hellste Sommer meines bisherigen Lebens. Zu sehr hatten die vergangenen Jahre mir die dunklen Seiten des Lebens gezeigt. Ich hatte kaum noch zu glauben gewagt, dass auch mir solche Tage vergönnt sein könnten. In diesen Wochen spürte ich kein Leid mehr, keine Sehnsucht nach besseren Tagen. Plagte mich auch weiterhin mein zuckender Arm, so war ich nun dort, wo ich immer hin wollte, dort, wo meine Sehnsucht mich hingeführt hatte: In die offenen Arme von Catherine.
Aber es nahte der Tag, an dem sie abreisen musste. Lange hatten wir nicht darüber zu sprechen gewagt, denn wenn

sie wieder nach Toulouse zurückfahren würde, lägen fortan über tausend Kilometer zwischen uns, und der schöne Sommer wäre dann auch erst mal vorbei.

Anfang September brachte ich sie zum Bahnhof. Wir hatten noch ein wenig Zeit und setzten uns in ein kleines Café. Sie sagte, dass sie alles dransetzen wolle, damit wir uns wieder sehen könnten, auch wenn nun bald das Semester losgehen würde und sie viel zu tun habe — wir würden uns aber in jedem Fall wieder sehen, vielleicht in Paris?

Dennoch machte uns der drohende Abschied sehr zu schaffen. Er stand unmittelbar bevor und konnte nicht verschoben werden. Sie nahm zwei kleine Päckchen aus ihrer Hosentasche und schenkte mir eines. Ich öffnete es sogleich, denn wir hatten ja kaum noch Zeit. Sie öffnete das ihre. Es waren zwei Magnet-Diddelspringmäuse — ein König und eine Königin, die ein Stück Papier hielten. Der König schrieb gerade einen Brief, die Königin las einen ... "Wir schreiben uns", sagte sie, "der König fängt an und die Königin antwortet ihm dann."

Danach gingen wir auf den Bahnsteig. Ich bemerkte auf einmal, dass die Blätter schon fielen, und obwohl es noch sonnig war, konnte ich ganz deutlich den nahenden Herbst spüren. Wir umarmten uns lange und versprachen uns ein Wiedersehen in Paris.

Dann fuhr der Zug ein. Es waren kaum Leute auf dem Bahnsteig. Ich stand alleine vor der Zugtüre, die sich rasch schloss. Das Signal ... Winken hinter der Scheibe ... ich lief noch ein Stück auf dem Bahnsteig mit und dann, als der Bahnsteig zu Ende war, sah ich nur noch ein weißes Tuch am Fenster. Das verschwand dann aber schnell und immer schneller in der Ferne und ich wandte mich sehr einsam dem Ausgang zu.

Der Sommer war für mich nun zu Ende, aber seine Kraft, seine Wärme, sein helles Licht und die Liebe, die diese Tage in sich trugen, werden noch lange in mir wohnen und nachwirken, mich heilen, dachte ich mir. "Ach, war das schön mit dir, meine Liebe, Catherine."

21

Obwohl mich die Liebe zu Catherine sehr beflügelte und ich überglücklich war, waren auch jene Zeiten eine Zitterpartie. Dies im wahrsten Sinn des Wortes, denn ich schaffte meine oft sehr langen Arbeitstage und Wochen nur gerade ebenso. Oft fiel ich abends so todmüde ins Bett, dass ich vergaß zu essen oder mitten in der Nacht wach wurde und dann erst realisierte, dass ich noch die Arbeitsklamotten anhatte.
Wir erstellten damals im gesamten süddeutschen Raum Dachbegrünungen und mussten dafür sehr lange Fahrzeiten in Kauf nehmen. So arbeitete ich manchmal dreizehn Stunden täglich und mehr. Am nächsten Tag ging es dann oft sehr früh weiter. Alle meinten, dass sei Ausbeutung, denn ich bekam die Überstunden ja nicht bezahlt. Aber man versprach mir Urlaub. Ich häufte in zwei Herbstmonaten über vierzig Überstunden an, die ich dann im Winter für eine Fahrt nach Paris nutzen wollte, um meine Catherine dort wieder zu sehen.
Meine Dyskinesien waren weiterhin sehr heftig und zermürbten mich. Es war wie eine Folter. Ich investierte all meine Kraft und Zeit in diesen Versuch, dem Psychiatriemilieu zu entkommen, und doch hatte es oft den Anschein, als habe sich alle Welt gegen mich verschworen. Ich hatte stark abgenommen und musste immer wieder für ein paar Tage pausieren.
Eines Morgens, es war der 18. September, kam unser Chef Rolf auf uns zu, und ich bemerkte gleich, dass etwas Außergewöhnliches bevorstand. "Wir haben eine Baustelle in Paris", sagte er stolz. — Ich dachte sogleich an meine Catherine und sah uns beide in Gedanken schon auf den Champs Elysees flanieren ... "Christine, Walter und Franz werden dort arbeiten und ich würde mich freuen, wenn auch du, Leonard, mitkämest, denn du hast ja ausgezeichnete Französischkenntnisse, wie ich erfahren habe. Das ist Gold wert."

Franz war ein Geselle, der beim dritten Anlauf die Lehre bestanden hatte. Er war gerade eingestellt worden und ich glaube, er hatte eine heftige Drogenkarriere hinter sich. Walter war ein schlaksiger, etwas tollpatschiger Lehrling im ersten Lehrjahr. Also eine bunte Mannschaft, die da nach Paris fahren sollte. Christine und ich freuten uns, denn es würde eine interessante Dachbegrünung sein, die dann fotografiert werden sollte und in einem Hochglanzprospekt der Herstellerfirma erscheinen würde.
Der Tag der Abreise nahte und es war noch kaum etwas vorbereitet. Ich hatte in einem Hotel *Campanile* Zimmer bestellt.
Mittwochmorgens um vier Uhr ging es endlich los. Ich erfuhr dann auch, dass Christine und Rolf in Rolfs Wagen nach Paris fahren würden; ich würde dann mit Franz und Walter im Fort Transit folgen. Ich protestierte, denn ich war noch nie zuvor in Paris gewesen und Franz konnte ebenso wie Walter keine Karte lesen. Doch es half nichts, mit einem kurzen: "Ihr findet das schon", stiegen die beiden in Rolfs Wagen, und man sah sie nicht mehr. In Metz spendierte uns Rolf ein kleines Frühstück und dann waren die beiden endgültig verschwunden. Nach zwei Stunden ließ ich Franz ans Steuer. Er gestand mir, dass er erst ein paar Wochen den Führerschein besaß, und er war mit dem beladenen, großen Fahrzeug ein wenig überfordert, so schien es mir. Auf der Autobahn fuhr er zunächst sehr weit links bis mittig auf dem Mittelstreifen und als wir dann in Paris die Baustelle suchten, nahm er fast einen Poller und den Außenspiegel eines parkenden Wagens mit. Irgendwann verlor ich die Geduld und setzte mich selbst wieder ans Steuer. Nun galt es, die Karte zu studieren und auf den Verkehr zu achten. Aber intuitiv glaubte ich uns auf dem richtigen Weg. Da klingelte auch schon das Handy, Rolf war dran. "Wo bleibt ihr nur, wir sind schon eine Stunde hier vor Ort." Da sah ich auch schon den gelben Kran. Ich gab das Handy an Franz weiter, der mich nun mit Rolfs Hilfe zu

der Baustelle lotsen sollte, denn es war alles sehr unübersichtlich und verwinkelt. An einem Parkplatz bog ich rechts ab und hatte dann die Möglichkeit entweder links oder geradeaus zu fahren. Auf mein Fragen hin sagte Franz nichts mehr. Ich fuhr also geradeaus und als ich auf einer Stadtautobahn landete, wusste ich, dass links richtig gewesen wäre.
Plötzlich bemerkte ich, dass ich in der falschen Richtung zum Verkehr fuhr, ein Pkw kam hupend auf mich zu, ich wendete den Wagen am Fahrbahnrand und fuhr irgendwie wieder Richtung gelber Kran. Diesmal bog ich hinter dem Parkplatz links ab und gelangte zur Baustelle. Rolf war sehr ungeduldig und wir begannen sofort mit der Arbeit.

Als Drainage gab es ein spezielles Vlies, so dass wir nur die dicken Bahnen auszurollen hatten, dann warteten wir auf den großen Sattelschlepper, der uns ein spezielles Substrat aus Deutschland liefern sollte. Doch der Lastwagen kam nicht. Stattdessen rief der Fahrer ganz aufgeregt bei Rolf an: "Ich habe mich verfahren, ich stehe hier vor einem Parkhaus, das nur Pkws bis zwei Meter Höhe zulässt. Ich bin hier falsch, aber ich weiß nicht, wohin ich nun fahren soll." Irgendwie schaffte es Rolf, den Fahrer zu beruhigen und lotste ihn dann per Handy tatsächlich bis auf die Baustelle.
Die Zufahrtsstrasse war eine Einbahnstrasse und nicht besonders breit, der Lastwagen konnte nur rückwärts in die Baustelle einfahren. Dabei blockierte er aber die ganze Strasse, und weil nebenan gerade eine Schule Unterrichtsschluss hatte und zahlreiche Eltern ihre Kinder mit dem Wagen abholen wollten, kam es zu einem an südländisches Temperament erinnerndes Hupkonzert, die Eltern stiegen dann aus, schimpften und klagten. Rolf sagte nur: "Unternimm irgendwas Leonard, sonst kommt noch die Polizei."
Mein Blick fiel auf ein Schild, dass an einem der Parkplätze am Straßenrand stand, es autorisierte zum Blockieren eines

Parkplatzes. Ich nahm es, stellte es an die Straßeneinfahrt und erklärte den Eltern, dass die Strasse nun bis auf weiteres blockiert sei. Sie glaubten mir, zum Glück ohne das Kleingedruckte gelesen zu haben, das an dem Schild hing, denn es autorisierte ja nur zum Blockieren eines Parkplatzes und nicht zum Sperren der ganzen Straße, aber die Eltern nahmen jetzt Rücksicht.
Nun gab es das Problem, dass die französischen Bauarbeiter gerade Feierabend machen wollten. Auch der Kranführer machte sich gerade fertig. Rolf meinte, dass ich ihm erklären sollte, dass er uns das Substrat aufs Dach heben müsse, weil wir darauf angewiesen seien — was mir aber nur gelang, weil mich vier Fünfzig-Franc-Noten dabei unterstützten.
Der Lastwagen konnte nur Stück für Stück entladen werden. Das Substrat wurde mit Hilfe einer großen Schütte per Kran auf das Dach befördert. Der gelbe Baukran reichte, wenn er ganz am Ende seines Armes war, geradeso bis zu dem Lkw, dabei tutete er immer, um zu zeigen, dass er für diese Situation gnadenlos überladen war. Doch mit ein wenig Fingerspitzengefühl gelang es uns, bis zwanzig Uhr einen großen Teil des Substrates aufs Dach zu bringen. Die deutschen Dachdecker, die uns den Job verschafft hatten, waren längst zum Hotel aufgebrochen. Der Lkw-Fahrer kippte den Rest des Substrates ab und machte sich auf den Heimweg.
Wir machten auch Feierabend und Rolf fuhr vor, weil er den Weg zum Hotel kannte. Wir parkten die Autos und alle freuten sich nun auf ein warmes Abendessen und ein Bett. Doch an der Rezeption wusste man nichts von uns. Ich hielt das zunächst für einen Witz, denn ich selbst hatte ja die Zimmer bestellt und zweimal hatte man mir versichert, dass alles in Ordnung ginge. Doch man sagte mir nur, dass das schon mal vorkommen könne. Ich erklärte unsere Situation und dass wir in jedem Fall eine Übernachtungsmöglichkeit bräuchten. Man telefonierte und gab uns die Adresse eines Hotel *Le coque vert* an der N13.

Es war nicht einfach, dieses Hotel zu finden und wir waren mit den Nerven am Ende, als wir endlich ankamen.
Rolf und Christine waren schon im Speisesaal als wir, gerade ein wenig frisch gemacht, auch zum Essen erschienen. Es gab nun das lang ersehnte Abendessen nach den vielen Strapazen. Rolf war guter Laune und wir plauderten. Ganz langsam fiel der Stress auch von mir ab. Doch ich machte den Fehler noch so spät einen Kaffee zu trinken und schlief dann sehr schlecht ein. Der Wecker aber klingelte erschreckend früh. Ein kurzes Frühstück, dann zurück auf die Baustelle, mitten durch den dichtesten Verkehr.
Nun wurde das Dach bepflanzt. Rolf und Christine legten die Pflänzchen aus, dann erfuhr ich, dass die beiden anschließend nach Hause mussten, Rolf habe noch einen wichtigen Termin und Christine wollte zu ihrem Verlobten. Rolf stellte jedem von uns noch eine Flasche Orangina hin und dann waren wir alleine auf der Baustelle.
Für mich war von vornherein klar gewesen, dass ich das nun bevorstehende Wochenende in Paris bleiben würde. Meine Mutter hatte eine alte Freundin in Paris, die direkt am Gare de l' est wohnte. Sie bot mir an, bei ihr zu wohnen. Sie kannte uns schon seit vielen Jahren und war schon die Freundin meiner Mutter, bevor diese meinen Vater geheiratet hatte. Ich freute mich auf ein Wochenende in Paris!
Franz war sauer, denn nun musste er das Auto fahren und vor allem den Weg nach Hause finden ... Ich packte dann abends den Wagen, verzurrte die Abziehschienen und die Schütte, tankte das Auto voll, schrieb Franz den Weg auf und fuhr noch bis la Defense en Arche mit. "Ihr schafft das schon, es kann gar nichts schief gehen", rief ich noch, als ich an einer gerade auf Rot springenden Ampel ausstieg. Nun war auch ich auf mich allein gestellt und bemerkte nun, wie kaputt ich war. Mir war ein wenig flau, Durst und einen Bärenhunger hatte ich auch, denn seit dem Frühstück war ich ohne Mahlzeit. Ich kaufte irgendwo etwas zu trinken und eine Banane. Ich rief kurz bei der guten Freundin, Louise,

an. Dann versuchte ich mich durch eine immense Menschenmasse zu kämpfen. Die Metrohaltestelle la Defense ist riesig und für mich war sie damals auch extrem unübersichtlich, ich schaffte es aber irgendwann doch, mir einen Fahrschein zu kaufen, bestieg die Metro Richtung Opera und wechselte dann die Richtung zum Gare de l' est. Ich war total erschöpft, als ich bei Louise und Valentin, ihrem Mann, ankam.
Es gab ein feines Essen. Danach fielen mir die Augen zu und ich schlief erst mal dreizehn Stunden lang. Später zeigte mir Valentin mit dem Auto ein wenig die Stadt. Ich schlief noch mal dreizehn Stunden. Am Sonntag nahm ich den Zug zurück nach Deutschland. Louise war froh, mich in einem gesundheitlich so stabilen Zustand zu sehen. Sie sagte mir zum Abschied: "Leonard, glaub mir, ich habe in den vergangenen Jahren unzählige Male für dich gebetet. Ich wollte immer einen gesunden Leonard sehen und nun hat es den Anschein, dass Gebete erhört werden können ... "
Über ihrer Wohnung gab es noch eine kleine Mansarde. Es war so eine Art Gästezimmer. Sie meinte, dass ich im Winter, wenn ich Catherine treffen wollte, dort mit ihr eine Zeit lang wohnen könnte.
Zu Hause angekommen, holte ich abends noch Posti von der Firma ab, weil ich am nächsten Tag Berufsschule hatte.
Der Ford Transit stand auf dem Hof; sie waren also gut nach Deutschland zurückgekommen, dachte ich mir. Doch als ich am Dienstag in die Firma kam, erfuhr ich, dass die beiden irgendwann in Versailles gestanden und per Handy Rolf angerufen hatten. Sie wussten nicht mehr weiter. Rolf sagte, dass sie immer die Sonne im Rücken behalten sollten, dann würden sie irgendwann die Autobahn Richtung Metz finden. Am frühen Sonntagmorgen kamen die beiden dann doch noch nach Hause. Ein paar Tage später wurden sie beide entlassen.
Ich war ein wenig geschwächt, aber auch stolz auf meine Leistungen, die nicht so sehr in der Arbeit, aber doch im Finden von Lösungen zu sehen war.

Ich hatte Briefe an Catherine geschrieben, aber es kam keine Antwort. Ich konnte nicht glauben, dass sie mich nun vergessen würde. Aus Paris hatte ich ihr eine Karte von dem *Maison Catherine* geschickt, das am Place du Tertre steht. Ich dachte mir lustige Dinge aus, die ich ihr schrieb, aber es blieb still und es lag abends kein Brief von ihr in meinem Briefkasten. Was war geschehen? Hatte ich etwas falsch gemacht?

22

Ich durfte damals an einem Lehrlingsaustausch teilnehmen. Es war ein gärtnerisches Gemeinschaftsprojekt zwischen französischen, deutschen und luxemburgischen Gärtnerlehrlingen und ging eine Woche lang. Es hatte das Motto 'Grenzenlose Freundschaft wächst im Garten'.
Mein Arm und meine strenge Diät, die Dr. S. verordnet hatte und die ich immer noch genau befolgte, machten mir sehr zu schaffen. Aber der Austausch konnte mich auch gut von Catherine und dem Problem mit dem leeren Briefkasten ablenken.
Catherine hatte einmal gesagt, dass sie nach Kanada gehen wolle, um dort an einer Partneruniversität ein Doppeldiplom zu machen. Damit wäre unsere Freundschaft einer sehr starken Probe ausgesetzt oder sogar zu Ende. Catherine war jung, jünger als ich und wollte das Leben erkunden. Dies konnte ich verstehen, aber es war kein Grund, sich einfach nicht mehr zu melden!
An dem Austausch mit Luxemburg und Frankreich teilnehmen zu können war eine tolle Sache. Man wurde von der Arbeit im Betrieb freigestellt, lernte nette Kollegen kennen und kam auch noch in die Zeitung. Ich stellte mir vor, dass unsere Großeltern noch Feinde waren und sich bekriegten, wir aber nun hatten die Möglichkeiten, Grenzen zu

überwinden und Freundschaft wachsen zu lassen. Ist das nicht schön?

Als ich heimkam, lag er endlich im Kasten, dieser langersehnte Brief. Sie schrieb, dass sie krank gewesen sei und Zeit brauchte, die ganzen Ereignisse des Sommers zu verarbeiten. Sie hätte sich viel Gedanken um uns und die Zukunft gemacht, aber nun sei sie sich sicher, dass sie alles versuchen wolle, mich wieder zu sehen. Sie legte ihre Telefonnummer bei, und so konnten wir von nun an immer telefonieren. Das tröstete ein wenig über die große Distanz zwischen uns hinweg und gab die Möglichkeit, wenigstens die Stimme des anderen zu hören. Mein Französisch war durch den französischen Sommer recht gut geworden und ihr Deutsch konnte sich mittlerweile auch lesen und hören lassen.

So kam der Tag des Wiedersehens ganz langsam aber stetig näher. Ich hatte mit Rolf alles besprochen und konnte die Überstunden in Paris abfeiern. Auch Louise gab grünes Licht für ein Tête-á-Tête in dem Mansardenzimmerchen.

Ich fuhr schon früher nach Paris, denn Catherine hatte nur ein langes Wochenende, ich aber eine ganze Arbeitswoche Zeit. Ich kundschaftete die Gegend ein wenig aus und ging ins Sacré Coeur.

Einen Tag vor ihrer Ankunft telefonierten wir noch einmal und vereinbarten als Treffpunkt die Pharmacie am Gare de l'est. Sie käme um zwanzig Uhr mit dem Flieger aus Toulouse, und wenn sie die Metro mit einrechne, sei sie so circa zwanzig Uhr dreißig am Gare de l' est.

Ich freute mich immens, kaufte bei einem Floristen eine rote Rose und ging schon um zwanzig Uhr fünfzehn zu dem Treffpunkt. Von dort aus konnte ich alle Leute sehen, die aus der Metro ausstiegen und den Weg zum Bahnhof nahmen.

Es wurde zwanzig Uhr fünfundvierzig, aber sie kam nicht. Aber fünfzehn Minuten für den langen Weg aus Toulouse, das war nicht viel, dachte ich mir. Natürlich würde ich auf sie warten.

Doch Catherine kam nicht, sie war nirgends zu sehen und ich wartete und wartete, aber nichts geschah. Ich wurde ungeduldig, verschränkte die Arme auf dem Rücken und lief ein wenig auf und ab, sah Menschen die Treppe von der Metro hochkommen ... immer weniger, denn es wurde zweiundzwanzig Uhr, zweiundzwanzig Uhr fünfzehn, zweiundzwanzig Uhr dreißig, aber keine Catherine erschien. Ein Clochard kam auf mich zu und pöbelte mich an. Er meinte, solch einen Stechschritt wie ich ihn mache, sei in Frankreich nur den Offizieren der französischen Armee erlaubt, aber ein deutscher Zivilist habe dies zu unterlassen. Ich wollte keinen eskalierenden Streit und stellte mein Auf-und-Ab-Gehen ein. Die rote Rose begann zu welken, so schien es mir, keine Catherine war zu sehen, die Bahnsteige wurden immer leerer, Züge kamen nur noch ganz selten an, und immer weniger Menschen eilten die Treppe von der Metro herauf ... ich würde sie sofort erkennen, am Gang, an ihren Schuhen und ihren hochgesteckten Haaren ... aber sie kam und kam nicht.
Ich hielt geduldig aus, wollte die ganze Nacht hindurch warten, wenn es denn sein musste, und ich wusste auch, dass sie in jedem Fall auftauchen und sich alles zum Guten wenden würde.
Ich ging zu einer Telefonzelle und rief bei Louise an, die immer spät zu Bett ging und fragte, ob Catherine vielleicht angerufen hätte. Aber nein, auch das nicht. Ich nahm wieder meinen Platz ein, an der Apotheke im Gare de l' est, genau gegenüber der Treppe von und zur Metro, aber keine Catherine erschien. Ach, was fühlte ich mich mit einem Mal schlecht, der Catherine-Zaubertrank wirkte nur noch schwer. Ich hatte einmal scherzhaft von 'Catherminen' gesprochen, die nur sie mir geben konnte. Jetzt litt ich Mangel. Ich war ganz allein in der Bahnhofshalle. Ein, zwei Passanten stiegen noch aus den letzten Metros, es war jetzt ein Uhr nachts, und ich wartete noch immer, mit einer Rose in der Hand.

Ich wurde müde, fühlte mich elend und dachte gerade, dass irgendwas passiert sein müsse, als ich leichte, schnelle Schritte hallen hörte. Noch sah ich niemanden, weil ich von oben, wo ich stand, nur die Treppe und einen kleinen Ausschnitt des Ganges sehen konnte, der von der Metro herführte. — Das wird sie sein, das sind ihre Schritte, dachte ich voll Hoffnung. Jetzt oder gar nicht mehr wird sie zu mir kommen — und schon sah ich ihr braunes Haar, ihre schlanke Figur und ein abgekämpftes Catherinegesicht. Endlich war sie da!
Ich gab ihr die Rose, sie wurde dabei leicht rot und bei der Umarmung dachte ich nur: Endlich, endlich bist du da, meine kleine, liebe Freundin."
Auf dem Nachhauseweg erzählte sie dann die ganze Geschichte, von dem Flieger, der nicht starten durfte und der stundenlangen Verspätung schon in Toulouse. Sie hatte ihr Handy vergessen und konnte sich nicht melden und nun, ja nun war sie endlich hier, hier bei mir in Paris, in dem kleinen Mansardenzimmerchen. Sie war so zart und leicht, dass ich sie die Treppe hoch tragen konnte, dann segnete ein starker Strahl aus Licht und Liebe unsere Begegnung in dem Mansardenzimmerchen und wir schliefen ganz benommen irgendwann kurz vor Morgengrauen eng umschlungen ein. Ich träumte damals einen Traum, den Traum von meiner Liebe in Paris.
Gegen Mittag erwachten wir dann und nahmen unser Frühstück im *Café de la Paix* ein, jenem berühmten Caféhaus nahe der Pariser Oper, in dem wohl schon alle Berühmten und Großen gespeist hatten. So auch Lenin und viele Künstler, die hier debattiert haben sollen und dem Café bleibendes Leben eingehaucht haben. Ich lud meine Liebe natürlich ein. Es gab Kaffee und Kuchen und einen Salat. Für mich ging damit ein Traum in Erfüllung.
Catherine und ich flanierten über die Champs Elysees. Es war Adventszeit. Kunstschnee und die vielen Lichter schufen eine unvergleichliche Atmosphäre. Wir stöberten in den

großen Plattenläden, ulkten ein wenig, waren einfach glücklich, und manchmal liefen mir auch Freudentränen die Wangen hinunter. Ich suchte sie zu verbergen, aber es gelang mir nicht. "Was hast du?", fragte Catherine. "Nichts, ich bin nur ein wenig glücklich." Ich fühlte mich endlich angekommen und angenommen, daheim, mitten in Paris.

Abends begann es ein bisschen zu regnen. Catherine zog auf einmal zwei Kinokarten hervor. Sie hatte zwei Plätze für *Ronin* reserviert, den neuen Film, den alle sehen wollten. Wir nahmen Platz — der Film war auf Französisch und ich so nah bei Catherine ...

Das Wochenende ging langsam zu Ende, ich werde es nie vergessen. Es steht nun in meinem goldenen Buch der großen und schönen Momente meines Lebens. Der Abschied fiel diesmal besonders schwer, aber es blieb der Trost auf Weihnachten, wo wir miteinander Ski fahren wollten. Catherine, Posti und ich.

Damit Posti nicht so sehr rutschte, hatte ich ihm Winterreifen verpasst, die Scheiben-Waschanlage, die lange schon kaputt war, repariert und den Skihalter vom R4 aufgeschraubt.

An Weihnachten hatte ich zu ihrer Begrußung drei Rosen gekauft: zwei weiße und eine rote. Eine weiße und die rote stellte ich zusammen in eine Vase mit Wasser, die andere weiße Rose stellte ich in ein Glas mit blauem Tintenwasser. Ganz langsam und allmählich färbte sich die weiße Rose blau, so dass ich dann bei Ihrer Ankunft drei Rosen in einer Vase hatte: eine rote, eine weiße und eine blaue. — Die Französische Trikolore in Rosen ...

Wir fuhren nach Österreich in einen kleinen Skiort, wo man gut Langlaufski fahren konnte und es ungemein ruhig und gemütlich war. Posti hielt die lange Reise durch, auch wenn ich genau wusste, dass die Radlager bald ausgetauscht werden mussten.

Ah, wie genoss ich die Tage und Nächte mit Catherine. Wir sprachen manchmal Deutsch und dann wieder Französisch,

legten uns Vokabelhefte an, die der andere dann umgekehrt führte, sie erklärte mir noch mal die si-Sätze und den Subjunctif und sie lernte von mir deutsche Redewendungen. Auch hier war ich glücklich, und ich glaube Catherine war es ebenfalls. Sonnige, helle, schneereiche Tage, lange Skitouren und warme, weiche, schöne Nächte gemeinsam in einem gemütlichen Hotelzimmerchen.
Weil wir Angst vor einem erneuten Abschied ins Ungewisse hatten, beschlossen wir, schon Ende Januar wieder miteinander Ski zu fahren. Wir einigten uns auf Font Remeu in den Pyrenäen, nahe Andorra, so hätte Catherine zwar einen kleinen Vorteil, ich aber wollte gerne auch mal Toulouse kennen lernen.
So fuhr ich Anfang Februar zu Catherine nach Toulouse. Als ich ankam, war niemand am Bahnhof. Ich fühlte mich ein wenig verloren, wühlte mich durch Menschenmassen und ging zum Ausgang, aber keine Catherine war zu sehen. Dann auf einmal eine Durchsage per Lautsprecher, ich sollte an den Meeting Point kommen ... dort war Catherine und wartete, sie hatte sich unglücklich verspätet und wir hatten uns um Momente verpasst.
Nun wusste ich warum ich den langen Weg auf mich genommen hatte. Es war wieder schön, zusammen zu sein, aber irgendwie war alles ein klein wenig anders. Wir verstanden uns noch prima, waren zärtlich und zuvorkommend, hatten viel zu erzählen und freuten uns sehr auf die kommenden Ferientage. — Aber irgendwie spürte ich eine Veränderung. Wir nahmen den Zug und dann den Autobus. Das Hotel war ein wenig zugig, aber es hatte ein Schwimmbad, das wir ausgiebig nutzten. Zum ersten Mal sprach sie über meinen zuckenden Arm und meine Lebensmittelallergie. Abends drehte sie sich manchmal von mir weg und ich bemerkte, dass man Glück nur genießen, aber nicht festhalten kann ... die Veränderung, die ich spürte, hatte offenbar einen Grund.
Ich probierte in den Bergen Skating-Skifahren aus und war erstaunt, wie schnell man damit war. Am letzten Tag

gerieten wir in einen handfesten Schneesturm. Wir waren circa dreitausend Meter hoch und mussten aufpassen, nicht in Schneeverwehungen zu kommen. Ich hatte ein wenig Angst, dass es die zarte Catherine einfach wegwehen könnte. Wegen des Unwetters und des Wetterberichtes, der keine Besserung versprechen konnte, beschlossen wir früher abzureisen. Catherine wollte mir noch Toulouse zeigen.
Im Autobus, der uns über die Berge zum Bahnhof brachte, erzählte sie mir, dass sie eine Zusage von Montreal erhalten habe. Dies sei sehr wichtig für sie und eine große Chance. Sie war sehr ehrgeizig und hatte immer erzählt, sie wolle irgendwann den neuen TGV miterfinden. Sie wollte es mir die ganze Zeit über nicht sagen, aber nun sei es soweit. So schlenderten wir durch die Gassen von Toulouse. Wir waren noch zusammen, ein junges Liebespaar, aber diesmal stand ein Abschied bevor, der kaum die Hoffnung auf ein Wiedersehen in sich barg.
Unsere letzte gemeinsame Nacht verbrachten wir eng aneinander geschmiegt. Sie schenkte mir noch ein Stofftierchen, ein kleines, weiches herziges Kaninchen. Wir gaben ihm den Namen 'Catherinchen Kaninchen'. Es steht heute noch an meinem Bett und wacht über mich.
Dann klingelte der Wecker viel zu früh und alles ging plötzlich sehr schnell: aufstehen, eine letzte Umarmung, ein letzter Kuss, ein gemeinsamer kurzer Kaffee. Und dann hinaus auf die kalte winterliche Strasse, in den Autobus und in die Touluser Metro, die keine Lokführer hat — alles funktioniert automatisch. An jenem Morgen kam es mir gespenstisch vor.
Catherine kam nicht mit zum Bahnhof. Wir verabschiedeten uns, und für mich war es bitter, denn es war kein Wiedersehen verabredet worden. Ich musste meine Lehre machen und sie wollte hoch hinaus und in die weite Welt. Unsere Wege, die sich kurz gekreuzt hatten, führten wieder auseinander.
Ein paar Tage später kam ein langer Brief, in dem sie ihren Zwiespalt zwischen den Gefühlen zu mir und dem, was das

Leben von ihr verlangt, beschrieb. Sie fühlte sich um soviel jünger und manchmal auch ein wenig klein neben diesem großen Leonard, den das Leben trotz oder gerade wegen seiner Schwierigkeiten, schon ein wenig vernünftig und weise gemacht habe.
Aber nun war es aus, der Sommer war zu Ende und ich wieder alleine. Ich schrieb ihr noch lange Briefe und konnte mich nur ganz langsam daran gewöhnen, sie wohl nie wieder zu sehen. Nachts wachte ich auf und wurde gewahr, dass alles vorbei war. Ich trauerte, ich fühlte mich einsam, ich war alleine, verlassen und ohne Catherine. Ich wollte es nicht glauben, aber es änderte sich nichts. Catherines Weg ging nach Kanada, weit weg von Leonard.
Ich kaufte damals in Toulouse in einem Souvenirladen eine Karte für Herrn Berthold, meinen Therapeuten. Auf der Karte waren Arbeiter zu sehen, die gerade einen Wolkenkratzer bauten. Sie waren verkleidet als Ober und Gäste, die gerade ein fürstliches Mal einnahmen. Die Ober reichten auf silbernen Tabletts feine Speisen und die Gäste trugen Smoking und saßen auf den Eisenträgern, Wein war eingeschenkt und Champagner stand auf dem Tisch, das alles hoch oben über New York. Ich schrieb ihm folgende Zeilen: "Wenn ich bis ins Jahr 2018 nicht mehr in ihrem Etablissement zu Gast war (dem Krankenhaus), dann lade ich sie ein, in ein Restaurant der gehobenen Klasse."
Aber würde mein Weg mich wirklich 'da raus' führen, raus aus dem Teufelskreis von Krankenhaus, Armzucken und meinen bisher unlösbaren Problemen? Würde es doch noch eine Zukunft geben, ohne Catherine, aber mit einem starken, gesunden Leonard?

23

Damals, als ich mit Catherine in Österreich die Weihnachtstage verbrachte, hatte ich sie mit Posti nach Zürich zum Bahnhof gebracht, weil die Verbindungen nach Frankreich dort besonders gut waren. Es war unvergesslich schön an jenem sonnigen Januartag. Wir machten Rast in Küsnacht. Alles zeigte sich von seiner schönsten Seite, der See lag ruhig, die schneebedeckten Berge im Hintergrund, Sonne und ein kleiner Park, der uns zum Picknicken einlud. Dann diese fremde, feine Stadt. Bellevue und das Gran Café, wo wir unseren Abschied etwas erträglicher und süßer machten ... damals träumte ich davon, hier einmal als Gärtner zu arbeiten, aber da war noch eine Abschlussprüfung zu bestehen und ein immer noch stark zuckender Arm ruhig zu stellen.
Als Catherine in den Zug gestiegen war und in der Ferne verschwand, da wurde mir mit einem mal klar, wie wichtig es ist, bei sich selbst zu sein. Das ist dann, wenn man allein und einig mit sich ist. Doch das ist nicht immer schön, denn man möchte den anderen doch bei sich haben und als gemeinsamen Teil eines guten Ganzen erleben.
Ich kaufte mir an einem Kiosk ein kleines Notizbuch, setzte mich in ein Bahnhofs-Café und schrieb:

Auf mich selbst verwiesen

Zurückgekehrt aus einem warmen, hellen Land,
steh ich am Tresen, die Rose noch in der Hand,
das schöne Gefühl, alsbald gewelkt und verdorrt,
längst verklungen die Lieder, steh ich dort.
ungetröstet, allein auf mich selbst verwiesen.
Sangen der Liebe Lied
in langen Stunden
in Umarmung und Abschied
den gleichen Schmerz empfunden.

verwundet, allein auf mich selbst verwiesen.
Bergan, den beschwerlich sich windenden Pfad,
tief, die Schluchten verblassender Liebe.
War es das, worum ich dich bat?
Ein wenig Wärme und rettendes Licht,
tausend Hiebe in mein Gesicht
verirrt, allein auf mich selbst verwiesen.
So harre ich — Leid
macht sich breit,
auf meinem Weg,
diesem wackligen Steg.
verloren, allein auf mich selbst verwiesen.

Auf die Rückseite des kleinen Notizbuches schrieb ich in Französisch:

Ma chère ***Catherine****,*
J'ai cherché un amour,
J'ai trouvé une belle fille ...
C'est l'amour qui brille
dans tes yeux ...
L'amour, ca pèse lourd,
C'est dur et instable cet amour ...
On a toujours peur qu'il ne meure.
Mais, j'ai trouvé une amie.
Avide de liberté.
J'ai gagné une amitié ...
L'amitié c'est plus fort, c'est plus stable,
une amitié, c'est durable.
Et à travers l'amitié brille
Une rose ***sans épines****.*

Doch nun, da der Abschied so brutal endgültig war, wurde ich traurig. Auch wenn mir niemand die Erinnerung an jene schönen Ferien und den vergangenen Sommer mehr nehmen konnte, so waren die Tage nun wieder schwer und voller unnützer Gedanken an meine verflossene Liebe.
Doch die Lehrabschlussprüfung stand unmittelbar bevor. Ich fuhr oft zu Eberhard und der WG nach Karlsruhe. Einmal war mein Zucken im Arm besonders schlimm. Die Freunde sahen meine Verzweiflung und die Aussichtslosigkeit der Situation. Eberhard wollte mich nach Hause fahren, aber ich fuhr allein, konnte den Wagen kaum auf der Straße halten, denn das Zucken hatte sich jetzt auch auf den linken Arm übertragen.
Es stand aber für die folgende Woche ein wichtiger Lehrgang an, den ich damals wegen des Urlaubs in Paris verschieben musste. Es gab keinen anderen Weg, als zu diesem Seminar zu fahren, ich brauchte es für die Zulassung zur Prüfung. Unsere Klasse hatte den Lehrgang bereits absolviert und nun kam ich in eine fremde Gruppe. Man tuschelte überall über mich und machte sich lustig, ich galt als behindert. Das war ich auch ohne Zweifel, denn mein Arm krampfte ununterbrochen, ständig gingen Krampfwellen durch meinen Oberkörper, und ich konnte mich kaum auf den Unterricht konzentrieren.
Einmal fuhr ich abends über zweihundert Kilometer zu Herrn Dr. S., um ein paar neue Nadeln ins Ohr zu bekommen, aber das half längst nicht mehr. Irgendwie schaffte ich es dann doch bis zur Abschlussprüfung am Freitag, der Lehrgang war zu Ende. Ich hatte die Note 1,3 bekommen, denn in der Theorie war ich gut. Ich fühlte mich wie ein Boxer nach einem tollen Kampf, sang auf der Heimfahrt im Auto die sozialistischen Kampflieder und wusste, dass ich einen wichtigen Schritt auf dem Weg 'dort raus' gemacht hatte. Trotz des Zuckens und des eisigen Schicksalswindes in meinem Gesicht, besaß ich nun alle Voraussetzungen für die Gesellenprüfung im Garten- und Landschaftsbau.

Eberhard war stolz auf mich. Für den Fall, dass ich es schaffte, planten wir eine gemeinsame Wandertour durch die Vogesen. Ich wollte ihm und der ganzen Welt beweisen, dass ich es hinbekommen würde, und wenn ich auch auf allen Vieren zu der Prüfung gehen müsste, ich würde hingehen und das Gesellenstück bauen, koste es, was es wolle.
Zunächst stand die schriftliche Prüfung an, für mich von beiden Disziplinen die leichtere Übung, denn ich hatte auf allen Zeugnissen nur Bestnoten und mein Abgangszeugnis von der Berufsschule sah sehr gut aus; ich hatte nur Einsen vorzuweisen. Aber mit der Praxis sah es schlechter aus. Zum einen hatte ich verkürzt gelernt, hatte also ein Drittel weniger Praxiserfahrung als meine Kollegen, war viel krank gewesen, hatte oft für Wochen wegen des Armes pausieren müssen und war in der Firma oft als Handlanger regelrecht missbraucht worden. Sie hatten es auch trotz der hundertprozentigen Förderung nicht geschafft, mir auch nur einmal meinen mir zustehenden Lohn pünktlich zu überweisen. Marco, unser Meister, hatte sich in der Zwischenzeit von der Firma distanziert und nun sein eigenes Geschäft. Drei Gesellen nahm er mit. Man konnte Rolf ansehen, dass ihm das Wasser bis zum Halse stand.
Bei allem Wohlwollen war mir klar, dass ich von den vielen Arbeiten, die der Rahmenlehrplan vorgab, vielleicht nur zwei Drittel beherrschte. Sicherlich hatte ich diverse Techniken auf den Lehrgängen gelernt, aber der Gärtnerberuf ist doch sehr umfangreich, und wenn man auch lange im Geschäft ist, es wird nie einen geben, der alles kann. Steffen sagte immer: "Du musst nicht alles können, du musst nur für die Probleme, die anstehen, eine Lösung finden."
Die Prüfung war am 11. Juni, einem heißen, sommerlichen Tag. Ich lud mit zuckendem Arm meine Werkzeuge in den Posti und fuhr zu der Einrichtung, wo die Prüfung stattfand. Der Arm ließ mich nur halb aufrecht gehen, zu sehr waren meine rechte Seite und die Schulter verkrampft.

Dann wurden wir begrüßt, bekamen einen Plan in die Hand, den wir noch nie zuvor gesehen hatten, und los ging es: Randsteine setzen, Platten legen, Rasen einsäen und einen Bauerngarten bepflanzen. Mittendrin wurden wir zum mündlichen Gespräch herausgerufen. Acht Stunden dauerte die Prüfung und die Meister sahen uns unentwegt über die Schulter und sagten kein Wort. Dann war die Zeit zu Ende, eine Glocke ertönte, und wir mussten zurücktreten.

Die Meister begutachteten unsere Arbeiten, fanden alle Fehler gnadenlos mit ihren Wasserwaagen und Richtscheiten, und wir zitterten nun der Vergabe der Abschlussnoten entgegen.

In der Praxis hatten sich einige Fehler eingeschlichen, aber das Theorieergebnis war eines der besten und holte mich aus dem Keller. Nun ist der Beruf zu sechzig Prozent Praxis und vierzig Prozent Theorie, und weil die Ergebnisse auch so gewichtet wurden, verfehlte ich um einen Punkt die Zwei.

"Juchhu, ich bin Gärtner", sang ich auf der Rückfahrt in meinem Posti. Ein freies, ein gutes, ein wichtiges Gefühl, ich habe nun einen Beruf!

Steffen gratulierte mir als erster. Er meinte, er habe damals auch eine Drei gemacht und fügte hinzu, dass es wohl noch niemand gegeben habe, der es mit einem solch schlimmen Arm geschafft habe, eine Gärtnerprüfung zu bestehen.

Eberhard war sehr stolz auf mich. Sein Vater hatte damals bei seiner Gesellenprüfung als Fliesenleger auch nur eine Drei gehabt, wegen der Theorie. Aber er war später sicherlich einer der besten Gesellen, hatte viel Spaß an der Arbeit und konnte seine Familie damit ernähren. Eberhard und ich, wir wollten diesen Sommer wandern gehen, dem Sommer nach Catherine, dem Sommer, in dem ich meine Gesellenprüfung bestanden habe und dem Sommer, in dem ich einen großen, bedeutenden Schritt 'da raus' gemacht hatte.

Aber mein Arm? Er zuckte noch immer und niemand wusste eine Lösung dafür, keiner konnte mir helfen.

Kein Ausweg?

Die Therapie bei Herrn Berthold trug ihre ersten Früchte. Ich hatte mir Bilder auf Postkarten aus einer großen Sammlung herausgesucht und sie Personen aus unserer Familie zugeordnet. Es waren allesamt kraftvolle, erfolgreiche und intelligente Menschen, denen ich die Bilder zugeordnet hatte. Meine Vorfahren, Verwandten, Eltern und mein Bruder. Nun wurde offensichtlich, dass auch ich ihre Lebenskraft, ihre Stärke und Schlauheit in mir trage.

24

Während der Zeit als Lehrling war ich unaufhörlich mit meinem zuckenden Arm konfrontiert. Es gab anscheinend keine Lösung, die wirkliche Linderung versprach. Aber dennoch versuchte ich jeder Möglichkeit nachzugehen. Neben der Diät, die Dr. S. mir verordnet hatte und seinen wöchentlichen Akupunktursitzungen versuchte ich es auch mit Yoga. Doch ich war dabei oft zu sehr mit meinen Problemen und Sorgen beschäftigt, so dass ich die eigentlich gewünschte Wirkung der Yogaübungen, nämlich einen leeren Kopf zu bekommen, nur ganz selten erleben konnte.
Natürlich war ich damals verzweifelt. Gerade hatte ich mich mit viel Aufwand ein wenig aus dem Krankenmilieu herausgearbeitet, als ich schon wieder mit scheinbar unlösbaren Problemen konfrontiert wurde. Die Literatur und auch die Schulmedizin boten für mein Leiden keine wirkliche Hilfe und Therapie an.
Mit dem zuckenden Arm war ich natürlich auch beruflich eingeschränkt. Rolf bot mir nach der bestanden Lehre zwar an, mich weiterhin zu beschäftigen, aber er wollte mir nur achtzehn Mark die Stunde geben, eben weil ich so eingeschränkt war.
Also versuchte ich mich anderswo zu bewerben und kam auf die Idee, mich bei Marco vorzustellen. Marco war lange

Jahre über der Meister von Rolf gewesen und hatte sich ja damals ein paar Orte weiter selbstständig gemacht. So telefonierte ich mit ihm und er lud mich zum Vorstellungsgespräch ein. Er meinte, dass er mich nicht zu hundert Prozent beschäftigen könne, aber er hatte eine gute Idee. Marco war eigentlich Zierpflanzengärtner gewesen und hatte bei Herrn Knorr gelernt. Herr Knorr war Zierpflanzenmeister und besaß eine Gärtnerei am Stadtrand. Er pflegte Gräber, züchtete Blumen, hatte einen Marktstand, einen Blumenladen und pflegte Gärten. Marco hatte nun die Idee, mich bei Herrn Knorr unterzubringen. Dort wäre ich für dreihundertfünfzig Gräber verantwortlich, könnte ein Lehrmädchen ausbilden und wäre ab und zu auch bei Marco im Garten- und Landschaftsbau einsetzbar. Ich hätte also eine interessante und sehr abwechslungsreiche Tätigkeit und würde dabei noch zwei Mark die Stunde mehr verdienen als bei Rolf. So unterschrieb ich bei Herrn Knorr einen Arbeitsvertrag für Anfang September. Doch vorerst ging es in die Ferien. Eberhard und ich, wir wollten ja in den Vogesen wandern gehen.
Der Weg sollte uns von Abreschviller über den Donon und den Col de Bonhomme nach Colmar führen. Ich fuhr mit Posti zum Stockweiher, wo meine Eltern in ihren kleinen Häuschen weilten, Eberhard kam mit seiner XT 600 und meine Eltern brachten uns nach Abreschviller. Der erste Aufstieg zum Donon war beschwerlich und circa 25 Kilometer lang. Es war August, und wir konnten bei diesem schönen Wetter unter freien Himmel schlafen — dachten wir. Aber gerade als wir uns hinter einem Heuballen verschanzt hatten, zog ein regelrechtes Unwetter auf und wir flüchteten in eine nahe gelegene Herberge. Wir hatten Glück, denn es gab noch ein freies Doppelzimmer zu einem erschwinglichen Preis. Auf dem weiteren Weg wurde klar, dass meine Schuhe eine ganze Nummer zu klein waren, denn bei Dauerbelastung schwellen die Füße an, und so hatte ich starke Schmerzen an der großen Zehe, wo sich

eine dicke Blutblase zum Aufgehen bereitmachte. Eberhard sagte, dass er mich notfalls aus dem Wald tragen würde, und dann gab er mir seine Trekkingsandalen, die dem Zeh Platz und dem Schmerz ein wenig Einhalt boten. Mitten in einem abgelegenen Waldstück nahe dem ehemaligen Konzentrationslager *Natzweiler-Strutthoff* trafen wir eine junge Frau, die ganz alleine von Saverne nach Nizza und dann noch durch Korsika wandern wollte. Für ein paar Tage begleitete sie uns. Wir übernachteten in der Regel im Freien, aber es gab immer sehr starke Gewitter, die uns dann zwangen, einen Unterstand oder eine kleine Behausung aufzusuchen. Einmal, als wir uns gerade bereit zur Nacht gemacht hatten und ein fürchterliches Unwetter aufzog, wichen wir auf die Toilettenanlagen eines Campingplatzes aus. Bei einem Tagespensum von fast vierzig Kilometer war auch diese etwas ungewöhnliche Schlafstätte für uns vollends ausreichend.

Eberhard telefonierte abends immer mit seiner Freundin Anna. Eines Abends sagte er, ihr ginge es nicht gut, sie sei erkrankt, und er müsse sofort abreisen. Ich bot ihm meinen Posti an und dafür lieh er mir für ein paar Wochen seine XT.

Ich ging mit Elisabeth, der jungen Frau, noch einen Tag weiter. Wir kamen gerade rechtzeitig zur Sonnenfinsternis nach Aubure, dem höchstgelegenen Dorf der Vogesen. Dort übernachteten wir auf einem Heuboden. Am nächsten Tag wollte sie allein weiterwandern.

Als sie weg war, fühlte ich mich mit einem Mal sehr alleine, fasste mir ein Herz und sprach drei Franzosen an. Es war ein junger Mann mit seiner Freundin und eine junge Frau, die ich sehr hübsch fand. Die drei waren mir schon ein paar Tage vorher in einer Jugendherberge aufgefallen. Mit den Franzosen verlebte ich eine tolle Zeit. Mein Catherine-Französisch war fast perfekt und fließend und mit der jungen Frau verstand ich mich so gut, dass sie mir während eines besonders heftigen Regengusses sogar einen Platz unter ihrem Cape anbot.

In Mezeral bestieg das Franzosenpärchen den Zug nach Paris und ich blieb mit der mir lieb gewonnenen, hübschen Natalie noch paar Stunden in Colmar. Es war fast so schön wie meine Treffen damals mit Diane. Wir hatten keine Barrieren und kurz bevor ihr Zug nach Nizza fuhr, schlug sie mir vor, sie noch ein paar Tage zu begleiten. Ich aber musste nach Hause, weil mein Urlaub zu Ende ging und ich doch eine neue Arbeitsstelle antreten wollte.
Als der Zug einfuhr, umarmte sie mich und ihr kamen die Tränen, sie winkte, und es war ein wenig so wie damals der Abschied von Catherine. Aber es tat nicht so weh, denn es war schon zu Ende, bevor es beginnen wollte. Was wäre gewesen, wenn ich sie hätte nach Südfrankreich begleiten können?

Immer wenn ich in meine Apotheke ging, um mir die Tabletten abzuholen, wirkte mein Zucken wohl so Mitleid erregend, dass die Apothekerin sich ein paar Minuten Zeit für mich nahm. Eines Tages gab sie mir die Adresse von einem Heilpraktiker, der mit einer bestimmten Methode schon sehr beachtliche Erfolge gehabt hätte. Vielleicht war das eine Möglichkeit für mich? So machte ich einen Termin bei einem Herrn Dohm aus. Ich dachte, dass ich sowieso keine wirkliche Hilfe bekäme, denn was hatte ich nicht schon alles versucht? Herr Dohm war ein etwa fünfzigjähriger, jung gebliebener Mann, der zuerst Anästhesiepfleger, nun aber schon zwanzig Jahre als Heilpraktiker tätig war. Er hatte eine Methode anzubieten, die mir damals völlig fremd und unbekannt war. Er bot eine so genannte *Orgonstrahltherapie* an. Sie wurde in den fünfziger Jahren von einem Schüler von Freud, nämlich Wilhelm Reich, entwickelt und zunächst hörte sich das ganze schon etwas phantastisch an. Der *Orgonstrahler* sah aus wie eine kleine Kanone ohne Räder. Er hatte Verbindung zu einer kleinen Schale, in die Herr Dohm einige hochverdünnte homöopathische Mittelchen in kleinen Flaschen stellte. Der *Orgonstrahl* ist unsichtbar, aber geht durch alles hindurch. Herr Dohm bestrahlte auch Sprudelkisten, die ich mitbrachte, und hielt den Strahl auf meine Armbanduhr. Mit der *Orgonstrahltherapie* hatte er wirklich schon die erstaunlichsten Heilungen vollbracht. Der Funktionsmechanismus blieb mir bis heute verborgen, denn mich interessierte damals nur mein Arm, nicht die *Orgontherapie.* So ließ ich mich von Herrn Dohm bestrahlen und nahm meine Sprudelkisten, von denen ich täglich trinken sollte, mit zu Andre und Antje auf den Bauernhof, wo ich die Sommerferien verbrachte.

Andre und Antje waren lieb gewonnene Freunde aus Rostocker Zeiten. Die beiden hatten nun fünfhundert Schafe und einen kleinen, malerisch gelegenen Bauernhof in der Mecklenburger Schweiz nahe Teterow. Ich half beim Heu machen, und es machte mir auch viel Spaß, mit der alten Russentechnik auf dem Feld zu arbeiten.

Mein Postauto war mit Eberhard und Anna nach Dänemark gefahren und hatte den beiden viel Freude gemacht und mehr Aufsehen erregt als ein rassiger Sportwagen, denn alle sollen gefragt haben: Ist das wirklich ein Postauto gewesen? Nun ging sein TÜV jedoch zu Ende. Ich schenkte das Auto Andre, der gerade seine beiden alten Wagen verschrotten musste. Wir feierten das als 'ein Zeichen wider den Kapitalismus'. Er war überglücklich über das Geschenk und sagte, dass alles, was sein wäre, nun auch meines sei, außer Antje, da müsse er eine Ausnahme machen ... Aber Ferien auf dem Bauernhof könnte ich immer und jederzeit bei ihm machen. Genug zu essen und ein Dach über dem Kopf habe er immer für mich. Andre hat dann noch mal TÜV für den Posti bekommen. Er hat noch ein bisschen daran rumgebastelt, ein paar Stellen geschweißt und dann ging es los über den Acker, dreißigtausend Kilometer ist er noch über Stock und Stein unterwegs gewesen, bis der Wagen dann eines Nachts auseinander brach. Den Motor wollte er ursprünglich in eine andere Karosserie implantieren, aber das erwies sich dann als zu aufwändig. Posti stand dann noch ein oder zwei Jahre in einer Scheune, aber dann habe ich ihn nie wieder gesehen. Posti, das war ein tolles, unvergleichliches Auto, alt und klapprig, aber mit ein wenig Geist und Seele, mein erster eigener Wagen und ein guter Begleiter bei so mancher Geschichte.

Zunächst arbeitete ich nicht in der Gärtnerei, sondern legte Gärten für Marco an. Doch ich hatte zu Marco keinen guten Draht. Er gehörte zu den Christen mit einem Fisch auf dem Auto und irgendwie konnte ich seine Vorstellungen nicht teilen. Er wollte ursprünglich, dass ich später, wenn Herr Knorr, der so alt wie mein Vater war, in den Ruhestand ging, für ihn den Friedhof weitermache. Herr Knorr merkte sehr schnell, was er an mir hatte. Ich gab mir viel Mühe mit den Gräbern, motivierte das Lehrmädchen und machte so manche Überstunde.

Herr Dohms Therapie war für mich anfänglich etwas nicht ganz Ernstzunehmendes gewesen. Doch nun, wo ich nur noch seiner Therapie folgte, schien sich die Behandlung durch ihn als Glücksgriff zu erweisen. Nur acht Sitzungen mit seinem phantastischen *Orgonstrahlgerät* hat er benötigt und der Arm wurde immer ruhiger, bis er schließlich überhaupt keine unwillkürlichen Bewegungen mehr machte. Ein kleines Wunder war geschehen, der Arm war ruhig geworden und ist es bis heute geblieben. Egal, was das für eine Therapie war, sie brachte den so lange schon gewünschten Erfolg. Nun konnte es losgehen. Auf ins Berufsleben!

Die Arbeit in der Gärtnerei war nicht so anstrengend wie die Arbeit auf den Baustellen. Ich gehörte inzwischen ein wenig zur Familie Knorr. Es gab dort noch junge Kinder und einen Herrn Knorr senior, der die Gärtnerei damals nach dem Krieg gegründet hatte. Er war gerade neunzig geworden und seine Augen leuchteten noch immer, wenn er

vor einem schönen Exemplar einer Kletterpflanze stand und dabei das Wort 'Bougainvillea' über seine Lippen kam.
Eines Tages, mitten im Winter, musste ich den Schließmechanismus des kleinen Verkaufsgewächshauses reparieren. Bei Regen und Graupelschauern setzte ich mich mit der Technik auseinander. Da stand der alte Herr Knorr plötzlich neben mir auf dem Gewächshausdach und reichte mir lächelnd den Dreizehnerschlüssel, den ich gerade zu vermissen begann.
In einem darauf folgenden, kirschengesegneten Sommer pflückte er Kirschen von dem Baum neben der Garage und schenkte allen guten Kunden ein Eimerchen voll zum gerade erstandenen Blumenstrauß. Dann fiel er, weil die Leiter wegrutschte, mit einem lauten Krachen vom Baum. Ich lud gerade das Auto für den Markt und eilte natürlich zu Hilfe. Er war zwar etwas unsanft, aber wohl doch recht weich in einem dort immer herumliegenden Haufen von Plastiktopfpaletten gelandet und sein Gesicht war rot verschmiert. Blut, dachte ich im ersten Moment ... doch er lächelte, wischte sich den Kirschsaft vom Mund, sagte: "Jetzt binde ich die Leiter aber fest" und stieg dann wieder auf den Baum. Als sein Sohn ihn beängstigt herunterholen wollte, soll er gesagt haben: "Horst, wenn du hier oben bei mir wärst und sehen könntest, was ich hier sehe, dann würdest du mich nicht bei dir dort unten haben wollen."
Die Gärtnerei war zwar klein und lief seit ein paar Jahren wohl auch nicht mehr sonderlich gut, aber sie hatte einen netten Chef und alle waren sehr fair im Umgang miteinander. Es war ein wenig wie damals auf dem Bauernhof, die Arbeit war aber viel leichter und das Miteinander wichtiger. Alle schätzten mich, lobten meine Arbeit, auch die Kunden kamen zu Herrn Knorr und bedankten sich für die schön angelegten und gepflegten Gräber. Und es war eine Erlösung, wieder einen ruhigen Arm zu haben.
Ich hatte das Glück, einen festen Job zu haben. Recht selbstständig durfte ich meinen Bereich bearbeiteten, und

weil ich immer noch bei meinen Eltern wohnte, konnte ich von meinem Geld gut leben.
Meine Mutter hatte durch ihren Eine-Welt-Laden eine Frau kennen gelernt. Sie hieß Margarete Muth und bewohnte eine riesige alte Villa. Sie war schon hoch in den Siebzigern, hatte sechs erwachsene Töchter und sammelte für Waisenkinder in Rumänien. Sie war mit ihrem großen Herzen die gute Fee in Person. Ihr Mann, ein hoch dekorierter Chemiker, der auch Niels Bohr und Heisenberg gekannt haben soll, war vor ein paar Jahren gestorben. Nun verwendete sie alle ihre Kraft darauf, ihren Rumänienkindern ein wenig zu helfen. Sie sammelte Geld, Medikamente, Kleider, medizinisches Gerät, Lebensmittel und organisierte dann Lkw-Konvois, um die Sachen vor Ort zu bringen.
Ich freundete mich damals mit ihr an, half den großen Garten zu pflegen und überraschte sie an einem heißen Sommertag mit einem Eis. Und sie hatte immer etwas ganz Besonderes für mich auf Lager; sie schenkte mir Kleidung und Schuhe, die ich als Arbeitsklamotten tragen konnte, oder es gab einen schönen alten Koffer und natürlich hatte sie immer ein Ohr für meine Probleme. Es war wie eine Liebe zwischen jung und alt. Ich besuchte sie ein- bis zweimal die Woche und wir hatten viel Spaß. Sie hatte meinen Arm zucken sehen und hatte nun Freude an meiner zusehends sich bessernden Gesundheit. Es war wie in dem Film *Harold und Maude*: Ich war ein etwas zu spät geborener Verehrer und sie war meine Freundin, die sich durch mich wieder jünger fühlte.
Ich war dennoch ohne eine intime Freundin und versuchte manchmal aus Spaß, auf Kontaktanzeigen zu antworten. Ich legte dann alles, was ich an Romantik und Sprache hatte, in solch einen Brief, aber oft kam nichts zurück, oder man bemerkte schon beim ersten Treffen, dass man nicht zusammen passte. Doch dann hatte ich Glück. Eine bildhübsche Studentin aus Bulgarien, Xenia, wählte aus hundertdreißig Zuschriften meinen Brief aus. Dann kamen

wir ziemlich schnell zusammen, und es war eine schöne, glückliche Zeit mit ihr. Ich war mit einem Male vom Schicksal verwöhnt, hatte einen festen Job, Gott sei Dank einen ruhigen Arm, eine gute Freundin und eine wohltuende Liebesbeziehung mit einer hübschen Bulgarin. Die platonischen Feuer in mir waren endlich gelöscht. War das der Weg 'da raus'? War ich nun am Ziel?

25

Doch das Glück ist vergänglich. Frau Muth hatte starke Arthrose in der rechten Hüfte und wehrte sich gegen eine dringend anstehende Operation. Mein Vater hatte ihr schon lange dazu geraten, aber sie hatte es immer wieder abgetan und sich nach Rumänien zu ihren Waisenkindern aufgemacht. Eines Tages kam sie mit solch starken Schmerzen zurück, dass sie sich doch zu einer Operation durchringen musste. Als sie anschließend in der Rehaklinik war, rutschte das künstliche Hüftgelenk immer wieder heraus, verursachte starke Schmerzen, und Frau Muth brauchte lange, bis sie wieder auf dem Damm war.

Xenia und ich, wir waren sehr schnell und mit vielen guten Emotionen aufeinander getroffen. Diesmal war sie es, die vor Glück weinte, und anfangs waren wir beide innig verliebt und sahen uns täglich. Doch einmal muss ich sie unbewusst gekränkt haben, ein Wort, das sie falsch verstand, eine unwirsche Geste, die so nicht gemeint war, oder meine Pläne ins Ausland zu gehen, um beruflich weiterzukommen. Ich weiß nicht genau, was es war, aber sie hat es mir nicht mehr verzeihen können. Sie sprach auch nicht darüber. Immer wieder wollten wir reden, und doch blieben wir uns bei aller Liebe und der beglückenden Zweisamkeit doch fremd. Xenia war perfekt in ihrem Deutsch. Nie zuvor hatte ich einen Ausländer so gut Deutsch reden hören. Sie arbeitete neben ihrem Studium als Dolmetscherin für Russisch, sprach auch Serbokroatisch und natürlich Bulgarisch. Sie hatte einen schönen Körper, lange schwarze Haare und ein Geheimnis, das sie mir nicht anvertrauen wollte. Manchmal dachte ich, sie sei beim Geheimdienst, und an manchen Tagen war sie so betrübt, dass sie weinen musste. Das war zu Anfang nicht so gewesen und wurde dann immer schlimmer.

Die Arbeit in der Gärtnerei war mit der Zeit zur Routine geworden. Das Drumherum und mein Leben machten mir aber immer noch viel Spaß. Wenn ich ein wenig unzufrieden war, dann nur, weil es fachlich kein großes Weiterkommen in dieser Firma gab und der ganze Laden in spätestens vier Jahren geschlossen werden sollte, nämlich dann, wenn Herr Knorr in seinen wohl verdienten Ruhestand gehen würde. Die Gärtnerei war auch so sehr heruntergewirtschaftet, dass man sie nicht mehr weiterführen konnte. Zu sehr lasteten schon jahrelang die steigenden Energiekosten und die Konkurrenz der großen Gartencenter in der direkten Nachbarschaft auf seinem Budget. Er hatte selbst äußerst bescheiden gelebt und nur der gute Name und sein guter Geist hielten die Firma noch über Wasser. Wenn ich manchmal während der Arbeit so ein wenig vor mich hin lamentierte, dann sagte Susanne, das Lehrmädchen, stets: "Mensch, Leonard, wenn dich die Arbeit auch langweilt, solch einen lieben Chef wie den Herrn Knorr wirst du nie wieder haben, also überlege es dir gut mit dem Weggehen."
Doch ich hatte den Wunsch und die Idee ins Ausland zu gehen. Nachdem Neuseeland nicht funktionierte, entschied ich mich für die Schweiz. Erfreulicherweise antworteten alle Firmen auf meine Bewerbung. Eine Firma schien besonders interessiert zu sein. Es war ein großes Unternehmen in Zürich. Damals, als ich mit Catherine kurz in Zürich gewesen war, hatte ich davon geträumt dort einmal

zu arbeiten, und Rolf, mein ehemaliger Chef, hatte auch immer von der Schweiz geredet. Es gab einen Vorstellungstermin und ich bekam die Stelle.
Herr Knorr hatte kurz vor Weihnachten Geburtstag gehabt und Susanne und ich hatten ihm eine Schachtel feinste belgische Pralinen geschenkt. Er hatte sie völlig vergessen und als ich nach Weihnachten in die Firma kam, lag die fast noch volle Schachtel im Mülleimer. Dann hatte ich ein paar Differenzen mit Frau Knorr, die meiner Meinung nach unberechtigt waren, und so kündigte ich Ende Januar. An dem Morgen, als Herr Knorr meine Kündigung bekam, war er sichtlich getroffen. Er baute sogar einen kleinen Unfall mit seinem Lieferwagen und kam lange nicht aus seinem Büro hervor. Er hatte mir soviel Gutes getan, durch ihn konnte ich jetzt fast selbstständig arbeiten, hatte den Umgang mit Kunden gelernt und hatte für meine Arbeit sehr viel Anerkennung und Lob bekommen und nun war das der Dank für alles?
Aber ich wusste, dass er mich verstand. Ich wollte in die weite Welt, musste mich erproben, wollte daran wachsen und brauchte neue Aufgaben, um voranzukommen. Er schrieb mir ein ausführliches Zeugnis wie es besser nicht sein konnte, und wir trennten uns im Guten. Er war ein guter Chef gewesen, er hatte mir immer fünfundzwanzig Mark für jede Überstunde auf die Hand gegeben und war stets fair und nett. Er war ein Gärtnermeister, der mit beiden Beinen auf der Erde stand, und für mich war er auch ein Lehrmeister gewesen, nicht nur fachlich, sondern vor allem menschlich ein Vorbild.
Als Xenia von meinem Arbeitsvertrag in Zürich erfuhr, machte sie kurzerhand Schluss. Es kriselte vorher schon ein wenig, wir hatten noch schöne Weihnachtstage zusammen verbracht, und jetzt, im neuen Jahr, trennten sich unsere Wege wieder. Die Erinnerung an sie und an die Wärme, die Nähe und Liebe, die sie mir gab, wird jedoch immer in mir weiterleben. Es war keine platonische Be-

ziehung gewesen, sondern eine gelebte Liebesbeziehung, ein wenig heftig, ein wenig kurz, dabei sind wir uns ein wenig fremd geblieben, haben unser letztes Geheimnis nicht preisgegeben, und der Abschied schmerzte trotzdem sehr, heftig aber kurz, denn eine neue Stadt, eine neue Firma und eine große gärtnerische Herausforderung warteten auf mich. Da gab es keine Zeit mehr für endlose Trauer und Selbstmitleid.

Mein Arbeitsvertrag war für achtzehn Monate abgeschlossen worden. Das war damals der Zeitraum, den man ununterbrochen in der Schweiz bleiben konnte. Wohnen konnten wir billig und einfach auf dem Gelände der Firma. Wir, das waren ich und meine Kollegen aus Deutschland, die zur gleichen Zeit mit mir anfingen. Burkhard hatte gerade die Bundeswehr beendet, Karl-Heinz war zwei Jahre älter und Andreas vier Jahre jünger als ich. Andreas und ich, das war so wie damals mit Eberhard, wir trafen uns und wurden sofort Freunde.

Nun war für mich alles sehr günstig, aber es war mir von vornherein klar, dass meine Krankheit, die in der geschützten Atmosphäre bei Knorrs völlig ausgeheilt schien, hier wieder ausbrechen konnte. Doch einen Versuch war es mir wert, denn ich wollte das nachholen, was ich durch die lange Krankheit nicht erleben konnte: Abenteuer außerhalb der Klinikmauern.

Meine Freundin, Frau Muth, machte sich zwar mit ihrer Hüfte ganz gut, aber man hatte Anfang Januar Krebs bei ihr gefunden. Sie bekam eine starke Chemotherapie, was die bis dahin immer noch attraktive achtzigjährige Frau gänzlich veränderte. Sie hatte dann über Monate sehr, sehr starke Schmerzen zu ertragen gehabt. Als ich einmal nach Hause kam, da besuchte ich sie natürlich, doch wir wussten beide, dass es das letzte Wiedersehen sein würde, das uns vergönnt war. Ich weinte ein wenig, aber so, dass sie es nicht bemerkte. Dann schrieb ich ihr noch eine Karte. Ich gestand ihr, dass ich einer ihrer Verehrer sei, ein zu spät

geborener zwar, aber einer der wirkliche Freundschaft für sie empfände, und ich wünschte ihr alles Gute und keine Schmerzen mehr. Sie bekam die Karte ein paar Tage vor ihrem Tod und sie soll sich so sehr darüber gefreut haben, dass man noch auf der Beerdigung von jenem Schreiben und ihrer Freude darüber sprach.
Für mich war es schwer, mir fehlte plötzlich etwas, ein Stück Heimat. Großartiges Verständnis für meine Probleme und großmütterliche Liebe hatte sie mir zu geben vermocht, von nun an würde ich mich alleine durchschlagen müssen.

Die Zeit in der Schweiz war anfänglich schwierig, denn solch harte Arbeit war ich nicht mehr gewohnt. Anfänglich hatten wir noch keine Kolonne zu führen, aber nach und nach wurden wir dann in die Verantwortung genommen. Ich musste dann kleine Baustellen alleine abwickeln und mit den Kunden reden. Dabei war der Zeitplan eng und die Kunden anspruchsvoll, denn viele reiche und zum Teil sogar prominente Leute gehörten zum Kundenstamm der Firma.
Es regnete ständig, bei auswärtigen Aufträgen kamen wir auf bis zu 12 Stunden Arbeit pro Tag hatten dazu noch miserable Hotels.
Ich hielt zwar ganz gut mit, aber das ging alles sehr an meine Reserven, und schon bald musste ich für zwei Wochen nach Hause, mich ausruhen und die Krankheit wieder eindämmen.
Die Firma ließ mich die ganze Zeit über nie fallen, man zeigte Verständnis für meine Schwäche, gab mir Verantwortung und akzeptierte meine schwierigen Phasen. Aber ich war wieder labil geworden, die Haut war sehr dünn, und ich fühlte mich nahe eines echten Zusammenbruchs. Einmal, als ich wieder nach Hause musste, rief mich Andreas an und fragte, wie es mir ginge, man vermisse mich schon in Zürich. Das war an einem Freitag. Samstag kam dann noch ein Anruf, diesmal wollte er wissen, wo es lang ging — er und Burkhard stünden hier mit dem Wagen

auf dem Marktplatz und wollten mich besuchen kommen! Die beiden hatten also Mühe und Weg nicht gescheut, um mich, ihren alten Kollegen, der wieder Probleme mit sich selbst hatte, zu besuchen. Es tat gut, Freunde zu haben, die mich auch mit meiner Krankheit, mit meinen Fehlern und Unzulänglichkeiten, Schwächen und Einbrüchen mochten und als Freund und Kumpel schätzten. Das war ein prägendes Erlebnis für mich und gab mir damals viel Kraft und Mut. Vielleicht habe ich es damals nur mit meinen Freunden schaffen können, alleine wäre ich bestimmt schon wieder nach ein paar Tagen abgereist.
Die Zeit in Zürich war nicht einfach, aber sie brachte viel Neues und auch ganz gut Geld ein. Wir redeten oft über die Weiterbildungsmöglichkeiten zum Meister oder Techniker. Burkhard und Karl-Heinz tendierten zur zweijährigen Technikerausbildung, Andreas und ich wollten den Gärtnermeister machen. Andreas hatte damals schon viele Gesellenjahre auf dem Buckel und meldete sich schon bald zur Schule in Heidelberg an. Ich wollte und musste noch Erfahrungen sammeln und bewarb mich, als die Zeit in Zürich zu Ende ging, bei einer der größten europäischen Baumschulen in Bad Zwischenahn in der Nähe von Oldenburg. Also über tausend Kilometer Umzug und wieder viel Neues, Einsamkeit und Ungewissheit, vielleicht auch weitere Krankheitseinbrüche. Aber mir war es das wert, ich wollte weiterkommen, dazu lernen und Unbekanntes sehen, außerdem klingt es im Lebenslauf gut, wenn man bei dieser berühmten Baumschule war. Auch hier wurde ich sogleich eingestellt, für ein Jahr, gerade die Zeit, die ich noch brauchte, um mich für die Meisterschule in Heidelberg zu bewerben.

Bad Zwischenahn ist ein kleines, schönes Kurstädtchen am Zwischenahner Meer. Die Gegend ist sehr weitläufig, manchmal sieht man kilometerweit keine Ortschaft, nur Baumschulen, weite Äcker und grüne Wiesen. Die

Baumschule besaß viele ehemalige Bauernhäuser, in denen nun billig und einfach die Arbeiter wohnten. Auch ich kam dort unter und war anfänglich ganz alleine in einem großen alten Haus. Mitten in einem wundervollen Rhododendronpark war ich ganz auf mich gestellt.
Die Norddeutschen waren zunächst recht einsilbig. Man gab mir am ersten Tag nicht einmal die Hand. Der Abteilungsleiter fragte nur: "Bist du Gehilfe?" Die Arbeiten waren alle neu für mich, aber man konnte sie ziemlich schnell erlernen.
Nach ein paar Tagen wollte ich wieder nach Hause, bekam Panik und Angst, verlor mein Selbstvertrauen und verstand die einfachsten Sachen nicht mehr. So alleine im Park, neue, fremde Gesichter und kaum jemanden zum Reden zu haben, das war nicht leicht.
Aber dann hatte ich doch noch Glück: Die Eltern von Eberhards Freundin Anna wohnten in Oldenburg und hatten dort in der Fußgängerzone ein Geschäft. Ich freundete mich ein wenig mit ihnen an, bepflanzte ihren Garten und bekam den Tipp, in einen Sportverein zu gehen, um gleichaltrige Bekanntschaften zu machen.
Durch Oldenburg fließt die Hunte und natürlich hat Oldenburg einen Ruderclub. Rudern wollte ich immer schon mal und ich lernte sogleich eine hübsche junge Dame, eine Ärztin, kennen, mit der ich dann ins Theater ging und die Sonntage verbrachte.
Mit der Zeit wurde alles besser in Bad Zwischenahn: Der Frühling kam, und ich durchlief zahlreiche Stationen in der Baumschule, lernte und sah vieles, was mir heute noch weiterhilft, und ich war am Ende ganz erstaunt, wie ich trotz vieler Zweifel und Ängste, vieler Tage, an denen ich hätte aufgeben können und meiner Krankheit wieder Platz in meinem Leben einräumen wollte, diese Zeit dennoch geschultert habe. Ich bekam im Sommer mein Zeugnis, machte noch sechs Wochen frei und hatte die Zulassung für die Meisterschule in Heidelberg in der Tasche.

Dieser Meisterkurs hat es in sich. Viel Stoff in kurzer Zeit und enormer Prüfungsstress würden mich dort erwarten, aber ich wollte da durch, es war ein Symbol für den weiteren Weg aus der Misere. Da durch zu kommen, nach all dem was ich erlebt hatte, wäre ein weiterer, großer Schritt auf dem langen Weg 'da raus'. Ich wollte mich dieser Herausforderung stellen, bei allen Zweifeln und Ängsten, die immer noch in mir schlummerten und mit Sicherheit wieder zum Leben erweckt werden würden. Ich wollte unbedingt Gärtnermeister werden. Ich wollte mir und allen anderen zeigen, dass ich es kann.

26

Hatte ich in den vergangenen Jahren auch bewiesen, dass ich den beruflichen Anforderungen und dem damit verbundenen Stress gewachsen war, so war ein Großteil dieses Stresses doch überwiegend ein körperlicher gewesen. Körperlich war ich jedoch, von einigen unglücklichen Zeiten abgesehen, fast immer topfit und von robuster Natur gewesen.
Auf einer Meisterschule wird man aber einem enormen Lernstress ausgesetzt. Man muss zwanzig Fächer bearbeiten und schreibt in einem Jahr etwa fünfzig Klausuren, muss eine dreißig Seiten umfassende Meisterarbeit verfassen und sich einer Prüfungswoche stellen, in der jeden Tag fünfstündig Klausuren geschrieben werden. Danach kommt noch ein mündlicher Prüfungstag, an dem man auch seine pädagogischen Fähigkeiten unter Beweis stellen muss. Zweifelsohne ist eine Meisterprüfung nicht ganz leicht, aber wie der Name 'Meister' schon sagt: Es kann nur etwas meisterlich genannt werden, das sich von dem Normalen ein wenig abhebt, und ich wollte mir selbst ja beweisen, dass ich trotz meines Handicaps in der Lage war, so etwas zu schaffen.

Für die Zeit, die ich in Bad Zwischenahn verlebte, hatte ich mir einen kleinen Polo 'Steilheck' gekauft, jenen legendären Wagen, der es mit knapp tausend Kubik und nur fünfundvierzig PS schaffte, als sehr spritzig und extrem robust zu gelten. Er leistete mir schon einige Zeit treue und gute Dienste und ich brauchte den Wagen, um die Zeit gut zu überstehen.
Im Vorfeld hatte ich alles wieder einmal gründlich organisiert. Ich bekam Meister-Bafög, mein Vater unterstützte mich auch ein wenig, so dass ich den Kredit, der mir zugestanden hätte, gar nicht in Anspruch nehmen musste. Ich hatte in dem der Schule angeschlossenen Internat ein Zimmer gemietet und nun nahte der Tag des Schulbeginns. Am 8. September sollte es endlich losgehen.
Am ersten Schultag zeigte uns der Ehemaligenverband Heidelberger Gartenbauschüler die Stadt. Dieser Verband ist so etwas ähnliches wie eine Burschenschaft, alte Herren unterstützen die Schüler mit Geld und Begleitung während des Studiums.
Dann stellte uns Frau Hugo vom Regierungspräsidium den Ablauf der kommenden zwölf Monate vor. Für mich war klar, dass man dies unmöglich schaffen konnte. Wieder einmal fühlte ich mich klein und minderbegabt, wollte dem auf mich zukommenden Stress entfliehen und bekam das starke Gefühl, wieder in eine erneute Krankheitsphase abzurutschen.
In Zürich und Bad Zwischenahn hatte ich ja auch sehr oft Krankheitsphasen und Krisen durchlebt und dabei die Erfahrung gemacht, dass Symptome, die auf einen erneuten Krankheitsausbruch hindeuten, auftreten können ohne danach in eine Krise führen zu müssen.
Doch die ersten Tage in Heidelberg waren die Hölle. Mein Innerstes rebellierte und ich hatte Weinkrämpfe, telefonierte wiederholt mit meinen Eltern und erzählte ihnen, wie schlecht es mir ging. Mein Vater kam öfters mit dem Zug und setzte sich mit mir in ein Café oder Restaurant.

Doch nach einer Woche war ich schon am Ende meiner Kräfte angelangt. Wir sollten einen freien Vortrag mit Medieneinsatz halten. Für mich, einen Winzling ohne Selbstvertrauen, eine Unmöglichkeit. Aber Meister müssen reden können ... in der Öffentlichkeit und vor ihren Mitarbeitern. Völlig aufgelöst fuhr ich an dem Sonntag nach Schulanfang zu Eberhard und Gerald, die mittlerweile in einer Zweier-WG in der Wilhelmstrasse in Karlsruhe wohnten. Eberhard und Anna erwarteten mich zum Frühstück und ich brachte die Brötchen mit. Ich weinte die ganze Zeit über und Eberhard redete mir gut zu. Er meinte ich würde das alles schaffen, Stück für Stück, und dann würde alles gut werden.
Ich schickte dann meine Anmeldung zur Meisterprüfung weg und es begann sich ein Karussell aus Angst, Panik und Selbstzweifel zu drehen.
Alle meine Mitschüler waren sehr nett und akzeptierten meinen schlechten Zustand. Man stand mir bei, keiner machte sich über mich lustig, jeder wollte mir helfen, und alle glaubten an mich.
Dic ersten Klausuren standen an und ich arbeitete sehr eifrig. Fast nur durch meine stundenlangen Weinkrämpfe und unzählige, mit der Zeit sehr teuer werdenden Telefonanrufe unterbrochen, lernte ich unaufhörlich, und meine ersten Noten waren nur Einsen. Aber dennoch zweifelte ich ständig an meinen Fähigkeiten, war sehr angespannt und weinte manchmal das ganze Wochenende über.
Eberhard, Anna und Gerald waren mir während dieser Zeit ein große Hilfe. Eberhard, den wir weiterhin 'den Elch' nannten, weil er eine Art Überflieger darstellte, war seit jeher einer meiner besten Freunde. Nun sollten sich die Nähe zu Karlsruhe, die Nähe zu meinen Eltern, und der Ort Heidelberg als glückliche Konstellation für mich herausstellen.
Nach einem Monat suchte ich das Gespräch mit der Direktorin. Ich war bei ihr schon als guter Schüler bekannt und

als ich ihr sagte, dass ich mich vom Kurs abmelden wolle, sagte sie nur: "Herr Bruckner, das mache ich nicht. Sie sind einer der besten Schüler hier und Sie schaffen das alles mit links, Sie werden sehen, es gelingt Ihnen." Ich saß noch unzählige Male bei ihr auf dem roten Stuhl in ihrem Arbeitszimmer, und sie hatte immer Verständnis für meine Probleme, aber sie ließ nicht zu, dass ich aufgab.

Doch es wurde schon recht bald deutlich, dass ich wieder professionelle Hilfe brauchte, und eine Bekannte empfahl mir einen Psychologen namens Dr. Hildebrandt. Er war sehr bekannt, Anfang sechzig und hatte eine Kassenzulassung. Ich ging zu einem ersten Gespräch zu ihm und er machte auf mich einen sehr beruhigenden und kompetenten, ja sympathischen Eindruck. Doch dann wurde er plötzlich krank. Wochenlang wartete ich auf seinen Anruf, immer wenn ich versuchte ihn zu erreichen, meldete sich seine Frau und sagte er sei im Krankenhaus. Dann, ich war gerade wieder in einem schlimmen Zustand und wollte aufgeben, was aber niemand zuließ, denn meine Noten waren weiterhin mit die Besten der ganzen Schule, kam seine Todesanzeige mit der Post. Er konnte mir also nicht mehr helfen.

Dann kam der Tag, als ich meinen Vater von seinem Zahnarzt abholte. Es war mittlerweile schon November geworden, wir mussten zwei Themen für die Meisterarbeit vorschlagen, was ich trotz schwerster Depressionen geschafft hatte. Als ich ein wenig zu früh bei dem Zahnarzt eintraf, schlenderte ich die Strasse entlang, und da fiel mir ein Schild auf: *Frau Dr. Angela Müller, Psychologin und Kinesiologin, Therapie in Französisch, Englisch und Deutsch möglich.* Das war doch die Psychologin, bei der meine Mutter damals in Behandlung war, als ich so tief in der Krise steckte und mir fast das Leben genommen hätte! Sie war mir damals schon als sehr kompetent und gut ausgebildet erschienen. Ich notierte mir die Telefonnummer und machte sogleich einen Termin aus. Sie hatte keine Kassenzulassung, aber

sie wandte eine Therapie an, bei der man auf wundersame Weise Hilfe erfährt: die *Kinesiologie.*
Sie war mit Patienten überladen und wollte mir dennoch helfen. Ich bekam einen Termin kurz vor Weihnachten. Frau Dr. Müller war so Mitte fünfzig, hatte auf dem zweiten Bildungsweg nach einer Ausbildung zur Krankenschwester das Abitur nachgeholt, das Psychologiestudium mit *sehr gut* abgeschlossen und war dann lange in England gewesen. Sie hatte dort promoviert und über Jahrzehnte ständig und immerzu gelernt, sich weitergebildet und weiterentwickelt. Mittlerweile war sie eine Kapazität in der *Kinesiologie*, einer sehr komplexen Methode, mit der sich wundersame Heilungen durchführen lassen, wenn man diese Methode beherrscht. Frau Dr. Müller sprach zu Anfang der Therapie immer mit mir, danach behandelte sie mich *kinesiologisch.* Sie verglich meinen Zustand mit dem eines Gartens, der voller Quecken[3] sei, und ihre Aufgabe sei es, mit mir zusammen die Quecken zu beseitigen. Kein leichtes Unterfangen.

Ich war oft bei Eberhard und Gerald zu Besuch, Eberhard bekam eine Professur in Potsdam angeboten und es war klar, dass er die Stelle annehmen und aus Karlsruhe wegziehen würde.
Das Zimmer in der WG wurde also frei und ich mietete es kurzerhand, so dass ich dort an den Wochenenden arbeiten und gleichzeitig bei den Karlsruher Freunden sein konnte. Der Countdown für die Meisterarbeit lief schon. Wir mussten Pläne zeichnen, kalkulieren und hatten jeden Tag acht Stunden Unterricht. Es gab kaum Zeit zum Verschnaufen, immer war etwas zu tun, niemals Stillstand, immer Druck und Stress für die angehenden Meister.
Auf dem roten Stuhl der Direktorin saß ich nun des Öfteren. Sie blieb jedoch von meinen Gefühlsausbrüchen unbeeindruckt. Ich hatte weiterhin sehr gute Noten trotz

---

[3] Quecken sind ein äußerst hartnäckiges Unkraut

Panikattacken und Weinkrämpfen. Ich war noch immer im Rennen. Frau Dr. Müller hatte es anfänglich schwer mit mir, meine Panikdrüse, die so genannte *Amygdala*, sendete ständig Angstsignale aus. Das ist vergleichbar mit dem Zustand, den man erfährt, wenn man im Urwald als Städter auf eine Vogelspinne oder eine schwarze Mamba trifft. Panik und Angst waren meine größten Probleme. Ich bekam ungefähr zwanzig Sitzungen bei Frau Dr. Müller, aber wenn sie auch sagte, sie käme gut voran, so war ich immer wieder am Weinen, Telefonieren und aufgelöst in einem Schmerz aus Zweifel und der Überzeugung, dumm zu sein. Es war der pure Terror, eine Zerreißprobe, ein 'auf Teufel komm raus durchkommen müssen', denn Aufgeben stand nicht zur Debatte, auch wenn ich immer wieder damit liebäugelte — es hätte mir nicht gut zu Gesicht gestanden.

Eberhard und Gerald nahmen mich am Wochenende immer auf irgendeine Party oder Veranstaltung mit. Dabei hatte ich eine junge Frau kennen gelernt, die ich ganz nett fand. Sie hieß Annabelle und war Ärztin. Sie wollte damals gerade zu ihrem Freund Heinz ziehen. Doch irgendwie traf ich sie in einem Café per Zufall wieder. Sie machte mir Komplimente, wir kamen ins Gespräch und sie lud mich auf eine Flasche Wein zu sich nach Hause ein. Ich erzählte ihr von meinen Problemen und es war eine schöne Begegnung mit ihr, ein unvergesslicher Abend. Dann trafen wir uns öfters, sie kochte etwas und ich war froh, sie zu sehen, sie sprach mir Mut zu und dann schrieben wir uns SMS und ich las ihr etwas vor. Sie fragte mich vor den Klausuren den Stoff ab und ich erzählte ihr bei langen Spaziergängen im Stadtwald, was ich gerade in der Meisterarbeit für Fortschritte erzielt hatte. Und dann umarmte sie mich plötzlich, wir waren gerade mit meinem Wagen in der Waschanlage, sie küsste mich, und ich war froh, ihre Nähe spüren zu dürfen. — Zweifelsohne: Wir mochten uns, sie fand mich hübsch und sie hatte in meine Augen auch unübersehbare

Qualitäten. Wir trafen uns zum Picknicken unter einem Apfelbaum und es waren schöne, unvergessliche Momente, die sie mir damals schenkte.
Irgendwie überstand ich die Schule, erfüllte die Anforderungen voll und ganz, hatte den Ruf eines tragischen Falles mit hoher Intelligenz erworben, und meine Kollegen versuchten mich zu verstehen, hatten Geduld und Verständnis für mich und keiner machte sich lustig, im Gegenteil: Sie sprachen mir Mut zu und ließen mich nicht fallen.
Die Meisterarbeit war nun fast fertig, der Abgabetermin stand unmittelbar bevor und wir standen alle unter höchster Anspannung. Die Prüfungswoche nahte und es ging schon ein wenig um alles oder nichts, denn für den Meister zählte die Schule nichts, nur die Ergebnisse der vom Regierungspräsidium beaufsichtigten Prüfung entschieden über Erfolg oder Nichterfolg. Wir bildeten Lerngruppen, lernten und ackerten unsere mit Unterlagen übervollen Ordner durch und standen alle unter Strom.
Ich verlor in der Prüfungswoche total die Nerven, schrieb fast nichts während der großen Klausuren, und Annabelle musste mich immer wieder trösten. Ich erzählte allen, dass ich durchgefallen sei und war am Ende.
Eine Fahrt nach England wartete auf uns. Als Belohnung für unsere Mühen durften wir Englands weltbekannte Parks besuchen. Ich dachte ständig an meine vergebene Chance, und dass nun alles verloren sei. Dennoch erlebte ich die Englandfahrt als etwas einmalig Schönes, hatte große Ängste, Depressionen und Zweifel, redete fast nichts und weinte oft, doch die englischen Parks sind Balsam für uns Gärtner.
Annabelle hatte ja einen Freund namens Heinz und sie war mittlerweile bei ihm eingezogen, hatte aber dennoch mit mir eine Romanze begonnen. Ich wollte es anfänglich drauf ankommen lassen, für wen sie sich letztendlich entscheiden würde, doch nach der Englandfahrt wurde alles immer komplizierter und sie spielte kein ganz faires Spiel mit mir.

Immer wenn sie bei mir war, versicherte und bekundete sie mir ihre Zuneigung, doch wenn wir telefonierten, sagte sie, dass sie zu Heinz gehöre und ich Schluss mit ihr machen solle. Doch sie selbst fand nicht die Kraft, sich von mir zu trennen. Als ich von England heimkam, legte sie am Telefon einfach auf. Für mich schien alles verloren. Bei Annabelle und an der Meisterprüfung war ich gescheitert. Ich war ganz unten und heulte bis spät in die Nacht. Dann sprach Eberhard ein Machtwort: Es sei jetzt endlich genug mit all diesen Heulorgien, dem elenden Selbstmitleid und den Zweifeln. 'Arschbacken zusammen und durch', heiße die Devise, und ich solle endlich aufstehen und für mich und mein Leben kämpfen.

Wir bekamen die Noten der Prüfungen mit der Post zugesandt. Ich hatte zwei Mal die Note drei, einmal eine vier und in einem Fach war ich tatsächlich durchgefallen. Ich musste in Pädagogik eine Nachprüfung machen und bestand mit der Note 1,6. Doch der Tag der mündlichen Prüfungen nahte. Wir mussten die Lehrlingsunterweisung planen und schriftlich begründen. Ein Softwarevergleich war zu schreiben und wie immer drängte die Zeit.

Ich hatte aber trotz der Behandlungen bei Frau Dr. Müller immer noch die schlimmsten depressiven Gedanken, wollte aus dem Fenster springen und war so verzweifelt, dass ich in die psychiatrische Ambulanz der Unikliniken in Heidelberg ging. Dort gab man mir ein Medikament namens *Zoloft*, ein Antidepressivum, einen so genannten Serotoninwiederaufnahmehemmer. Innerhalb von drei Tagen waren meine Depressionen verschwunden. Ich übte meine Lehrlingsunterweisung, fing an zu joggen und lernte eifrig in meinen Ordnern den Stoff, der nun mündlich abschließend zu beherrschen war. Anna war mein Lehrmädchen. Ich brachte ihr Vermessung bei und hatte ein gutes Gefühl mit meiner Unterweisung.

Annabelle schaffte es nicht, sich von mir zu trennen. Ich tat es aber zwei Wochen vor den mündlichen Prüfungen mit einem ausführlichen Brief. Es tat mir sehr weh, denn ich mochte sie sehr, und sie hatte einen guten Anteil daran, dass ich bisher nicht aufgegeben hatte. Aber ich musste mich nun auf die mündlichen Prüfungen vorbereiten, da war kein Platz für Annabelle, die sowieso zu Heinz und nicht zu Leonard gehörte.

An dem Tag der mündlichen Prüfungen lief alles so gut wie nie zuvor. 1,8 in Wirtschaft, 1,6 in Pädagogik und 2,0 im Fachgespräch. Meine Meisterarbeit war mit einer 2 gewertet worden. Keine Panik, keine Angst und null Zweifel an meinen Fähigkeiten hatte ich an diesem Tag. — Ich, Leonard Bruckner, wollte es allen zeigen und hatte es allen gezeigt. Ich war überglücklich, als Frau Hugo auf mich zukam und sagte: "Herr Bruckner, konnten Sie am Tag der schriftlichen Prüfung überhaupt noch ihren Namen richtig schreiben?" — Ich war so überrascht, dass ich nichts sagen konnte, dann sagte sie: "Sie haben bestanden, sogar ziemlich gut!"

Am Tag der großen Meisterfeier war die Aula der Lehr- und Versuchsanstalt zu einem Blumenmeer geworden. Ein Schüler sollte die Abschlussrede halten. Doch am Tag vor der Feier verlor er die Nerven, weil er sich nicht zutraute, vor dem Landwirtschaftsminister und etwa dreihundert Gästen zu reden. So wollte man, dass ich das übernahm. Ich schrieb bis spät in die Nacht hinein eine Rede, stand dann auf dem Treppchen und nahm den schwer erkämpften Meisterbrief entgegen. Ich trat, als ich an der Reihe war, vor und fing an zu reden. Laut und deutlich hörte ich meine Stimme, unterbrochen von freundlichem Raunen oder dem Lachen der Gäste, ein paar Pointen und meine deutliche Sprache machten meine Rede zu einem großen Erfolg.

Meine Eltern waren überglücklich und stolz auf mich. Ein Meister muss eben frei reden können, in der Öffentlichkeit und vor seinen Mitarbeitern.

Epilog

Es kommt im Leben nicht immer nur darauf an, gute Karten zu haben, sondern auch darauf, mit einem schlechten Blatt gut spielen zu können.

Robert Louis Stevenson

Ein Leben auf des Messers Schneide, ein Drahtseilakt. Ich habe keine andere Wahl, als mich diesem Wechselbad der Gefühle hinzugeben. Alles Kämpfen, Aufbäumen und sich gegen Wind und Wellen stellen, hat letztendlich wenig Sinn. Geschicktes Balancieren und lernen mit mir umzugehen, das ist mein Ziel.

Dabei bin ich über weite Strecken mit mir und meinem Schicksal im Reinen. Viel Last und bitteren Schmerz trage ich auf meinen Schultern. Persönliche Last, die es ins Ziel zu bringen gilt. Ein solches Päckchen zu tragen, erfordert viel Kraft. Ich habe von beidem genug mit auf den Weg bekommen. Sowohl von der Last als auch von der unbesiegbaren Kraft.

Es war ein langer, beschwerlicher Weg bis hierher. Ich möchte eins werden mit mir und meinem Schicksal. Das Unerforschliche hat mich so, wie ich bin, auf den Weg geschickt. Es gilt nun die Lebensfäden so zu knüpfen, dass das Optimale möglich wird. Das Ziel kann nicht Geld, Ansehen oder Macht sein.

Es ist wohl eher der Prozess des Werdens. Sowohl im Sinne des Akzeptierens meiner Einschränkungen als auch das dankbare Annehmen eines Reifeprozesses, den das Erleiden von eigenem Schicksal immer mit sich bringt. Ich empfinde heute bei ganz alltäglichen Situationen und Begegnungen oft ein mich durchströmendes Glücksgefühl. Ich denke zurück an die Jugend, die mir die Krankheit zum großen Teil verdunkelt hat und sehe mich heute in einem ganz anderen Licht stehen. — Das macht mich stark, das macht mich froh und glücklich.

Ich glaube an eine Aufgabe, wegen der ich so und nicht anders in diese Welt geschickt wurde. Es ist eine sehr persönliche Aufgabe, von der ich immer dachte, ich könnte sie nicht erfüllen. Aber mittlerweile weiß ich ganz genau, dass ich auf dem richtigen Weg bin. Ich arbeite an meinem Mosaikbild. Schwarze Steine liegen dort dunkel, fest und bedrohlich. Ich halte helle und fröhlich-farbige in meinen Händen, lege sie so in mein Lebenswerk, dass ein schönes, einmaliges Bild entsteht. Wirkt das Hell nicht erst neben dem Dunkel? Ist ein Nur-Hell nicht genauso langweilig wie ein Nur-Dunkel?

Nach diesen irrenden, wirrenden Fahrten durchdringt mich manchmal ein starker Strom aus Licht und Liebe. Dankbar nehme ich hin, was nicht zu ändern ist, voll Tatendrang tue ich im heute mein Bestes und voll Sehnsucht erwarte ich das, was noch kommen mag.

Ich fand neulich in einem kleinen, alten Büchlein einen Spruch: Es kommt nicht darauf an, was für ein Schicksal ein Mensch hat, sondern darauf, wie er es zu nehmen versteht!

Leonard Bruckner

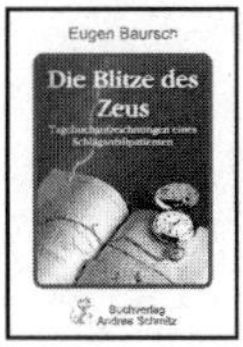

Eugen Baursch erlitt einen Schlaganfall mit Aphasie und Lähmungen als Folge.
Bereits im Krankenhaus begann der Autor mit Aufzeichnungen seines Schicksals. Diese Original-Texte sind für Fachleute gut nachzuvollziehen. Zusätzlich wurde eine flüssige, lesbare Fassung erstellt, die jeweils auf den rechten Buchseiten neben dem Original (linke Buchseiten) zu lesen ist.

3. Auflage

Eugen Baursch
Die Blitze des Zeus
14,80 €
ISBN 978-3-927442-14-6

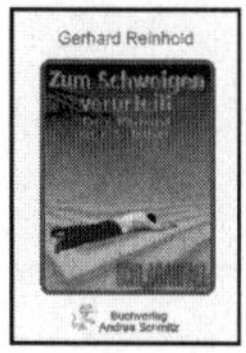

*Den Kaufmann G. Reinhold traf mit dem Schlaganfall ein ähnliches Schicksal wie E. Baursch (**Die Blitze des Zeus**), jedoch über 10 Jahre später. Er schreibt über seinen Schlaganfall, die Therapien und die Auswirkungen auf sein Leben. Ergänzend enthält der Anhang eine Auflistung der beschriebenen Maßnahmen sowie Anlaufstellen für diejenigen, die sich oder ihre betroffenen Angehörigen nicht aufgeben wollen ...*

Gerhard Reinhold
Zum Schweigen verurteilt
15,50 €
ISBN 978-3-927442-80-1

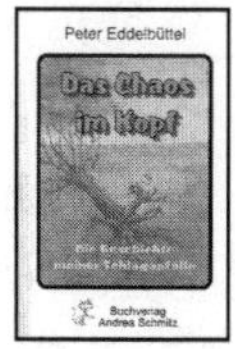

Der Architekt P. Eddelbüttel erleidet einen Schlaganfall mit Aphasie und Lähmungen. Kaum hat er mit Hilfe von Therapeuten das Sprechen neu gelernt, macht ein zweiter Schlaganfall alles wieder zunichte ...
Eine Lebensgeschichte, die beweist, dass Einsatz sich lohnt. Betroffenen und deren Angehörigen soll sie Mut machen, den Kampf gegen die Krankheit nicht aufzugeben. Peter Eddelbüttel — er lebt!

Peter Eddelbüttel
Das Chaos im Kopf
16,50 €
ISBN 978-3-935202-31-2

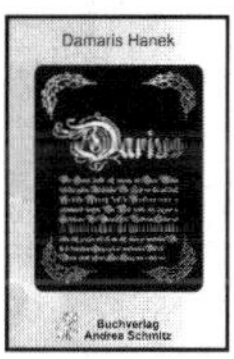

Darius zieht sich immer mehr in seine Traumwelt zurück. Dort fühlt er sich sicher und kann der sein, der er sein will ... bis Rachmael in seiner Traumwelt auftaucht und versucht, ihn gänzlich der Realität zu entreißen.

Ist Darius wirklich an allem schuld und zerstört alles, was er liebt, so wie Rachmael ihm das einredet? Der Weg zur Wahrheit und zur Selbstannahme ist steinig.

Damaris Hanek
Darius
11,80 €
ISBN 978-3-935202-25-1

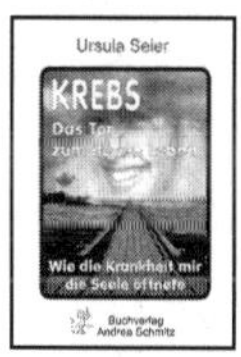

In diesem Buch erzählt U. Seier von ihrer Krankheitsgeschichte und dem Weg, der sie aus dem Desaster herausgeführt hat.
Ihre persönlichen Erfahrungen bieten nicht nur Hoffnung — dieses Buch ist ein praxisnaher Ratgeber für alle, die sich für eine Alternative zu Medikamentierung und Chemotherapie interessieren.

Ursula Seier
Krebs — das Tor zum neuen Leben
11,80 €
ISBN 978-3-927442-78-8

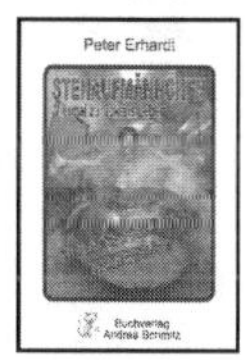

Viermal im Leben muss Peter Erhardt die Diagnose 'Hodenkrebs' ertragen. Welche Therapie soll man wählen? Wie soll man die vielen Nebenwirkungen verkraften? Was wird aus dem Job?
Dieses Buch beschreibt den wechselvollen Leidensweg und vermittelt damit neben wichtigen Informationen auch Mut und Zuversicht:
Hodenkrebs ist besiegbar!

Peter Erhardt
Stehaufmännchen
15,50 €
ISBN 978-3-935202-18-3